高等职业教育食品质量与安全专业教材

食品安全与质量管理

李 扬 主编

U0242188

中国轻工业出版社

图书在版编目(CIP)数据

食品安全与质量管理/李扬主编．—北京：中国轻工业出版社,2022.3

高等职业教育"十二五"规划教材

ISBN 978-7-5019-9503-5

Ⅰ.①食… Ⅱ.①李… Ⅲ.①食品卫生—高等职业教育—教材②食品—质量管理—高等职业教育—教材 Ⅳ.①R155.5②TS207.7

中国版本图书馆 CIP 数据核字(2013)第 255196 号

责任编辑:张 靓 责任终审:张乃柬 封面设计:锋尚设计
版式设计:锋尚设计 责任校对:吴大朋 责任监印:张 可

出版发行:中国轻工业出版社(北京东长安街6号,邮编:100740)
印 刷:三河市万龙印装有限公司
经 销:各地新华书店
版 次:2022 年 3 月第 1 版第 6 次印刷
开 本:720×1000 1/16 印张:16.25
字 数:320 千字
书 号:ISBN 978-7-5019-9503-5 定价:32.00 元
邮购电话:010 – 65241695
发行电话:010 – 85119835 传真:85113293
网 址:http://www.chlip.com.cn
Email:club@ chlip.com.cn
如发现图书残缺请与我社邮购联系调换
KG1407 – 110736

本系列教材编委会

（按姓氏笔画排列）

主　任　丁立孝

副主任　王宗湖　冯　蕾　李志香　李公斌　杨海莹

委　员　刘丹赤　孙晓燕　孙清荣　李慧东　李　扬

　　　　　李京东　宋传升　张　峰　张玉华　张玉清

　　　　　张瑞菊　张家国　陈红霞　赵晓华　胡会萍

　　　　　倪雪朋　高玲美　黄　莉　黄贤刚　臧剑甬

顾　问　王树庆　亓俊忠　孙连富

本书编写人员

主　　编　李　扬　（东营职业学院）

副 主 编　蒋秋燕　（山东商业职业技术学院）

　　　　　　　张继成　（东营市农产品监督检测中心）

参编人员　王政军　（青岛农业大学）

　　　　　　　裴爱田　（淄博职业学院）

　　　　　　　关志炜　（齐鲁师范学院）

　　　　　　　赵瑞兰　（烟台职业学院）

　　　　　　　邹佳佳　（日照职业技术学院）

　　　　　　　张　莉　（青岛农业大学海都学院）

　　　　　　　闫　琰　（山东农业工程学院）

　　"民以食为天",食品安全是人们生活中最关心的内容之一。在"三鹿奶粉"事件和一系列配方奶粉事件之后,食品安全与质量更是受到了上自各级政府,下至广大消费者的高度重视。从业人员以前所未有的紧迫感和热情投入到食品安全与质量管理工作中去,迫切希望学习和掌握食品安全和质量管理的理论和方法。因此,本书对于开展食品安全与质量管理相关知识的普及教育具有广泛的社会基础。

　　学习食品安全与质量管理,有助于人们认识现代社会食品中存在的不安全因素;有助于保证食品安全与质量,维护消费者的身体健康与社会稳定;有助于改善食品企业的质量管理,提高食品质量;有助于食品企业提高质量竞争力,推动食品国际贸易的发展。

　　随着食品质量管理科学的发展,其内容已经十分丰富。从GMP 到 HACCP,再到 ISO 22000;从产品质量管理,到质量管理体系的评价;从传统的企业管理,到与国际通行的质量标准和质量管理体系接轨,这些都需要我们不断学习提高。作为食品安全与质量管理学的教材,本书主要介绍了食品的安全隐患及预防知识;食品质量管理的基本概念和特点、国际上通行的食品质量管理的理论和方法;同时,介绍了当今国外食品质量管理研究和应用的新成果。

　　本书在编写中力求体现以下主要特点。

　　在教材编写模式上,采用模块化编写。教材按照职业功能以安全模块、质量管理模块展开,安排实用的知识内容、足量的案例分析,贴近生产实际,步步提升,为技能人才培养搭建科学的阶梯培养架构。

　　在教材编写原则上,突出以职业能力为核心。教材编写贯穿"以职业标准为依据,以企业需求为导向,以职业能力为核心"的理念,依据国家职业能力标准,结合企业生产实际,反映岗位需求,突出新知识、新技术、新方法,注重职业能力培养。凡是职业岗位工作中要求掌握的知识和技能,均有详细的介绍。

在教材使用功能上,注重够用和务实。根据职业发展的实际情况和学生需求,教材力求体现职业教育的规律,反映职业技能鉴定考核的基本要求,满足职业学校学生参加各级各类鉴定考试的需要。

编写教材有相当的难度,是一项探索性工作。由于各位编者都是一线教师,教学、科研工作任务重,时间仓促,不足之处在所难免,恳切希望各使用单位和个人对教材提出宝贵意见,以便修订时加以完善。

编 者

(((目 录

第一章
食品安全基础知识

学习目标
1. 了解国内外食品安全的现状。
2. 掌握食品安全与卫生的定义。
3. 了解影响食品安全与卫生的因素。
4. 了解我国食品安全的工作成效和应对之策。

能力目标
1. 掌握影响食品安全与卫生的因素。
2. 了解目前食品质量管理工作的应对之策。

第一节
食品安全概述

"民以食为天，食以安为先"，食品的数量和质量关系到人的生存和身体健康。有史以来，人们一直在寻找和追求安全且富有营养的美味食品。然而，随着工业化和城市化的迅速发展，大量的农用化学品和工业"三废"对人类赖以生存的环境造成了污染，进而引起了粮食、蔬菜、畜产品中有毒有害物质的积累，最终对食用者的健康造成了伤害。当今世界，危及人类健康和生命安全的重大食品质量与安全事件屡屡发生，令人防不胜防，食品质量与安全问题已成为全球关注的焦点之一。

一、食品安全与食品卫生的定义

1. 食品安全的定义

根据 1996 年世界卫生组织的定义，食品安全是指食品按其原定用途进行制作和食用时不会使消费者受害的一种担保。它主要是指在食品的生产和消费过程中没有达到危害程度的一定剂量的有毒、有害物质或因素的加入，从而保证人体按正常剂量和以正确方式摄入这样的食品时不会受到急性或慢性的危害，这种危害包括对摄入者本身及其后代的不良影响。

食品安全主要包括供给安全与质量安全两方面内容。食品供给安全是指确保所有的人在任何时候既能买得到又能买得起所需要的基本食品。食品供给安全实际上是解决温饱的粮食安全问题。食品供给安全（解决温饱）是食品质量安全（健康卫生）的前提，而食品质量安全又对供给安全发挥着重要影响。随着人们生活质量的不断提高，现在提起食品安全，主要是指食品质量安全。

食品质量安全是指食品质量状况对食用者健康的保证程度，本书中的食品安全主要是指食品质量安全。用于消费者食用或饮用的食品，不得因食品原料、包装等问题或生产加工、运输、储存过程中存在的质量问题而对人体健康、人身安全造成或者可能造成任何不利的影响。食品的质量安全必须符合国家法律、行政法规和强制性标准的要求，不得存在危及人体健康和人身财产安全的危险。

食品质量安全又可分为绝对安全性与相对安全性两个不同的概念。绝对安全性是指不会因为食用某一食品而发生危及健康的问题，即食品绝对没有风险，不含有毒、有害物质。食品的相对安全性是指一种食物或食物成分在合理食用的情况下不会导致对健康的损害。实际上，绝对安全或称零风险是很难达到的，因为任何食物成分，尽管对人体有益或其毒性极低，但如食用过量或食法不当，都可能对健康造成伤害。"不含有毒、有害物质"实际上是指不得检出某些有毒、有害物质或检出值不得超过某一阈值。随着化学物质检测水平的提高和相应的检测精确度及灵敏度的提高，原来难以检出的、在食品中以极微量形式存在的某些微量化合物也逐渐被检出。同时，对引起危害的阈值确定是相对特定生物系统而言的。

食品绝对安全性与相对安全性的区分，也反映了消费者、生产者和管理者在食品安全性认识上的差异。前者把近年出现的不安全食品归因于生产、技术和管理的不当而要求后者提供没有风险的食品，而后者则从食品组成及食品科技的现实出发，认为食品安全性并不是零风险的，而是应在提供最丰富营养和最佳品质的同时，力求把风险降低到最低限度。其实，这种认识上的差异既是对立的，又是统一的，是人类对食品安全认识发展与深化的表现，它从需要与可能、现实与长远的不同侧面，比较完整地概括了食品质量与安全的内涵。

2. 食品卫生的定义

根据1996年世界卫生组织的定义，食品卫生是指"为确保食品安全性和适合性，在食物链的所有阶段必须采取的一切条件和措施"。1996年，世界卫生组织在题为《食品安全在卫生和发展中的作用》的文件中，曾把"食品安全"与"食品卫生"作为同义词，定义为："生产、加工、储存、分配和制作食品过程中确保食品安全可靠、有益于健康并且适合人消费的种种必要条件和措施"。1996年世界卫生组织在其发表的《加强国家级食品安全性计划指南》中则把食品安全与食品卫生作为两个不同概念的用语加以区别。过去曾将食品安全这一概念同食品中的化学危害物质联系在一起，而将食品卫生同食源性致病微生物联系在一起，这一种区分方式已被学术界抛弃。

目前，学术界对于食品安全和食品卫生两个概念的内涵与外延还没有一个统一的认识，常常出现混淆。事实上，按照世界卫生组织 1996 年在《加强国家级食品安全性计划指南》一文中对它们定义的分别表达，也很难将它们严格区分，因此，这有待于有关同行专家对此作进一步的讨论和规范。

二、影响食品安全与卫生的因素

食品的不安全因素已贯穿了食品供应的整个过程，具体表现在如下方面。

1. 环境污染

"据估计，人类肿瘤的 85% ~ 90% 为环境因素所致"。通过食物链的富集，人类从食品中摄取了种类繁多的有毒、有害物质，严重影响着人体健康。目前，主要是由于工业三废和城市垃圾的不合理排放，致使我国 850 条江流、130 多个湖泊和近海区域都受到了不同程度的污染。动、植物长期生活在这种环境中，有毒物质就会在其体内不断蓄积，使之成为被污染的食品。

2. 微生物污染

微生物是影响我国食品安全的最主要因素。微生物污染包括细菌性污染、病毒和真菌污染。我国 1990—1999 年食物中毒的发生情况表明，微生物性食物中毒居各类食物中毒病原的首位，占食物中毒规模的 40% 。而在食品的加工、储存、运输和销售过程中，都易造成微生物污染。

3. 化学性污染

食品中新的生物性和化学性污染物对健康的潜在威胁已经成为一个不容忽视的问题。近年来，各国政府纷纷制定了停止生产和使用部分剧毒化学农药的规章，中国也不例外，然而，2001 年第二季度国家产品质量监督抽查结果显示，已被禁止使用的两类高毒农药甲胺磷、氧化乐果检出率依然很高。时至今日，这两类农药依旧有售，改变的只不过是名称而已。

4. 食品生产经营的规模化和管理水平偏低

近年来，我国食品行业不断发展壮大，已涌现出一批达到良好生产规范的、有实力的企业，但是，这些企业在食品行业中所占比例还较低。"据国家质检总局'两查'调查的 60085 个生产企业中，100 人以下的小型企业占 94.9%，10 人以下的家庭作坊式的企业或生产厂点占 79.4%"。规模小、管理水平低的家庭作坊、食品摊点等仍然是影响食品卫生水平的重要原因。

5. 法律法规体系不完善

我国虽然有关于食品质量的总体性法律《中华人民共和国食品安全法》（简称《食品安全法》)、《中华人民共和国产品质量法》、《中华人民共和国农业法》，但这些法律对食品质量都仅做了一些概要性规定，没能充分反映新形势下消费者对食品安全的要求。而且其相互间协调和配套性也不够，可操作性并不强。

6. 法律保障体系不适应

法律保障体系主要指标准、检测和认证体系。许多食品安全标准的制定没有以风险评估为基础，标准的科学性和可操作性都有待提高。另外，我国食品安全检验机构数量众多，分属不同部门，明显缺乏统一和发展规划。同时，食品认证体系多头管理，它的作用也没有得到应有发挥。

7. 科技成果不足

食品新技术、新资源的应用给我国食品安全科技水平带来了新的挑战。就拿以基因工程技术为代表的现代生物技术来说，目前我们还不能肯定转基因食品对人体健康的潜在危害。

8. 食品安全教育滞后

由于多年来对食品安全关注的欠缺，一方面导致生产者缺乏相应的知识，另一方面导致消费者缺乏自我保护意识。这无疑影响了食品安全的进展。

9. 新产品和新技术潜在的风险

近些年来，我国食品的新种类大量增加。很多新型食品在没有经过危险性评估的前提下，就已经在市场上大量销售。其中方便食品和保健食品的安全性尤其值得关注，这些都给食品安全带来了前所未有的挑战。

三、食品安全的意义

食品安全是一个遍及全球的公共问题，不仅直接关系到人类的健康生存，而且还严重影响着社会经济的发展。进入 21 世纪，食品安全问题已引起世界各国政府的高度重视。

1. 食品安全是人们健康生活的基本保障

食品安全危害性及其所导致的食源性疾病是当今社会重要的公共问题。据世界卫生组织（WHO）估计，进食不安全的食品已经导致亿万人发病，这一问题在不发达国家更加严重，如食源性腹泻仍是发病和死亡的主要原因，每年全世界大约有 220 万人为此丧生，其中绝大多数为儿童。在过去 10 年间，世界各大洲食源性疾病不断上升，并均有严重食源性疾病暴发。食品安全问题不仅严重危害了消费者的健康，而且还严重影响了广大城乡居民的食品消费心理，引起了相当程度的对食品安全的不信任感。国际上流行的"对食物短缺的担忧已被对食品安全的恐惧代替"这一说法在我国有一定程度的体现。食品安全问题会对人们的身体健康、整体生活水平、稳定健康的心态、对社会的信心以及对食品工业和整个经济发展带来严重的负面影响。

2. 食品安全控制是发展国际贸易的关键

食品贸易的全球化需要公认的国际标准来进行协调。《卫生与植物卫生措施应用协定》（SPS 协定）、《贸易技术壁垒协定》（TBT 协定）、《食品法典》等文件，其宗旨是建立在国际贸易中能够被成员国认可的食品安全标准，保护公众健康和确保公平贸易。世界贸易组织（WTO）的 SPS 协定要求，所有食品安全法规必须建立在保护公众健康、以科学为基础的危险性评价的基础上，并将国际食品法典委员会制定的标准、准则和技术规范指定为国际食品贸易纠纷仲裁的唯一标准，这些标准得到了越来越多国家的认同和采用，正在成为公认的国际标准。

中国作为 WTO 成员国，与世界各国之间的贸易往来日益增多，食品安全已成为影响农业和食品工业竞争力的关键因素，并在某种程度上约束了我国农业和农村经济产品结构和产业结构性调整。由于食品贸易的全球化，某地发生的食品安全问题也很快"全球化"。如 2003 年 5 月 2 日，中央电视台《每周质量报告》栏目报道了山东省部分"龙口粉丝"生产企业掺假并使用化肥的消息后，日本厚生省立即做出反应，要求各检疫所停止接受中国"龙口粉丝"的通关申请，5 月 14 日，厚生省对中国产粉丝"过氧化苯甲酰"项目实施监控检查，6 月 17 日起开始实行"命令检查"。

加入 WTO 后，各成员国利用关税手段保护本国市场与国内同行业的余地已非常小，便纷纷转而采取技术性贸易壁垒行使贸易保护主义，技术性贸易壁垒大大增加。所谓技术性贸易壁垒，是指一国以维护国家安全或保护人类健康和安全，保护动植物的生命和健康，保护生态环境，或防止欺诈行为，保证产品质量为由，采取一些强制性或非强制性的技术性措施，这些措施成为其他国家商品自由进入该国的障碍。

近年来，技术性贸易壁垒已成为我国农产品和食品出口的重要制约因素。其中，食品安全卫生问题又是最为主要的原因。据联合国一份统计资料表明，我国每年约有 74 亿美元的出口商品因技术性贸易壁垒而受到不利影响。

案例一 国外食品安全事故

（1）1994 年，美国由于冰淇淋受污染而引发沙门氏菌病的暴发，估计患病人数高达 22.4 万人。

（2）1996 年，日本几十所中学和幼儿园相继发生 6 起集体大肠杆菌中毒事件，中毒超过 1 万人，死亡 11 人，波及 44 个都府县。

（3）1997 年，秘鲁出现霍乱流行，影响鱼和鱼类制品出口，使该国损失 5 亿美元。

（4）1998 年，全球由于食用污染的食品和水，有 220 万人死于腹泻。

（5）1999 年，比利时"二恶英污染食品"事件，造成的直接经济损失达 3.55 亿欧元，如果加上与此关联的食品工业，损失超过上百亿欧元。

（6）1999 年年底，美国李斯特菌食物中毒事件，造成密歇根州 14 人死亡，在另外 22 个州也有 97 人因此患病，6 名妇女流产。

（7）2000 年 6 月，日本因食用雪印牌牛奶使 14500 多人患有腹泻、呕吐疾病，180 人住院治疗，占日本牛奶市场总量 14% 的雪印牌牛奶进行产品回收，全国 21 家分厂停业整顿。

（8）2000 年年底至 2001 年年初，法国发生李斯特菌污染食品事件，有 6 人死亡。

（9）2001—2003 年，美国食源性疾病每年平均暴发 300 起以上，每年有5000 人因食源性疾病死亡。

案例二　国内食品安全事故

（1）1987 年 12 月至 1988 年 2 月，上海发生因食用不洁毛蚶导致的甲型肝炎暴发性流行，30 万市民染上肝炎，全国为之恐慌。

（2）1996 年 6 月 27 日至 7 月 21 日，云南曲靖地区发生因食用甲醇严重超标的散装白酒而引起特大食物中毒事件，192 人中毒，35 人死亡，6 人致残。

（3）1998 年 2 月，山西省朔州、忻州、大同等地区连续发生多起重大假酒中毒事件，有 200 多人中毒，夺去了 27 人生命。

（4）1998 年，我国因食物和水不卫生而导致食源性及水源性腹泻约为 8.36亿次。

（5）1999 年 1 月，广东省 46 名学生食物中毒；同年 6 月，某一医院接受了中毒者达 34 人，中毒原因都是食用带有甲胺磷农药残留的蔬菜。

（6）2001 年 1 月，浙江省杭州市 60 多人到医院就诊，症状为心慌、心跳加快、手颤、头晕、头痛等，原因是食用了含有"瘦肉精"的猪肉。

（7）2002 年 9 月，江苏省南京市部分学生和民工因食用了饮食店内的油条、烧饼、麻团等后发生中毒，造成 300 多人因食用有毒食品而中毒，死亡 42 人。经调查引起此次中毒事件的原因是名为"毒鼠强"的剧毒灭鼠药。

（8）2003 年 3 月，辽宁省海城市部分小学生及教师因饮用豆奶引发食物中毒，其中涉及 2556 名小学生（中毒人数达 292 人）。

（9）2003 年 10 月底，浙江省金华市发生用"敌敌畏"浸泡火腿的严重食品安全事件。

（10）2004 年 4 月，安徽省阜阳市由于被喂食几乎完全没有营养的劣质奶粉，13 名婴儿夭折，近 200 名婴儿严重营养不良。

第二节
中国食品质量安全和食品监管现状

一、中国食品质量安全和食品监管工作成效

2007 年 8 月中华人民共和国国务院新闻办公室授权发布《中国的食品质量安全状况》白皮书。白皮书对我国食品质量和食品监管工作状况做了充分的总

结。食品质量安全状况是一个国家经济发展水平和人民生活质量的重要标志。中国政府坚持以人为本，高度重视食品安全，一直把加强食品质量安全摆在重要的位置。多年来，中国立足从源头抓质量的工作方针，建立健全食品安全监管体系和制度，全面加强食品安全立法和标准体系建设，对食品实行严格的质量安全监管，积极推行食品安全的国际交流与合作，全社会的食品安全意识明显提高。经过努力，中国食品质量总体水平稳步提高，食品安全状况不断改善，食品生产经营秩序显著好转。

（一）中国食品生产和质量状况

1. 食品加工业快速健康发展

近年来，中国食品工业持续快速健康发展，经济效益稳步提高。全国共有食品生产加工企业 44.8 万家。其中规模以上企业 2.6 万家，产品市场占有率为 72%，产量和销售收入占主导地位。中国食品工业的发展呈现出以下特点：①部分食品企业加工技术和设备接近或达到国际领先水平；②随着食品产业的发展，食品企业规模不断扩大，生产集中度不断提高；③产品结构趋于优化。有效满足了消费者日益增长的多层次需求；④企业质量管理更加科学规范。共有 10.7 万家食品生产企业获得质量安全市场准入资格，2675 家食品生产企业获得了危害分析与关键控制点（HACCP）认证。优质食品成为市场主导产品，食品质量安全水平保持稳定，并呈上升态势。

2. 农产品质量安全稳步提高

安全优质的品牌农产品快速发展，优质品牌农产品市场占有率稳步提高。农业标准化能力显著提高，促进了农民增收和农业生产方式的转变。无公害、绿色、有机等品牌农产品已成为出口农产品的主体，占出口农产品的 90%。农产品质量合格率持续上升。

3. 进出口食品质量保持高水平

出口食品安全得到保障。中国食品出口到 200 多个国家和地区，按贸易额排序前 10 位的国家和地区依次是：日本、美国、韩国、中国香港、俄罗斯、德国、马来西亚、荷兰、印度尼西亚、英国。多年来，中国出口食品合格率一直保持在 99% 以上。

进口食品质量安全水平保持稳定。2006 年，中国进口食品 2027.3 万 t，货值 133.96 亿美元。进口食品货值列前 10 位的品种分别是：植物油、水产品、谷物、食糖、乳制品、酒、油料作物、粮食制品。中国的进口食品来自世界上 143 个国家和地区。多年来，中国进口食品的质量总体平稳，没有发生过因进口食品质量安全引起的严重质量安全事故。

（二）食品监管工作卓有成效

1. 强化农产品质量安全工作

2001 年中国启动实施了"无公害食品行动计划"，以蔬菜中高毒农药残留和畜产品中"瘦肉精"污染控制为重点，着力解决人民最为关心的高毒农药、兽药违规使用和残留超标问题；以农业投入品、农产品生产、市场准入三个环节管理为关键点，推动从农田到餐桌的全程监管。

2. 建立并严格实施食品质量安全市场准入制度

中国政府于 2001 年建立了食品质量安全市场准入制度。这项制度主要包括三项内容。

（1）生产许可制度　即要求食品生产加工企业具备原材料进厂把关、生产设备、工艺流程、产品标准、检验设备与能力、环境条件、质量管理、储存运输、包装标识、生产人员等保证食品质量安全的必备条件，取得食品生产许可证后，方可生产销售食品。

（2）强制检验制度　即要求企业履行食品必须经检验合格方能出厂销售的法律义务。

（3）市场准入标志制度　即要求企业对合格食品加贴 QS 标志，对食品质量安全进行承诺。

3. 加强对食品小作坊的专项整治力度

中国存在的地区差异、城乡差异等决定了对食品生产加工小作坊的监管是一项长期、艰巨的工作。目前，10 人以下的食品生产加工小作坊是食品质量安全监管的重点和难点。对从事传统、低风险食品加工的小作坊，应强化监管措施，防止食品安全事故发生。

4. 加大食品质量国家监督抽查力度

中国政府于 1985 年建立对食品实行以抽查为主要方式的监督检查制度。近年来，重点抽查了乳制品、肉制品、茶叶、饮料、粮油等日常消费的主要食品，重点对食品生产集中地的企业、小作坊进行了抽查，重点检验了食品的微生物、添加剂、重金属等卫生指标，并对质量不稳定的小企业重点进行了跟踪抽查。

5. 加强食品流通领域的监管

倡导现代流通组织方式和经营方式，大力发展连锁经营和物流配送；推进经销企业落实进货检查验收、索证索票、购销台账和质量承诺制度；完善食品质量监测制度，严格实行不合格食品的退市、召回、销毁、公布制度；加强畜禽屠宰行业管理；强化食品安全标识和包装管理，集中力量整治食品假包装、假标识、假商标印刷品。

6. 推行食品安全区域监管责任制

建立并实施了食品安全区域监管责任制；建立食品生产加工企业档案，实施动态监管；政府签订责任书，企业签订承诺书，质检部门定期写出食品安全报告。

7. 加大餐饮等消费环节的食品安全监管力度

餐饮卫生是食品安全的重要环节。中国政府在餐饮业卫生监管方面所做的主要工作包括：

（1）加大对餐饮卫生的监管力度，实施食品卫生监督量化分级管理制度。

（2）推进餐饮业全面实施食品卫生监督量化分级管理制度，加强食品污染物监测和食源性疾病监测体系建设。

（3）加大对违法犯罪行为的打击力度，查处大案要案，并及时向社会通报。

（4）加强学校卫生工作，部署开展全国学校食品卫生、饮用水卫生、传染病防治专项检查工作。

（5）开展食品危险性评估，科学发布食品安全预警和评估信息。

8. 全面开展食品质量安全专项整治

构建食品安全监管网络、加强标准和检测等技术力量建设、加强对企业的技术服务、推动组建食品行业协会、加大执法打假力度等措施，解决了一批区域性制售假冒伪劣问题。工商、质检部门不断加大食品执法打假工作力度，以食品质量安全为主线，突出生产加工源头，部署开展专项执法打假行动，严厉打击使用非食品原料生产加工食品和滥用食品添加剂的违法行为，严厉打击证照皆无的制假制劣黑窝点。

9. 加强食品安全诚信体系建设

逐步完善食品安全诚信运行机制，全面发挥食品安全诚信体系对食品安全工作的规范、引导、督促功能。加强企业食品安全诚信档案建设，推行食品安全诚信分类监管，重点建立食品生产经营主体登记档案信息系统和食品生产经营主体诚信分类数据库，广泛收集食品生产经营主体准入信息、食品安全监管信息、消费者申诉举报信息，做到掌握情况，监管有效。

10. 建立健全食品召回制度

规定食品生产加工企业是食品召回的责任主体，要求食品生产者如果确认其生产的食品存在安全危害，应当立即停止生产和销售，主动实施召回；对于故意隐瞒食品安全危害、不履行召回义务或因生产者过错造成食品安全危害扩大或再度发生的，将责令生产者召回产品。

11. 强化风险预警和应急反应机制

建立了全国食品安全风险快速预警与快速反应系统，积极开展食品生产加工、流通、消费环节风险监控，通过动态收集和分析食品安全信息，初步实现了对食品安全问题的早发现、早预警、早控制和早处理。建立了一套行之有效的快速反应机制，包括风险信息的收集、分析、预警和快速反应，做到立即报告、迅速介入、科学判断、妥善处置。

二、中国食品质量和食品监管工作存在的问题

目前，我国的食品安全受到食源性疾病、农业种植养殖业的污染、违法生产劣质食品、滥用添加剂、工业污染五方面的影响。中国政府清楚地看到，由

于受发展水平的制约，中国食品安全仍存在一定问题，食品安全形势依然严峻，主要表现在以下几方面。

1. 初级农产品源头污染仍然较重

有的产地环境污染、污水浇灌、滥用甚至违禁使用高毒农药；有的饲养禽畜滥用饲料添加剂，非法使用生长激素及"瘦肉精"；有的在水产养殖中滥用氯霉素等抗生素和饲料添加剂，造成虾、蟹、鱼等水产品质量下降。

2. 食品生产加工领域假冒伪劣问题突出

有的用非食品原料加工食品，有的滥用或超量使用增白剂、保鲜剂、食用色素等加工食品，有的掺杂造假，生产假酒、劣质奶粉，用地沟油加工食用油等。

3. 食品流通环节经营秩序不规范

为数众多的食品经营企业小而乱，溯源管理难，分级包装水平低，甚至违法使用不合格包装物；有些企业在食品收购、储藏和运输过程中，过量使用防腐剂、保鲜剂；部分经营者销售假冒伪劣食品、变质食品。

4. 食品卫生安全事故时有发生

2004 年，卫生部通报的 381 起重大食物中毒事件中，由微生物污染引起的 140 起，中毒 9251 人；由食用有毒动植物引起的 72 起，中毒 1466 人。面对食品安全存在的突出问题和严峻形势，我国政府深刻认识到食品安全问题的严重性和危害性，竭尽全力开展整顿和打击，认识到食品安全工作的长期性、艰巨性和复杂性，扎扎实实做好食品安全的各项工作。

三、食品安全监管工作的应对之策

（一）全社会努力培育食品安全文化的土壤

《食品安全法》与《食品卫生法》的主要区别在于：①《食品卫生法》关注食品的卫生，即食物表象的干净。《食品安全法》关注食品的安全，关注食物内在的安全因素，即影响人们身体健康和生命安全的生物学、物理学、化学因素；②引入了国际食品安全理念和管理制度，包括食品安全风险监测和评估制度、准入制度、召回制度、可追溯制度、良好操作规范（GMP）、HACCP、食品安全标准制度、检验制度、食品安全信息制度、食品安全事故处置制度。《食品安全法》的出台表明，随着经济的发展和人民生活水平的提高，公众要求根本改变粗放陈旧的生产管理制度和凭感觉判定食品的卫生状况。食品安全文化应有广泛的群众基础，不论是政府和企业，还是消费者都应该把食品安全作为优先考虑的关键因素，树立"预防为主"和"食品安全质量是食品质量的核心"的理念。

1. 树立"预防为主"的理念

食品安全的特殊性在于不允许实行"试错机制"，如果错了再纠正，就会对消费者的人身健康和安全造成无法挽回的后果。因此，《食品安全法》规定，"国家建立食品安全风险监测制度，对食源性疾病、食品污染以及食品中的有害因素进行监测。"食品安全风险评估，是国际上通行的制度，它运用科学的方法，根据食品安全风险分析的研究结果，对食品和食品添加剂中生物性、化学性和物理性危害程度做出正确的判断。食品安全风险评估的结果可作为制定食品安全标准和对食品安全实施监督管理的科学依据。对经综合分析表明可能具有较高程度安全风险的食品，国家食品安全监管部门应及时提出食品安全风险警示。一旦安全风险评估结果为不安全食品，国家食品安全监管部门就应当立即采取相应措施，确保该食品停止生产经营，并告知消费者停止食用。

2. 树立"食品安全质量是食品质量的核心"的理念

长期以来，人们为了食品的色香味和较长的保质期，不惜牺牲食品的安全，如添加苏丹红、吊白块等。不断发生的安全事故教育了大家，食品安全质量是食品质量的核心，绝不能本末倒置。《食品安全法》明确规定，只有在技术上确有必要、经过风险评估证明安全可靠的食品添加剂，才能允许使用。即是说，必须本着不用、慎用、少用原则，能不用的就不用，能少用的就少用；确需使用食品添加剂的，食品生产者应当按照食品安全标准关于食品添加剂的品种、使用范围、用量的规定使用食品添加剂。不得在食品生产中使用食品添加剂以外的化学物质或者其他危害人体健康的物质。即使是无害的物质，只要目录中没有列出，技术上没有确实的必要，就不允许添加到食品中。这个原则，对于解决诸如"添加面粉增白剂"和"蒙牛添加造骨牛奶蛋白（OMP）"等问题提供了法律依据。

（二）政府应建立长效机制

发展经济和关注民生是政府的两大主题，发展经济和关注民生都要抓好食品质量和食品安全，确保只有安全卫生的食品才被准许在市场上销售。政府负有强制的责任，要求所有厂商、销售商、进口商遵守各种法律规范，在生产、加工、进口、零售全过程符合卫生要求，生产出符合统一标准的食品，保障消费者的健康。政府必须做到以下几点。

1. 牢记安全责任重于山

食品药品安全和安全生产是人民群众最关心、最直接、最现实的利益问题，是需要常抓不懈、不可有丝毫放松的重大民生问题。各级政府都必须有清醒的认识、鲜明的立场、严明的纪律、有力的举措。要落实领导责任，强化行政问责。要切实加强对研发、生产、流通、消费等各个环节的监管，整顿市场秩序，提高食品药品质量，让人民群众吃得放心、用得放心。

2. 建立全过程、无缝隙、统一的监管

食品安全涉及方方面面，每一个环节出现问题都可能导致安全事故。对食品必须实行从农田到餐桌的全程监管，政府的职责是从源头上做好食品安全工作，有效实施从农田到餐桌的全程无缝隙监管。制定食品安全标准，应当以保障公众身体健康为宗旨，做到科学合理、安全可靠。食品安全标准是强制执行的标准。《食品安全法》明确，由卫生部统一负责制定食品安全的国家标准，必须改变现有的两套体系的状况：一套是由卫生部门提出的卫生标准；一套是由质检和农业等部门制定的质量标准。

　　3. 加强政府能力建设

　　政府应健全政府职责体系，明确界定部门分工和权限，理顺关系、优化结构、提高效能，形成权责一致、分工合理、决策科学、执行顺畅、监督有力的行政管理体制。政府要特别重视组织协调、预警与应急处理等能力的建设。协调过程应该对公众是透明的，便于公众参与监督。各级监督管理部门应当依据各自职责公布食品安全日常监督管理信息，相互通报获知的食品安全信息。必须严肃法纪政纪，推行行政问责制度。应深挖食品安全事故背后的渎职犯罪和腐败犯罪。

　　4. 政府应主动出击

　　解决食品安全问题，必须把专项整治工作转化为日常监管的长效机制。政府应列出重点产品、重点区域和重点单位，集中执法力量开展突击检查和打击。对故意使用违法食品添加物的企业应依法严厉查处，坚决吊销有关证照。对触犯法律的，移交司法机关依法追究刑事责任，决不允许"以罚代刑、降格处罚"。药监、质监、工商等部门应依法严格审查经营企业资质，生产经营条件不符合规定要求、产品质量难以保障的企业，坚决淘汰出局。

（三）规范企业行为

　　1. 强化食品企业在食品安全中的第一责任人地位

　　食品生产经营者应当依照法律、法规和食品安全标准从事生产经营活动，对社会和公众负责，保证食品安全，接受社会监督，承担社会责任。食品生产经营者必须时刻把食品安全放在第一位，牢固树立风险意识，任何时候不能自作聪明，心存侥幸，企图蒙混过关，更不能以损害人民健康来换取增长，谋求利益。出现食品安全事故，第一责任人必须承担应有的法律责任。

　　2. 强化食品企业的社会责任

　　食品安全是关系国计民生的大事，食品生产经营者必须认识食品商品的特殊性，不仅应依法从事生产经营活动，而且应对公众负责，承担社会责任。食品生产经营者应当依照法律、法规和食品安全标准从事生产经营活动，对社会和公众负责，保证食品安全，接受社会监督，承担社会责任。

　　3. 强化企业自身管理

　　食品安全生产要求企业提高自律意识，强化自身管理，建立预防机制，预防事故发生。企业自律是企业的自我监督和自我改进，成本和风险最低，而效果却最直接最明显。食品生产经营企业应当建立健全本单位的食品安全管理制度，加强对职工食品安全知识的培训，配备专职或者兼职食品安全管理人员，做好对所生产经营食品的检验工作，依法从事食品生产经营活动。食品生产经营企业应按照良好生产规范的要求，实施危害分析与关键控制点体系，提高食品安全管理水平。农产品生产者应当依照标准使用农业投入品，农产品的生产企业应当建立生产记录制度。

4. 企业内部开展道德信仰教育

食品工程是个良心工程，没有良好的道德信仰是无法生产出令人放心的食品的。道德信仰的约束力在企业内可以发挥巨大的作用。应在企业内部开展道德信仰和守法意识教育，提高员工的道德素养，对他人的生命和健康应充满敬畏之心。"一个企业家身上应该流着道德的血液。只有把看得见的企业技术、产品和管理，以及背后引导他们并受他们影响的理念、道德和责任，加在一起才能构成经济和企业的'DNA'。""企业要承担社会责任，企业家身上要流淌着道德的血液"。

5. 发挥行业协会的作用

食品行业协会应当加强行业自律，引导食品生产经营者依法生产经营，推动行业诚信建设，宣传和普及食品安全知识。食品行业必须认识到，如果一家食品企业出现食品安全问题，整个行业的信誉都会受到影响。食品行业协会应针对本行业突出的安全问题，开展联合攻关；定期对企业进行检查监督；号召企业签订诚信公约，对害群之马坚决制裁和清除。

（四）规范媒体行为

1. 新闻媒体应开展公益宣传和舆论监督

食品安全除了需要生产加工企业内部的质量保证体系和生产加工企业外部有监督保证体系以外，还离不开人民群众的监督和媒体的监督。新闻媒体应开展食品安全法律法规以及食品安全标准和知识的公益宣传，并对违法行为进行舆论监督。媒体的成功经验在于：①开展新闻舆论监督，政治上出以公心，对人民负责，对社会负责；②思想作风上实事求是，本着真实客观和极其慎重的态度进行报道，经得起历史的检验；③做好吃官司的心理准备，工作态度上谨慎小心、精益求精，面对当事人的强烈指责才能底气十足，无所畏惧。

2. 媒体应尽职又不添乱

个别媒体添乱对我国食品行业造成无可挽回的损失。个别媒体工作者在思想作风上假大空，见风就是雨，断章取义，弄虚作假；在工作态度上不艰苦深入，一知半解，不求甚解；在社会效果上给国家社会和人民造成不可弥补的损失，对我国食品行业造成无可挽回的损失。

媒体应该认真反思，从中吸取深刻的教训：①新闻报道最重要的是实事求是，对人命关天且专业性极强的食品、药品等领域的报道，必须认真求证；②新闻媒体需要自我约束，不要为了达到新闻的震撼效果而任意妄为，电视新闻的核心价值不应停留在收视率上，一味追求轰动效应是不成熟、新闻专业精神不够、职业道德缺乏的表现；③媒体不应充当新闻挑起者和炒作者的角色，个别媒体制造假新闻，造成极恶劣的社会影响，说明这些新闻从业人员的政治素质、道德素质和职业精神都亟待提高。

3. 发布食品广告应真实

合法媒体在刊登食品广告时应保证内容的真实合法，不含有虚假夸大的内容，也不应涉及疾病预防和治疗功能等。各种学术机构、行业协会、食品安全监督管理部门、食品检验职责的机构、食品协会、消费者协会都不准以广告或者其他形式向消费者推荐食品。

食品企业往往请社会名人打广告。社会名人在为食品企业代言时，必须十分谨慎，注意广告中是否存在虚假的内容。《食品安全法》规定，社会团体或者其他组织、个人在广告中向消费者推荐不符合食品安全标准的食品，使消费者的合法权益受到损害的，与食品生产经营者承担连带的责任。此处规定的是"连带责任"而不是"相应责任"。所谓"连带责任"就是说代言人有可能承担食品生产经营者所承担的所有责任。

（五）增强消费者食品安全意识和自我保护能力

社会团体、基层群众性自治组织应当开展食品安全法律、法规以及食品安全标准和知识的普及工作，倡导健康饮食，增强消费者食品安全意识和自我保护能力。任何组织或者个人都有权了解食品安全信息，对食品安全监督管理工作提出意见和建议，有权举报食品生产经营中违反《食品安全法》的行为。消费者应把食品安全放在首位，选购食品时要查看标识，不买不符合标识要求的食品；不要购买感官性状异常的可疑食品；避免生熟食品交叉污染。外出就餐时应注意分辨食品是否变质、是否有异味；切勿食用违禁食品、超过保质期食品、腐败变质食品等违禁食品。使用冰箱冷藏食品时，生熟食品应分层放置（熟上生下）；食品应当烧熟煮透；生食要谨慎，不生食淡水水产品；生吃瓜果蔬菜一定要洗净消毒；冷藏或过夜的熟食、剩饭菜食用前须彻底加热；控制食品的存放时间，及时处理冰箱内变质变味的食物。特别应注意拒食野生动物。

思考题

1. 什么是食品安全？
2. 什么是食品卫生？
3. 影响食品安全的因素有哪些？
4. 食品安全的意义？

第二章
生物因素对食品安全的影响

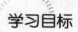 **学习目标**
1. 掌握影响食品安全的主要生物因素。
2. 分析整个食物链中不安全因素的产生原因。

能力目标
1. 掌握食品生产过程中产生的有毒、有害物质对食品安全性的影响。
2. 掌握致病性微生物污染食品的测定。
3. 掌握食品中常见的霉菌毒素危害的症状。

第一节
细菌对食品安全性的影响

一、概述

食品在生产、加工、储藏、运输、销售以及食用过程中，随时都可能被微生物污染，其中细菌对食品的污染是最常见的生物性污染，是食品最主要的卫生问题。引起食品污染的细菌有多种，主要分为两类：一类为非致病菌，会降低食品的食用价值；另一类为致病菌和条件致病菌，它们在一定条件下可以以食品为媒介引起人类感染性疾病或细菌性食物中毒，是食品安全的主要问题之一。

所谓细菌性食物中毒是指因摄入细菌性中毒食品（被致病菌或者毒素污染的食品）引起的食物中毒。细菌性食物中毒是食物中毒中最常见、最普遍、最具爆发性的一种食物感染，其发病率占食源性疾病的首位。一些常见的致病菌由于未得到理想的控制而导致中毒事件频繁发生，如沙门氏菌、金黄色葡萄球菌、肉毒杆菌等，而新的细菌性食物中毒又不断出现，如李斯特菌等。因此，控制细菌性污染仍然是解决食品污染问题的主要内容。

　　细菌是污染食品和引起食品腐败变质的主要微生物类群，因此多数食品卫生的微生物学标准都是针对细菌制定的。

　　1. 细菌性食物中毒的原因

　　发生细菌性食物中毒的原因主要有三个：一是食物在制备、运输、发放等过程中受到致病菌的污染；二是被致病菌污染的食物在较高的温度下存放，食物中充足的水分、适宜的 pH 及营养条件使致病菌大量生长繁殖或产生毒素；三是被污染的食物未经烧熟煮透或煮熟后又受到带菌容器或食品加工工具的污染，食用后引起中毒。

　　2. 细菌性食物中毒的类型

　　细菌性食物中毒包括感染型、毒素型和混合型三类。

　　（1）感染型　由于人体食入含有大量活菌的食品而引起中毒。致病菌在肠道内继续生长繁殖，引起消化道感染，产生胃肠道症状。某些致病菌死亡裂解后释放内毒素，刺激体温调节中枢引起体温升高等症状。常见的感染型食物中毒病原菌有沙门氏菌属、变形杆菌属、致病性大肠杆菌等。

　　（2）毒素型　某些致病菌（如葡萄球菌）污染食物后繁殖并产生能引起急性胃肠炎反应的肠毒素（外毒素），人体食入大量细菌肠毒素污染的食物而发生中毒。肠毒素激活小肠黏膜细胞上的腺苷酸环化酶或鸟苷酸环化酶，使细胞内环磷酸腺苷或环磷酸鸟苷浓度升高，促使肠黏膜上皮细胞分泌功能改变，其对钠离子和水的吸收抑制而对氯离子的分泌亢进，使钠离子、氯离子和水在肠腔潴留而腹泻。常见的毒素型食物中毒有葡萄球菌肠毒素和肉毒梭菌毒素食物中毒。

　　（3）混合型　近年来随着细菌学研究的发展，通过对中毒感染性细菌引起中毒机理的深入研究，发现以上两类中毒不仅与致病菌数量有关，而且与细菌生长过程中排泄到体外的外毒素、细菌死亡体内自溶所释放的内毒素有关，且经常是以上两种的协同作用发病，即为混合型，如副溶血性弧菌等。

二、细菌污染食品的途径

　　食品在生产、加工、储藏、运输、销售以及食用过程中都有可能受到细菌的污染。细菌对食品的污染主要通过以下几条途径实现。

　　1. 食品原料的污染

　　食品原料包括无机物，它们在生长过程中可能受到来自大气、水、土壤等环境中无处不在的微生物的污染。

　　土壤中的微生物数量可达 $10^7 \sim 10^9$ 个/g，种类十分庞杂，其中细菌占的比例最大，可达 70% ~ 80%，放线菌占 5% ~ 30%，其次是真菌、藻类和原生动物。土壤中的微生物除了自身发展外，分布在空气、水和人及动植物体的微生物也会不断进入土壤中。许多病原微生物就是随着动植物残体以及人和动物的排泄物进入土壤的。可见,土壤为微生物的生长繁殖提供了有利的营养条件和环境条件。因此,土壤素有"微生物的天然培养基"和"微生物大本营"之称。

空气中不具备微生物生长繁殖所需的营养物质和充足的水分条件,加之室外经常接受来自日光的紫外线照射,所以空气不是微生物生长繁殖的场所。空气中的微生物主要为霉菌、放线菌的孢子和细菌的芽孢及酵母。不同环境空气中微生物的数量和种类有很大差异。公共场所、街道、畜舍、屠宰场及通气不良处的空气中微生物的数量较高。空气中的尘埃越多,所含微生物的数量也就越多。室内污染严重的空气微生物数量可达 10^6 个/m^3,海洋、高山、乡村、森林等空气清新的地方微生物的数量较少。空气中可能会出现一些病原微生物、它们直接来自人或动物呼吸道、皮肤干燥脱落物及排泄物或间接来自土壤,如结核杆菌、金黄色葡萄球菌、沙门氏菌、流感嗜血杆菌和病毒等。患病者口腔喷出的飞沫小滴含有 1 万~2 万个细菌。

来自于环境中的食品原料在采集时表面往往附着许多细菌,尤其是表面有破损时,破损处常有大量细菌聚集。

健康的畜禽机体组织内部如肌肉、脂肪、心、肝、肾等组织器官一般是无菌的,而畜禽体表、被毛、消化道、上呼吸道等器官是有微生物存在的,这些微生物在屠宰时可能污染动物体。如宰后的畜禽丧失了先天的防御机能,微生物容易侵入组织并在其中迅速生长繁殖。

健康的禽类所生产的鲜蛋内本来应该是无菌的,但是如果病原菌通过血液循环进入到卵巢中,在蛋黄形成时可以进入蛋中,常见的有沙门氏菌等;禽类的排泄腔内含有一定量的微生物,当蛋从排泄腔排出体外时,由于蛋内遇冷收缩,附着在蛋壳上的微生物可以穿过蛋壳进入蛋内;鲜蛋壳上有许多大小为 4~6μm 的气孔,外界的各种微生物都有可能通过这些孔道进入蛋内,特别是储存期长或者经过洗涤的蛋,在高温、潮湿的条件下,环境中的微生物更容易借助渗透作用侵入蛋内。

由于健康乳畜的乳房内可能生存有一些细菌,使刚挤出的鲜乳中也含有一定数量的微生物,主要有微球菌属、链球菌属、乳杆菌属的细菌。当乳畜患乳房炎时,乳房内会含有病原菌。如无乳链球菌、化脓棒状杆菌和金黄色葡萄球菌等,使刚挤出的鲜乳中也含有一定数量的病原微生物。

由于水中含有微生物,鱼的体表、鳃、消化道内都有一定数量的微生物存在。近海和内陆水域中的鱼可能受到人或动物的排泄物的污染而带有病原菌,如副溶血性弧菌、沙门氏菌、志贺氏菌等。它们在鱼体上存在的数量不多,但如储存不当,病原菌大量繁殖后可引起食物中毒。

植物在生长过程中,与自然界接触广泛,表面存在有大量的微生物。如每克粮食含有几千个以上的细菌和相当数量的霉菌孢子。植物表面还会附着有病原微生物,它们是在植物生长过程中通过根、茎、叶、花、果实等不同途径而进入组织内部的。

2. 食品生产过程中的污染

一是由于食品加工的环境不清洁，细菌随空气中的灰尘、水等污染原料、加工器具的表面而造成的食品污染；二是加工过程如果管理不善，可能造成原料、半成品、成品、加工器具间细菌的交叉感染。

在食品加工过程中，由于食品的汁液或颗粒黏附于加工机械设备的内表面，如果食品生产结束后，机械设备没有得到彻底的消毒灭菌，微生物在其上大量生长繁殖，成为污染源。这种机械设备在后来的使用中会通过与食品接触而造成食品的微生物污染。

各种包装材料也带有微生物，如一次性包装材料比循环使用的材料所带有的微生物少；塑料包装材料由于带有电荷，可以吸附灰尘的微生物。

果蔬汁是以新鲜水果、蔬菜为原料，经加工制成的，由于果蔬原料本身带有微生物，而且在加工过程中还可能再次感染，所以制成的果蔬汁中必然存在大量微生物，主要是酵母菌，其次是霉菌和极少数的细菌。

粮食在加工过程中经过清洁处理，可除去籽粒表面上的部分微生物，但某些工序可使粮食受环境、机具及操作人员携带的微生物的再次污染。多数面粉的细菌含量为每克几千个，同时还含有 50～100 个的霉菌孢子。

3. 食品从业人员的污染

人体的皮肤、毛发、消化道、呼吸道均带有大量的微生物。当人感染了病原微生物后，体内会存在不同数量的病原微生物。这些微生物可以通过直接接触食品，如通过手和呼吸道、消化道而污染食品。如鼻腔或伤口感染了金黄色葡萄球菌的人，甲型肝炎患者或病毒携带者，肠道志贺氏菌带菌者等从事直接接触食品的操作，很容易污染食品。

4. 食品储藏中的污染

食品的储藏是把食品或其原料经过从生产到消费的整个环节保持其品质不降低的过程。食品的储藏环境与条件不佳，外部的微生物如细菌通过空气等途径污染食品。残留在食品中的细菌，在食品储藏过程中生长繁殖，使食品中细菌的总数上升，是造成食品中微生物污染的重要因素。

5. 食品运输与销售过程中的污染

食品运输工具、容器不符合卫生要求，散装食品的销售器具、包装材料等都可能成为污染源。

6. 食品烹调加工过程中的污染

在食品烹调过程中，未能将食品烧熟煮透、生熟不分等不良操作。可能使食品中已经存在或污染的微生物大量生长繁殖，从而降低食品的安全性。

三、细菌污染对人体的影响

人们食用已腐败变质的食品后极易发生食物中毒。引起食物中毒的细菌主要有以下几种。

1. 沙门氏菌类群

引起食物中毒最多的主要有鼠伤寒沙门氏菌（*S. typhimurium*）、猪霍乱沙门氏菌（*S. choleraesuis*）和肠炎沙门氏菌（*S. enteritidis*）。这些细菌为无芽孢无荚膜的革兰氏阳性细菌，主要污染鱼肉、禽蛋和乳品等食物，在食品中繁殖并释放毒素。一般需要食进大量菌体，致病力较弱者需达到 10^8 个/mL 或 10^8 个/g，才引发中毒。

2. 金黄色葡萄球菌

金黄色葡萄球菌可产生外毒素和肠毒素，因而食用受其污染的食品后易中毒。此菌在适宜温度时可产生一种具有 6 种不同抗原性的 A、B、C、D、E、F 型的可溶性蛋白肠毒素。此种肠毒素抗热性特强，只有在 218～248℃、30min 才能将其破坏，消除毒性。乳及乳制品、腌肉、鸡蛋和含有淀粉的食品易受此菌污染。引起食物中毒需要一定的细菌数量和毒素。

3. 条件性致病菌

条件性致病菌是指大肠杆菌中那些具有特异抗原性的血清型菌株。大肠杆菌具有菌体抗原（O）、鞭毛抗原（H）和荚膜抗原（K 抗原）3 种抗原，具有 K 抗原者较无 K 抗原者具有更强的毒力。在 K 抗原中又可分为 A、B、L 三类。可引起食物中毒的条件性致病菌有 O111∶B4、O55∶B50、B6、O157 等血清型菌株。其引起食物中毒的机制尚不很清楚。

4. 副溶血性弧菌

副溶血性弧菌（*Vibrio parahemolyticus*）是一种嗜盐的不产芽孢的革兰氏阴性多形态球杆菌，以污染海产品和肉类食品较为多见，其他食品也可因与海产品接触而受到污染。此菌致病力不强，但繁殖速度很快，一旦污染，在短时间内即可达到引起中毒的菌量。其引起食物中毒的原因尚存不同争议，认为此菌产生耐热性溶血毒素，或认为产生类似霍乱毒素的肠毒素，或认为是毒素型和感染型的混合型中毒。

5. 肉毒梭状芽孢杆菌

肉毒梭菌（*Clostridium botulinum*）是可形成芽孢、无荚膜、有鞭毛的革兰氏阳性杆菌，可产生对人和动物具有强大毒性的外毒素肉毒毒素。可分为 A，B，C（α，β），D，E，F 和 G 7 个血清型，对人具有不同程度的致病力。肉毒毒素受高温、碱性条件、日光直射时均可被破坏而不稳定，但在酸性条件下较稳定。引起的中毒是毒素型中毒，毒素作用于中枢神经系统的颅神经核，抑制乙酸胆碱的释放，引起肌肉麻痹。在厌氧的土壤、江河湖海的淤泥沉积物、尘土和动物粪便中有广泛存在，易污染蔬菜、鱼类、肉类、豆类等蛋白质丰富的食品。

6. 蜡状芽孢杆菌

蜡状芽孢杆菌（*Bacillus cereus*）为产芽孢的革兰氏阳性杆菌，引起中毒是由于食物中带有大量活菌体和其产生的肠毒素，活菌数量达到（13～36）×10^6个/g（mL）时即可引发致病。常将含菌量达到（1.8×10^7）个/mL（g）作为食物中毒指标之一。肠毒素可分为耐热性和不耐热性两种。此菌在土壤、空气、腐草、灰尘等都有存在，在各种肉制品、乳制品、蔬菜、水果中带菌率也高。在加工、运输、贮藏、销售过程中也易污染此菌。

除上述细菌引起食物中毒外，还有其他细菌也可引起食物中毒。

另外，致病性细菌还可引发消化道传染病，如志贺氏菌引发细菌性痢疾，伤寒沙门氏菌（$S.\ typhi$）和副伤寒沙门氏菌引起发的伤寒和副伤寒疾病，霍乱弧菌和副霍乱弧菌引发的霍乱和副霍乱，炭疽杆菌（$B.\ anthracis$），布鲁氏菌和结核杆菌引起的肠道传染病。

案例一　误食细菌污染食品引发的安全事件

2011 年 5 月中旬，食用毒黄瓜引起的疫病在德国开始出现。2011 年 5 月 30 日，德国因食用有毒黄瓜，感染出血性大肠杆菌而死亡的人数已升至 14 人。此外，包括瑞典、丹麦、英国和荷兰在内的多个国家均已出现感染病例，欧洲一时陷入恐慌。

2011 年 10 月 19 日，北京工商局公布，知名品牌思念三鲜水饺被检出含金黄色葡萄球菌。工商部门对该批次产品进行封存下架处理。很快，广州工商局公布三季度三类食品质量检验结果显示，著名品牌三全以及海霸王的三款速冻食品也都被检出含有金黄色葡萄球菌。南京工商局在 1 周前公布的 1 份检测报告中，某品牌速冻食品金黄色葡萄球菌超标。至此，国内几乎所有速冻品牌全陷入"细菌门"。

2011 年 8 月 3 日美国肉制品行业巨头卡吉尔公司宣布召回 3600 万磅，即大约 1.63t 火鸡肉，是美国迄今最大规模的肉制品召回事件。调查显示，这些火鸡肉可能致使 26 个州 77 人感染沙门氏菌，其中 1 人死亡。

2012 年 2 月初，日本北海道地区的一学校食堂的西蓝花沙拉因染沙门菌，致使 1500 多名师生员工染病。由于在搅拌沙拉的餐具上面同样检出了沙门氏菌，由此推断，厨房用具可能没有被充分的清洗，或者沙拉可能遭周边供应的鸡肉污染。

第二节
霉菌对食品安全性的影响

一、概述

霉菌（mold）也称丝状真菌，是菌丝体比较发达但没有较大子实体的小型真菌的统称，是微生物中的高级生物，其形态和构造比细菌复杂。霉菌种类繁多，在自然界分布广泛，有些霉菌被广泛用于食品生产中，如：酿酒、制酱、酶制剂的生产等，但有些霉菌也通过食品给人体健康带来危害。

霉菌毒素主要是指霉菌再起所污染的食品中产生的有毒代谢产物，它们可通过私聊或食品进入人和动物体内，引起人和动物的急性或慢性毒性，损害机体的肝脏、肾脏、神经组织、造血组织及皮肤组织等。

（一）霉菌滋生地

（1）生产车间的墙壁，比较潮湿部位容易生长霉菌。

（2）加工设备存在冷凝水的管路、机壳等容易生长霉菌。

（3）空气中所包含的水蒸气，在冷凝、液化时最容易产生霉菌，如车间中温度最低的部位，含天花板、地面、设备表面、墙面等温度低的部位。

（4）车间内无法保证正常换气，无法让车间湿度保持在55%情况下时，容易生长霉菌。

（5）车间忽冷忽热，容易产生冷凝水的地方，易遭到霉菌侵害。

（6）离墙近的设备、制冷风机容易产生冷凝水，易产生霉菌。

（7）温度相对较低的车间速冻库门，请一直保持关闭状态。如果这些温度较低车间的门没有关闭的话，那么旁边车间传过来的热空气涌进时，就形成很高的湿度，从而在空气冷却的时候形成液化，容易生长霉菌。

（8）车间的空调系统、净化管道系统等，其自身容易产生霉菌。

（二）霉菌的生长习性

与霉菌生长繁殖关系密切的有水分、温度、基质、通风等条件，为此，只有充分了解霉菌的生长习性，才能为下一步控制霉菌提供理论依据。

1. 水分

霉菌生长繁殖主要条件之一是必须保持一定的水分，当食品中的水分活度（a_w）为0.98时，霉菌最易生长繁殖；当水分活度降为0.93以下时，霉菌繁殖受到抑制，但仍能生长；当水分活度在0.7以下时，霉菌的繁殖受到真正的抑制，可以阻止产毒的霉菌繁殖。

2. 温度

温度对霉菌的繁殖及产毒均有重要的影响，不同种类的霉菌其最适温度是不一样的，大多数霉菌繁殖最适宜的温度为25~30℃，在0℃以下或30℃以上，不能产毒或产毒力减弱。如黄曲霉的最低繁殖温度范围是6~8℃，最高繁殖温度是44~46℃，最适生长温度37℃左右。但产毒温度则不一样，略低于生长最适温度，如黄曲霉的最适产毒温度为28~32℃。

3. 基质

与其他微生物生长繁殖的条件一样，不同的基质霉菌生长的情况是不同的，一般而言，营养丰富的基质霉菌生长的可能性就大，天然基质比人工培养基产毒好。

4. 通风

密闭潮湿的环境易产生霉菌，通畅干燥的环境不易产生霉菌。

二、霉菌污染食品的途径

（一）霉菌污染食品的条件

1. 通过包装材料的污染

如包装食品的包装袋、包装瓶、瓶盖等，若杀菌不彻底，则其残留的霉菌会直接污染食品。

2. 空气中霉菌的二次污染

如空气中滋生的霉菌、人员走动时地面扬尘中含有的霉菌、空调或通风管道中吹出的霉菌等。

3. 操作人员自身的二次污染

如手部消毒不彻底、不洁净衣物接触食品等。

4. 设备、容器的交叉感染

如设备、容器清洗消毒不彻底，不按规定流程定期清洗等、消毒液选用不当或使用剂量不够等。

（二）霉菌的控制措施

（1）首先要保持生产车间的内部工具的清洁和卫生，注意对一些卫生死角进行严格的卫生清理和保持（每半月实施一次深度清洁），如操作案面的背面、天花板、墙壁、制冷风机的卫生清理，清理后所有的墙壁、天棚、设备、器具、案面表面要用酒精擦两遍以上，尤其注意清理制冷风机的散热片和冷气的出风口以及内部电机叶片，这是一个很容易忽视的角落。

（2）对生产车间霉菌有控制，首先必须控制车间的温度和湿度，温度在24℃以下，湿度在55%以下，因为过高的温湿度会促进霉菌的生长。

（3）在生产时，采用 NICOLER 动态空气消毒设备对空气消毒，此设备可以在有人的情况下对生产车间进行消毒，代表性企业为上海康久环保科技有限公司，市场占有率高达80%。晚上工人下班后采用臭氧或紫外线对空气消毒，防止空气中滋生细菌累加到白天造成对产品不利，因为一个细菌在24h内会繁殖成百上千甚至上百万细菌。

（4）每天班前、班后对车间内部墙壁、风机、下水道、案面、手部、围裙套袖、预冷库和库门、速冻库门、包装室、工器具消毒间使用75%的酒精喷洒消毒，班中每2h对风机、墙壁、下水道实施75%的酒精喷洒，杀灭霉菌。

（5）人员的工作服、更衣室等，必须保持卫生清洁，定期清洗和进行紫外线或臭氧杀菌30min以上，防止人为造成霉菌的交叉污染（不可在有人情况下杀菌）。

（6）保证车间风机的正常运转，保证车间内部空气能够达到要求指标，空调的换气程度好坏直接影响到霉菌的产生。如果车间能保证及时将含有大量水分的空气排出车间，则极大程度缩小了可能存在霉菌的可能性。据上海康久消毒技术有限公司安全工程师 Mr. Hanksen 介绍：若有条件的厂家，建议在新回风管道内安装动态杀菌装置，防止管道内壁、过滤器及空调滋生细菌，给食品安全形成隐患。

三、霉菌污染对人体的影响

霉菌在自然界分布很广，同时由于其可形成各种微小的孢子，因而很容易污染食品。霉菌污染食品后不仅可造成腐败变质，而且有些霉菌还可产生毒素，造成误食人群霉菌毒素中毒。霉菌毒素是霉菌产生的一种有毒的次生代谢产物，自从20世纪60年代发现强致癌的黄曲霉毒素以来，霉菌与霉菌毒素对食品的污染日益引起重视。霉菌毒素通常具有耐高温，无抗原性，主要侵害实质器官的特性，而且霉菌毒素多数还具有致癌作用。霉菌毒素的作用包括减少细胞分裂，抑制蛋白质合成和 DNA 的复制，抑制 DNA 和组蛋白形成复合物，影响核酸合成，降低免疫应答等。根据霉菌毒素作用的靶器官，可将其分为肝脏毒、肾脏毒、神经毒、光过敏性皮炎等。人和动物一次性摄入含大量霉菌毒素的食物常会发生急性中毒，而长期摄入含少量霉菌毒素的食物则会导致慢性中毒和癌症。因此，粮食及食品的霉变不仅会造成经济损失，有些还会造成误食人畜急性或慢性中毒，甚至导致癌症。

(一) 主要的霉菌毒素

1. 黄曲霉毒素

黄曲霉毒素（Alfatoxin，简称 AFT 或 AT）是黄曲霉和寄生曲霉的代谢产物。寄生曲霉的所有菌株都能产生黄曲霉毒素，但我国寄生曲霉罕见。黄曲霉是我国粮食和饲料中常见的真菌，由于黄曲霉毒素的致癌力强，因而受到重视，但并非所有的黄曲霉都是产毒菌株，即使是产毒菌株也必须在适合产毒的环境条件下才能产毒。

（1）黄曲霉毒素的性质 黄曲霉毒素的化学结构是一个双氢呋喃和一个氧杂萘邻酮。现已分离出 B_1、B_2、G_1、G_2、B_{2a}、G_{2a}、M_1、M_2、P_1 等十几种。其中以 B_1 的毒性和致癌性最强，它的毒性比氰化钾大 100 倍，仅次于肉毒毒素，是真菌毒素中最强的；致癌作用比已知的化学致癌物都强，比二甲基亚硝胺强 75 倍。黄曲霉毒素具有耐热的特点，裂解温度为 280℃，在水中溶解度很低，能溶于油脂和多种有机溶剂。

（2）黄曲霉的产毒条件 黄曲霉产毒的温度范围是 12~42℃，最适产毒温度为 33℃，最适 a_w 值为 0.93~0.98。黄曲霉在水分为 18.5% 的玉米、稻谷、小麦上生长时，第三天开始产生黄曲霉毒素，第十天产毒量达到最高峰，以后便逐渐减少。菌体形成孢子时，菌丝体产生的毒素逐渐排出到基质中。黄曲霉产毒的这种迟滞现象，意味着高水分粮食如在两天内进行干燥，粮食水分降至 13% 以下，即使污染黄曲霉也不会产生毒素。

黄曲霉毒素污染可发生在多种食品上，如粮食、油料、水果、干果、调味品、乳和乳制品、蔬菜、肉类等。其中以玉米、花生和棉籽油最易受到污染，其次是稻谷、小麦、大麦、豆类等。花生和玉米等作物是产生黄曲霉毒素菌株适宜生长并产生黄曲霉毒素的基质。花生和玉米在收获前就可能被黄曲霉污染，使成熟的花生不仅污染黄曲霉而且可能带有毒素，玉米果穗成熟时，不仅能从果穗上分离出黄曲霉，且能够检出黄曲霉毒素。

黄曲霉主要产生 B_1 和 B_2 两种毒素，因此测定黄曲霉毒素的含量多以 B_1 为代表。鉴于黄曲霉毒素的毒性大、致癌力强、分布广，对人畜威胁极大，因此各国都制定了在食品和饲料中的最高允许量。

从肝癌的流行病调查中发现，凡食品中黄曲霉毒素污染严重和人类实际摄入量较高的地区肝癌的发病率也高。

（3）中毒症状　黄曲霉毒素是一种强烈的肝脏毒，对肝脏有特殊亲和性并有致癌作用。它主要强烈抑制肝脏细胞中 RNA 的合成，破坏 DNA 的模板作用，阻止和影响蛋白质、脂肪、线粒体、酶等的合成与代谢，干扰动物的肝功能，导致突变、癌症及肝细胞坏死。同时，饲料中的毒素可以蓄积在动物的肝脏、肾脏和肌肉组织中，人食入后可引起慢性中毒。

中毒症状分为 3 种类型：

①急性和亚急性中毒：短时间摄入黄曲霉毒素量较大，迅速造成肝细胞变性、坏死、出血以及胆管增生，在几天或几十天死亡。

②慢性中毒：持续摄入一定量的黄曲霉毒素，使肝脏出现慢性损伤，生长缓慢、体重减轻，肝功能降低，出现肝硬化。在几周或几十周后死亡。

③致癌性：实验证明许多动物小剂量反复摄入或大剂量一次摄入皆能引起癌症，主要是肝癌。

2. 黄变米毒素

黄变米是 20 世纪 40 年代日本在大米中发现的。这种米由于被真菌污染而呈黄色，故称黄变米。可以导致大米黄变的真菌主要是青霉属中的一些种。黄变米毒素可分为三大类。

（1）黄绿青霉毒素　大米水分 14.6% 感染黄绿青霉，在 12～13℃ 便可形成黄变米，米粒上有淡黄色病斑，同时产生黄绿青霉毒素（Citreoviridin）。该毒素不溶于水，加热至 270℃ 失去毒性，为神经毒，毒性强，中毒特征为中枢神经麻痹、进而心脏及全身麻痹，最后呼吸停止而死亡。

（2）橘青霉毒素　橘青霉污染大米后形成橘青霉黄变米，米粒呈黄绿色。精白米易污染橘青霉形成该种黄变米。橘青霉可产生橘青霉毒素（Citrinin），暗蓝青霉、黄绿青霉、扩展青霉、点青霉、变灰青霉、土曲霉等霉菌也能产生这种毒素。该毒素难溶于水，为一种肾脏毒，可导致实验动物肾脏肿大，肾小管扩张和上皮细胞变性坏死。

（3）岛青霉毒素 岛青霉污染大米后形成岛青霉黄变米，米粒呈黄褐色溃疡性病斑，同时含有岛青霉产生的毒素，包括黄天精、环氯肽、岛青霉素、红天精。前两种毒素都是肝脏毒，急性中毒可造成动物发生肝萎缩现象；慢性中毒发生肝纤维化、肝硬化或肝肿瘤，可导致大白鼠肝癌。

3. 镰刀菌毒素

根据联合国粮农组织（FAO）和世界卫生组织（WHO）联合召开的第三次食品添加剂和污染物会议资料，镰刀菌毒素问题同黄曲霉毒素一样被看作是自然发生的最危险的食品污染物。镰刀菌毒素是由镰刀菌产生的。镰刀菌在自然界广泛分布，侵染多种作物。有多种镰刀菌可产生对人畜健康威胁极大的镰刀菌毒素。镰刀菌毒素已发现有十几种，按其化学结构可分为以下三大类，即单端孢霉烯族化合物、玉米赤霉烯酮和丁烯酸内酯。

（1）单端孢霉烯族化合物（Tricothecenes） 单端孢霉烯族化合物是由雪腐镰刀菌、禾谷镰刀菌、梨孢镰刀菌、拟枝孢镰刀菌等多种镰刀菌产生的一类毒素。它是引起人畜中毒最常见的一类镰刀菌毒素。

在单端孢霉烯族化合物中，我国粮食和饲料中常见的是脱氧雪腐镰刀菌烯醇（DON）。主要存在于麦类赤霉病的麦粒中，在玉米、稻谷、蚕豆等作物中也能感染赤霉病而含有 DON。赤霉病的病原菌是赤霉菌（G. zeae），其无性阶段是禾谷镰刀霉。这种病原菌适合在阴雨连绵、湿度高、气温低的气候条件下生长繁殖。如在麦粒形成乳熟期感染，则成熟的麦粒皱缩、干瘪、有灰白色和粉红色霉状物；如在后期感染，麦粒尚且饱满，但胚部呈粉红色。DON 又称致吐毒素（Vomitoxin）易溶于水、热稳定性高。烘焙温度210℃、油煎温度140℃或煮沸，只能破坏50%。

人误食含 DON 的赤霉病麦（含10%病麦的面粉250g）后，多在 1h 内出现恶心、眩晕、腹痛、呕吐、全身乏力等症状。少数伴有腹泻、颜面潮红、头痛等症状。以病麦喂猪，猪的体重增重缓慢，宰后脂肪呈土黄色、肝脏发黄、胆囊出血。DON 对狗经口的致吐剂量为 0.1mg/kg。

（2）玉米赤霉烯酮（Zearelenone） 玉米赤霉烯酮是一种雌性发情毒素。动物吃了含有这种毒素的饲料，就会出现雌性发情综合症状。禾谷镰刀菌、黄色镰刀菌、粉红镰刀菌、三线镰刀菌、木贼镰刀菌等多种镰刀菌均能产生玉米赤霉烯酮。

玉米赤霉烯酮不溶于水，溶于碱性水溶液。禾谷镰刀菌接种在玉米培养基上，在25~28℃培养两周后，再在12℃条件下培养 8 周，可获得大量的玉米赤霉烯酮。赤霉病麦中有时可能同时含有 DON 和玉米赤霉烯酮。饲料中含有玉米赤霉烯酮在 1~5mg/kg 时才出现症状，500mg/kg 含量时出现明显症状。玉米中也可检测出玉米赤霉烯酮。

（3）丁烯酸内酯（Butenolide） 丁烯酸内酯在自然界发现于牧草中，牛饲喂带毒牧草导致烂蹄病。哈尔滨医科大学大骨节病研究室报道，在黑龙江和陕西的大骨节病区所产的玉米中发现有丁烯酸内酯存在。丁烯酸内酯是三线镰刀菌、雪腐镰刀菌、拟枝孢镰刀菌和梨孢镰刀菌产生的，易溶于水，在碱性水溶液中极易水解。

4. 杂色曲霉毒素

杂色曲霉毒素（Sterigmatocystin，简称 ST）是杂色曲霉和构巢曲霉等产生的，基本结构为一个双呋喃环和一个氧杂蒽酮。其中的杂色曲霉毒素Ⅳa 是毒性最强的一种，不溶于水，可以导致动物的肝癌、肾癌、皮肤癌和肺癌，其致癌性仅次于黄曲霉毒素。由于杂色曲霉和构巢曲霉经常污染粮食和食品，而且有80% 以上的菌株产毒，所以杂色曲霉毒素在肝癌病因学研究上很重要。糙米中易污染杂色曲霉毒素，糙米经加工成标二米后，毒素含量可以减少90%。

5. 棕曲霉毒素

棕曲霉毒素是由棕曲霉（A. ochraceus）、纯绿青霉、圆弧青霉和产黄青霉等产生的。现已确认的有棕曲霉毒素 A 和棕曲霉毒素 B 两类。它们易溶于碱性溶液，可导致多种动物肝肾等内脏器官的病变，故称为肝毒素或肾毒素，此外还可导致肺部病变。

棕曲霉产毒的适宜基质是玉米、大米和小麦。产毒适宜温度为 20 ~ 30℃，a_w 值为 0.997 ~ 0.953。在粮食和饲料中有时可检出棕曲霉毒素 A。

6. 展青霉毒素

展青霉毒素（Patulin）主要是由扩展青霉产生的，可溶于水、乙醇，在碱性溶液中不稳定，易被破坏。污染展青霉的饲料可造成牛中毒，展青霉毒素对小白鼠的毒性表现为严重水肿。扩展青霉在麦秆上产毒量很大。

扩展青霉是苹果贮藏期的重要霉腐菌，它可使苹果腐烂。以这种腐烂苹果为原料生产出的苹果汁会含有展青霉毒素。如用有腐烂达50% 的烂苹果制成的苹果汁，展青霉毒素可达 20 ~ 40μg/L。

7. 青霉酸

青霉酸（Penicllic acid）是由软毛青霉、圆弧青霉、棕曲霉等多种霉菌产生的。极易溶于热水、乙醇。以 1.0mg 青霉酸给大鼠皮下注射每周 2 次，64 ~ 67 周后，在注射局部发生纤维瘤，对小白鼠试验证明有致突变作用。

在玉米、大麦、豆类、小麦、高粱、大米、苹果上均检出过青霉酸。青霉酸是在20℃以下形成的，所以低温贮藏食品霉变可能污染青霉酸。

8. 交链孢霉毒素

交链孢霉是粮食、果蔬中常见的霉菌之一，可引起许多果蔬发生腐败变质。交链孢霉产生多种毒素，主要有 4 种：交链孢霉酚（Alternariol，简称 AOH）、交链孢霉甲基醚（Alternariol methyl ether，简称 AME）、交链孢霉烯（Altenuene，简称 ALT）、细偶氮酸（Tenuazoni acid，简称 TeA）。

AOH 和 AME 有致畸和致突变作用。给小鼠或大鼠口服 50 ~ 398mg/kg TeA 钠盐，可导致胃肠道出血死亡。交链孢霉毒素在自然界产生水平低，一般不会导致人或动物发生急性中毒，但长期食用其慢性毒性值得注意，在番茄及番茄酱中检出过 TeA。

（二）霉菌及其毒素的食品卫生学意义

霉菌及其毒素污染食品后从食品卫生学角度应该考虑两方面的问题，即霉菌及其毒素通过食品引起食品腐败变质和人类中毒的问题。

1. 霉菌污染引起食品腐败变质

霉菌最初污染食品后，在基质及环境条件适应时，首先可引起食品的腐败变质，不仅可使食品呈现异样颜色、产生霉味等异味，食用价值降低，甚至完全不能食用，而且还可使食品原料的加工工艺品质下降，如出粉率、出米率、黏度等降低。粮食类及其制品被霉菌污染而造成的损失最为严重，根据估算，每年全世界平均至少有 2% 的粮食因污染霉菌发生霉变而不能食用。

2. 人类霉菌毒素中毒

许多霉菌污染食品及其食品原料后，不仅可引起腐败变质，而且可产生毒素引起误食者霉菌毒素中毒。霉菌毒素中毒是指霉菌毒素引起的对人体健康的各种损害。人类霉菌毒素中毒大多数是由于食用了被产毒霉菌菌株污染的食品所引起的。食品受到产毒菌株污染有时不一定能检测出霉菌毒素，这种现象比较常见，这是因为产毒菌株必须在适宜产毒的特定条件下才能产毒。但也有时从食品中检验出有某种毒素存在，而分离不出产毒菌株，这往往是食品在贮藏和加工中产毒菌株已经死亡，而毒素不易破坏的缘故。一般来说，产毒霉菌菌株主要在谷类作物、发酵食品及饲草上生长产生毒素，直接在动物性食品，如肉、蛋、乳上产毒的较为少见。而食入大量含毒饲草的动物同样可引起各种中毒症状或残留在动物组织器官及乳汁中，致使动物性食品带毒，被人食入后仍会造成霉菌毒素中毒。

霉菌毒素中毒与人群的饮食习惯、食物种类和生活环境条件有关，所以霉菌毒素中毒常常表现出明显的地方性和季节性，甚至有些还具有地方疾病的特征。例如黄曲霉毒素中毒，黄变米中毒和赤霉病麦中毒即具有此特征。再者，霉菌毒素中毒的临床表现较为复杂，可有急性中毒，也有因少量长期食入含有霉菌毒素的食品而引起的慢性中毒，也有的诱发癌症、造成畸形和引起体内遗传物质的突变。

霉菌污染食品，特别是霉菌毒素污染食品对人类危害极大，就全世界范围而言，不仅造成很大的经济损失，而且可以造成人类的严重疾病甚至大批的死亡。20 世纪 60 年代英国发现黄曲霉毒素污染饲料一次性造成 19 万只火鸡死亡的事件，开始引起了人们对霉菌及霉菌毒素污染食品问题的重视和研究。癌症是当今人类社会的一大杀手，癌症发病率与人们是否食入了含有霉菌毒素的食物以及食入的食品所含霉菌毒素量的多少有很大的关系。因此从一定意义上讲，不食用霉变及含有霉菌毒素的食物就可以在很大程度上降低癌症发病率，避免癌症的发生。

案例二　霉菌中毒引发的食品安全事件

黄曲霉毒素最早发现于20世纪60年代。当时，英国一家农场的10万只火鸡因食用霉变的谷物，相继在几个月内死亡，这一事件引起了人们对食用霉变粮食问题的重视。当时并没找到致病元凶，只得取名为 X 病，一度给人们带来极度恐慌。随后经过食品学和细菌学方面专家的努力，终于找到了导致火鸡大批死亡的原因。专家们从饲料玉米粉中分离出一种前所未知的、由黄曲霉菌产生的毒素，于是命名为黄曲霉毒素。

1974 年，印度西部曾暴发一次流行肝炎，感染人数 397 人，死亡人数 106 人。调查发现，当地居民因吃了下雨后霉变的玉米而中毒。近年来，黄曲霉素中毒事件屡屡发生。人们更迫切地想进一步了解黄曲霉毒素的真相。

2011 年 12 月 26 日，国家质量监督检验检疫总局对外发出《关于公布 2011 年 17 类产品质量国家监督抽查结果的公告》（公告 2011 年第 191 号）。根据检测结果，蒙牛乳业（眉山）有限公司生产的一批次产品被检出黄曲霉毒素 M_1 超标 140%，黄曲霉毒素 M_1 为已知的致癌物，具有很强的致癌性。不久，蒙牛公司在官方网站上就四川眉山工厂生产的一个批次的产品"上榜"对外致歉。

第三节
病毒对食品安全性的影响

一、概述

病毒不像细菌，它是无生命的。病毒比细菌小得多。它是由一层蛋白质外衣包裹着核酸组成。它们是所谓的"专性细胞内寄生虫"。病毒吸附在易感细胞上并将它的核酸注入细胞。它在宿主细胞内产生成千上万病毒，这个过程破坏了宿主细胞。病毒只侵害特定的动物细胞。所以，我们只关注侵害人类的病毒。只有较少数病毒能够使人致病。病毒只是简单地存在于食物中。不能繁殖，在数量上并不增长。病毒在其所污染的食物上可以存留相当长的时间。为便于检测病毒，需要增加病毒的数量，这就必须把它们置于易感的宿主细胞上使其生长。当然，对于食源性病毒，没有比人体细胞更易感的宿主细胞。所以，检测这些病毒是困难的。

（一）食源性病毒与食源性细菌的主要区别

食源性病毒是指以食物为载体，导致人类发生疾病的病毒。经食品传播的病毒性疾病主要是甲型传染性肝炎和胃肠炎。目前，我国病毒性腹泻发病率呈明显上升趋势，仅次于细菌性腹泻。

（1）微量的食源性病毒的数量即可导致机体发病。

（2）主要通过粪便排出体外。

（3）病毒严格在细胞内寄生，不能在水和食物中繁殖。

（4）在寄主细胞以外的环境中，食源性病毒相当稳定，并具有较强的耐酸性。

（二）病毒污染食品的特点

1. 污染和流行程度不同

（1）散在发生　由于安全性防范措施不同，地域性、自然条件等不同，病毒污染食品常常呈零星发生，各个污染在发生时间和地点上无明显的联系。

（2）流行性污染　在某一时期某一个地区某种病毒污染食品数量显著地超过了平时的污染量即为流行性污染。当病毒对食品污染呈散发性时，若安全意识不够，防范措施不当，当地当时的自然条件又适合病毒繁殖时，可导致污染流行。

（3）污染大流行　大流行往往使食品流行性病毒污染进一步发展。在一定时间内迅速传播，波及范围很广。

（4）爆发污染　爆发污染的特点是具有突然性。食品在短时间内可发生大批病毒污染。

2. 污染和流行有一定的时间性

（1）具有季节性　病毒对食品的污染以及对人体的危害呈现明显的季节性，原因是该季节自然条件适合于该病毒的传播。一般呼吸道病毒的污染和流行往往发生在冬春季节，肠道病毒、肝炎病毒等常在夏秋季节流行。

（2）带有周期性　某些病毒对食品的污染每隔一定时期就会发生一次流行，往往造成某一传染病发生周期性流行。当某些条件改变后，周期性可能消失。

3. 污染和流行常表现为地区性

（1）本地化　有些病毒对食品的污染和流行常局限于一定地区范围内。这些病毒与外界发育所需的自然条件、传播媒介以及当地居民的生活习惯等因素有密切关系。

（2）外来性　有些病毒虽然以前在本地没有，但由于交通业的发展，对外贸易的开展，可以从其他地区带入，当条件适合时，就会发生食品污染和流行。例如口蹄疫病毒、禽流感病毒等均是从国外传入我国的，因此对动植物进出口检疫加强管理，才能防止外来病毒传入我国。

二、病毒污染食品的途径

病毒可通过以下四条主要途径污染食物。

1. 污染港湾水

污水污染了港湾水就可能污染鱼和贝类。牡蛎、蛤和贻贝，它们是过滤性进食，水中的病原体通过其黏膜而进入病毒，然后转入消化道。如果生吃贝类，病毒也会被摄入。其他港湾生物表面也可被污染，但它们中的绝大多数不被生食，烹调时，很可能对厨房器具进行二次污染。

2. 污染灌溉水

被病毒污染的灌溉水能够将病毒留在水果或蔬菜表面，而果蔬通常是可以生食的。

3. 污染饮用水

如果用被污染的饮用水冲洗或作为食品的配料，或被喝下，那么就可以传播病毒。

4. 不良的个人卫生

饭前便后不洗手，病毒可被带到食物中去，都可能引起疾病。

三、病毒污染对人体的影响

（一）朊病毒

疯牛病是牛海绵状脑病（bovine spongiform encephalopathy，简称 BSE）的俗称，为一种慢性、具有传染性的致死性中枢神经性疾病，由一种非常规的病毒——朊病毒引起的。1985 年 4 月首次在英国发现，1986 年 11 月命名为 BSE。90% 的 BSE 病牛发现在英国，比利时、丹麦、法国、爱尔兰、卢森堡、荷兰、北爱尔兰、葡萄牙、瑞士、日本、加拿大、美国也有发生。

这种病是人畜共患病，可能传染给人类，在人类中我们称之为变异型或新型克雅氏病。在英国，迄今因食用病牛制品感染新型克雅氏症致死的人已达 141人，美国也有 1 人因病致死。该病一旦流行，所造成的直接和间接经济损失将无法估量，所以必须引起我们的足够重视。

1. 生物学特性

朊病毒是一类非正常的病毒，它不含通常病毒含有的核酸，而是一种不含核酸仅有蛋白质的蛋白感染因子。其主要成分是一种蛋白酶抗性蛋白，对蛋白酶具有抗性。

2. 流行病学

如果人吃了病牛的肉，特别是从脊椎剔下的肉（一般德国牛肉香肠都是用这种肉制成），就有感染上朊粒的危险。朊粒是通过血液进入人的大脑，将人脑组织变成海绵状，如同糨糊，完全失去功能。在人体上发作的这种病叫新型克雅氏病，英文简称为 CJD，它与普通的克雅氏病症状相同，而致病方式不同。普通的克雅氏病是德国的两个医生独立发现的，因而以他们两人的名字冠名，简称为克雅氏病。

目前还没有发现由病羊传染到人的病例，但是，专家并不排除这种可能。

3. 致病特性

机体对感染牛海绵状脑病不产生免疫应答，但不影响机体对其他感染的免疫应答，这与中枢神经系统产生无免疫应答反应的性质是一致的，也是该病无血清学诊断方法的原因所在。无炎症反应，慢性进行性病理变化，不形成包涵体，不诱生干扰素，对干扰素治疗也不敏感；免疫抑制剂、免疫增强剂等不能改变潜伏期和病程。潜伏期很长，一旦患病不会康复或减轻，最终结果是死亡。

异常的稳定和缺乏免疫应答反应等特性是人们把这类病原体称为"非常规致病因子"的原因。

4. 防范措施

目前，疯牛病尚无有效的治疗和预防控制方法。虽然我国未报道有疯牛病，但以前曾从英国进口种牛、种羊、胚胎和精液，1983年从英国进口绵羊中曾检出过病毒。英国向香港大量输出牛肉，并由港转口深圳。因此，随时被感染的潜在可能性存在，尤其是我国已加入WTO，敞开了国门，一定要特别注意防范。

应采取的防范措施主要有：①按照国际兽医局（OIE）和世界卫生组织（WHO）的建议，建立疯牛病监测网，将疯牛病规定为必须申报的法定传染病。②禁止用哺乳动物蛋白饲料（如肉骨粉、血粉等）饲喂家畜。③禁止从发生和流行疯牛病的国家进口活牛、牛胚胎、精液、脂肪、内脏（含肠衣）、动物蛋白饲料和其他含疯牛病不安全牛源材料的产品。④有计划地对过去从英国进口的牛和以胚胎及精液生产的牛进行兽医卫生监控。⑤对具有神经症状的病牛必须采取病理学检查，以确定是否是疯牛病，一旦发现可疑病牛，立即隔离、消毒和报告上级有关部门确诊。对已确诊的病牛和可疑牛，甚至对整个牛群和与之相关联的牛全部扑杀，销毁尸体，并彻底进行消毒。⑥加强对疯牛病科学知识的宣传，提高兽医技术人员的诊断技能，通过疯牛病知识教育，及时发现疑似疯牛病病例。

（二）脊髓灰质炎病毒

脊髓灰质炎病毒是引起脊髓灰质炎的病原，以小儿多见，故又名小儿麻痹症。

1. 生物学特性

脊髓灰质炎病毒是一种体积小（22～30nm），单链RNA基因组，缺少外膜的肠道病毒。按免疫性可分为三种血清型，其中Ⅰ型最容易导致瘫痪，也最容易引起流行。

2. 流行病学

该病毒在外界生活力较强，在粪便、污水、乳制品中能活数月，在－40℃可保存多年。对乙醇，胃酸及肠液均有相当的抵抗力。但对干燥，热的抵抗力弱，56℃、30min灭活，煮沸立刻死亡。

3. 致病性

传染源为病人和带毒者，病毒可随粪便排出，污染饮用水和食物，经口感染。1~5 岁儿童发病率高，夏秋季多见。流行时隐性感染及无瘫痪病例较多，仅少数发生肌肉迟缓性瘫痪。患者出现发热，多汗，烦躁不安，疼痛，颈背强直，肢体不对称迟缓性瘫痪。

4. 预防措施

口服脊髓灰质炎疫苗是主要预防措施。此外对病人隔离，对病人的粪便，分泌物及其污染物进行消毒处理。

（三）口蹄疫病毒（foot and mouth disease virus，FMDV）

口蹄疫是由口蹄疫病毒（FMDN）感染引起的偶蹄动物共患的急性、热性、接触性传染病，最易感染的动物是黄牛、水牛、猪、骆驼、羊、鹿等；黄羊、麝、野猪、野牛等野生动物也易感染此病。本病以牛最易感，羊的感染率低。口蹄疫在亚洲、非洲和中东以及南美均有流行，在非流行区也有散发病例。

1. 生物学特性

FMDV 由一条单链 RNA 和包裹于周围的蛋白质组成，蛋白质决定了病毒的抗原性、免疫性和血清学反应能力。病毒外壳为对称的 20 面体。

2. 流行病学

猪口蹄疫的发生和流行同样离不开传染源、传播媒介、易感猪三者构成的链条，其流行强度、波及范围与病毒株、宿主抵抗力和环境等多种因素有关。

处于口蹄疫潜伏期和发病期的动物，几乎所有的组织、器官以及分泌物、排泄物等都含有 FMDV 病毒。病毒随同动物的乳汁、唾液、尿液、粪便、精液和呼出的空气等一起排放于外部环境，造成严重的污染，形成了该病的传染源。

3. 致病性

本病的特征性状在蹄冠、蹄叉、鼻镜、母猪乳头出现水泡，水泡内充满灰白色或淡黄色液体，初期水泡仅米粒至绿豆大，后融合于一起达到蚕豆至核桃大，12d 后水泡破裂、溃烂或结痂，有的蹄壳脱落，35d 后逐渐康复。病初体温 40~41℃，减食、出现跛行。剖检可见病变主要在心脏，心肌切面可见灰白色或淡黄色斑点或条纹。此外也可出现胃肠黏膜出血性炎症。

4. 预防措施

国内外对口蹄疫防治积累了丰富经验，以下 5 项措施证明是有效的：①扑杀病畜及染毒动物消除传染源，疫情发生后，可根据具体情况决定扑杀动物的范围，扑杀措施由宽到严的次序可为病畜→病畜的同群畜→疫区所有易感动物。②免疫接种保护易感动物，提高易感动物的免疫水平，降低口蹄疫流行的严重程度和流行范围。③限制动物、动物产品和其他染毒物品移动切断传播途径。小到一个养猪户，大到一个国家，要想保持无口蹄疫状态，必须对上述动物和物品的引入和进口保持高度警惕。疫区必须有全局观念，其易感动物及其产品运出是疫情扩散的主要原因。④动物卫生措施是疫区除对场地严格消毒外，还要关闭与动物及产品相关的交易市场。⑤流行病学调查包括疫源追溯和追查易感动物及相关产品外运去向，并对之进行严密监控。

（四）狂犬病病毒

1. 生物学特性

病毒外形呈弹状 $[（60 \sim 400）nm \times （60 \sim 85）nm]$，一端纯圆，一端平凹，有囊膜，内含衣壳呈螺旋对称。核酸是单股不分节负链 RNA。

2. 流行病学

狂犬病存在于除南极洲之外的所有大陆，据不完全统计，每年至少有 55000 人死于狂犬病。大多数病死案例发生在非洲和亚洲。虽然所有哺乳动物在不同程度都对狂犬病易感，但该病的主要储存宿主都属于食肉目和翼手目（例如狗、狐狸、豺、狼、貉、臭鼬、浣熊、猫鼬和蝙蝠）。在全球范围内，人狂犬病死亡病例有超过 98% 是因暴露于已感染狂犬病的狗。人类狂犬病病例，特别是麻痹型狂犬病病例，经常被误诊为疟疾或格林 – 巴利综合征（GBS）等其他脑炎疾病，从而可能使人们低估狂犬病对全球的真正危害。

3. 致病性

狂犬病是人兽共患性疾病，主要在野生动物及家畜中传播。人狂犬病主要被患病动物咬伤所致，或与畜密切接触有关。也可能通过不显性皮肤或黏膜而传播，如狗舔肛门，宰狗、切狗肉等引起感染。也有角膜移植引起感染的报告。在大量感染蝙蝠的密集区，其分泌液造成气雾，可引起呼吸道感染。

人被咬伤后，病毒进入伤口，先在该部周围神经背根神经节内，沿着传入感觉神经纤维上行至脊髓后角，然后散布到脊髓和脑的各部位内增殖损害。在发病前数日，病毒从脑内和脊髓沿传出神经进入唾液腺内增殖，不断随唾液排出。潜伏期 1~2 个月，短者 5~10d，长者 1 年至数年。潜伏期的长短取决于咬伤部位与头部距离远近、伤口的大小、深浅、有无衣服阻挡，以及侵入病毒的数量。有人认为病毒在犬群多次传播后毒力增强，可缩短潜伏期。

人发病时，先感不安，头痛，发热，侵入部位有刺痛或出现爬蚁走的异常感染。继而出现神经兴奋性增强，脉速、出汗、流涎、多泪、瞳孔放大，吞咽时咽喉肌肉发生痉挛，见水或其他轻微刺激可引起发作，故又名"恐水病"。最后转入麻痹、昏迷、呼吸及循环衰竭而死亡，病程大约 5~7d。

4. 预防措施

（1）公共卫生措施　捕杀野犬，加强家犬管理或口服兽用减毒活疫苗（与食物混合喂食）。预防家畜及野生动物的狂犬病是防止人狂犬病的根本措施，其任务涉及面广，需要全社会的配合支持与理解。

（2）咬伤处理　人被疑似狂犬咬伤时，立即用 15% 肥皂水冲洗和浸泡伤口，再涂 75% 的酒精或碘酒（只用于重度咬伤），然后用碳酸氢钠冲洗。

（3）特异预防　用人狂犬病免疫球蛋白（20IU/kg）或抗狂犬病马血清（40IU/kg），1/2 在伤口周围浸润注射，其余 1/2 作肌肉注射。同时立即肌内注射入二倍体纤维母细胞狂犬病疫苗 1 次，于第一次注射后 3、7、14、28d 再行注射，共 5 次，可防止发病。我国应用自制的地鼠肾细胞狂犬病苗，已取得良好效果。目前研制成功狂犬病病毒糖蛋白重组痘苗病毒疫苗，狂犬病病毒 G、N 亚平位疫苗等，正在试用中。

（五）SARS 病毒

SARS 病毒一种冠状病毒（Coronaviruses），在 2002 年冬到 2003 年春肆虐全球的严重急性呼吸综合征（severe acute respiratory syndrome，SARS，传染性非典型肺炎）的元凶就是这种冠状病毒（SARS 病毒）。

1. 生物学特性

冠状病毒粒子呈不规则形状，直径约 60～220nm。病毒粒子外包着脂肪膜，膜表面有 3 种糖蛋白：刺突糖蛋白（S，spike protein，是受体结合位点、溶细胞作用和主要抗原位点），小包膜糖蛋白（E，envelope protein，较小，与包膜结合的蛋白），膜糖蛋白（M，membrane protein，负责营养物质的跨膜运输、新生病毒出芽释放与病毒外包膜的形成）。

2. 流行病学

冠状病毒引起的人类疾病主要是呼吸系统感染（包括严重急性呼吸综合征SARS）。该病毒对温度很敏感，在 33℃ 时生长良好，但 35℃ 就使之受到抑制。由于这个特性，冬季和早春是该病毒疾病的流行季节。冠状病毒是成人普通感冒的主要病原之一，儿童感染率较高，主要是上呼吸道感染，一般很少波及下呼吸道。另外，还可引起婴儿和新生儿急性肠胃炎，主要症状是水样大便、发热、呕吐，每天可拉 10 余次，严重者甚至出现血水样便，极少数情况下也引起神经系统综合征。

3. 致病性

病毒的生长多位于上皮细胞内，也可以感染肝脏、肾、心脏和眼睛，在另外的一些细胞类型（例如巨噬细胞）中也能生长。目前人类冠状病毒还没有合适的可作研究用的动物模型（人类疾病的动物模型 animal model of human disease）是指各种医学科学研究中建立的具有人类疾病模拟表现的动物。动物疾病模型主要用于实验生理学、实验病理学和实验治疗学（包括新药筛选研究），因此对冠状病毒的分离工作难度很大，需用人肝脏细胞、气管及鼻黏膜细胞，经器官培养才能分离得到。增殖病毒也要用上述材料，亦很困难。

4. 预防措施

冠状病毒通过呼吸道分泌物排出体外，经口液、喷嚏、接触传染，并通过空气飞沫传播，感染高峰在秋冬和早春。病毒对热敏感，紫外线、来苏水、

0.1%过氧乙酸及1%克辽林等都可在短时间内将病毒杀死。

对其预防有特异性预防，即针对性预防措施（疫苗，疫苗的研制是有可能的，但需要时间较长，解决病毒繁殖问题是其难题）和非特异性预防措施（即预防春季呼吸道传染疾病的措施，如保暖、洗手、通风、勿过度疲劳及勿接触病人，少去人多的公共场所等）。

案例三　病毒污染引发的食品安全事件

1996年3月，英国政府公开承认，在英国出现的疯牛病与致人死亡克雅氏病可能有联系，顿时全球哗然。至今英国已宰杀畜龄在30个月以上的牛约400多万头，其损失高达30亿英镑。经研究证实，疯牛病的蛋白质因子即朊病毒，可以通过食品传染给人，潜伏期长达10~15年，会造成致命性的脑神经变性疾病——变异克雅氏病。近来，英国、法国、阿根廷、沙特、印度等国又相继出现口蹄疫。口蹄疫病毒，是一种侵害33种以上家畜和野生动物的高度传染疾病的病原，它通过空气和患病动物排出的液体传播，可使牲畜跛行，甚至断蹄或口腔出现水泡。对成年人影响不大，婴幼儿感染了口蹄疫，就很容易感染其他疾病，如肝炎、肺炎等。

2012年2月，诺罗病毒（Norovirus）引起的非细菌性感染性胃肠炎正在日本流行，日本厚生劳动省进行了公布，日本各地保健所2011年11月以来确认该病毒引发的食物中毒共有213件、病人9650人。食物中毒的原因大多源自饮食店和外卖餐盒。

第四节
寄生虫、鼠类及昆虫对食品安全性的影响

一、概述

寄生虫是指营寄生生活的动物，其中通过食品感染人体的寄生虫称为食源性寄生虫，主要包括原虫、节肢动物、吸虫、绦虫和线虫，其中后三者统称为蠕虫。寄生虫能通过多种途径污染食品和饮水，经口进入人体，引起人的食源性寄生虫病发生和流行，特别是能在脊椎动物和人之间自然传播和感染的人兽共患寄生虫病对人体健康危害很大。因此防止和控制食源性寄生虫在保证食品安全与卫生方面具有重要的意义。

昆虫是世界上种类和数量最多的动物，其中能够污染食品引起食源性疾病、毁坏食品和造成食品腐败变质的称为食品害虫。食品害虫有数百种，危害严重的仅十多种，有昆虫和螨类两大类：昆虫有六足，其中甲虫身体坚硬，前翅像刀鞘，属鞘翅目；蛾类身体柔软，前后翅有鳞毛，属鳞翅目；螨类有八足，不属于昆虫，属于蜘蛛类，身体柔软且小。

二、寄生虫、鼠类及昆虫污染食品的途径

（1）生熟交叉污染是导致食源性寄生虫病发生的首要原因　生熟交叉污染的原因可能为：

①食品从业人员缺乏食品卫生知识，对洗手和区分生熟食品、食品用工具、用具的目的不了解，操作中混用生熟食品工具、用具和容器，或一人同时从事加工生熟食品。

②食品加工场所狭小而拥挤，食品加工场所布局上无法区分清洁区和非清洁区。原料污染也是重要的污染因素之一。

（2）经济因素及基础设施的影响　经济因素、基础设施差是影响食源性寄生虫病发生的主要原因之一。受经济条件影响，较差的卫生条件和清洗水源不足是主要的影响因素。

（3）原料采购的影响　餐饮食品的原料涉及各类食品。受餐饮加工业规模及利益等因素影响，原料采购很难做到集中定点采购，因此原料的寄生虫污染因素控制成为彻底解决餐饮行业食品安全管理的难题。

（4）宣传教育及人员素质的影响　城市化进程的加快使大量低文化水平人员进入餐饮加工行业，从业者对食品安全知识了解不够、广大消费者缺乏食品安全知识、没有良好的卫生习惯是食源性寄生虫疾病发病率不断上升的原因之一。

（5）昆虫和螨在食品中生长繁殖，可蛀食、剥食、侵食及缀食食品，造成食品数量损失。

（6）鼠类主要通过偷食和接触食品原料、器具等传播疾病。

三、寄生虫、鼠类及昆虫污染对人体的影响

常见的污染食品的寄生虫有绦虫（包括囊尾蚴）、旋毛虫、肝片形吸虫、姜片虫、弓形体、吸虫类和华支睾吸虫、横川后殖吸虫、异形吸虫等，蛔虫等也可以通过食品进入人体。其中囊尾蚴、旋毛虫、肝片形吸虫、弓形体原虫等常寄生于畜禽内，鱼贝类中常见的寄生虫有华支睾吸虫、阔节裂头绦虫、猫后睾吸虫、横川后殖吸虫、异形吸虫、卫氏并殖吸虫、有棘颚口线虫、无饰线虫等，而姜片虫则常寄生于菱、茭白、荸荠等水生植物的表面，蔬菜、瓜果则可以寄生蛔虫，生食鱼片（生鱼干）则易得肝吸虫病。

（一）猪肉绦虫

1. 致病性

成虫只寄生于人的小肠内，在自然情况下，人是唯一的终末宿主。猪囊尾蚴寄生于中间宿主猪、野猪、猫、人的横纹肌及其他各器官组织——脑、眼、舌、喉、心、肝、肺、膈、皮下脂肪和肾等处。人食用了未经煮熟的患有囊尾

蚴病的猪肉，囊尾蚴可在肠壁发育为成虫——绦虫，使人患有绦虫病。人患绦虫病后可以长期排孕卵节片，猪食后又可得囊尾蚴病，造成人畜间相互感染。囊尾蚴远比成虫的危害大。囊尾蚴侵害人皮肤，表现为皮下或黏膜下囊尾蚴结节。囊尾蚴对人体的危害不仅可使人得绦虫病，使人出现贫血、消瘦、腹泻、消化不良等症状，而且可使人感染囊尾蚴病，囊尾蚴寄生在人体肌肉组织中可导致酸痛、僵硬；寄生于脑内可出现神经症状，抽搐、癫痫、瘫痪甚至死亡；压迫眼球可导致视力下降，甚至失明。

2. 预防措施

（1）治疗病人 在普查的基础上及时为患者驱虫治疗。由于本虫寄生在肠道常可导致囊尾蚴病，故必须尽早并彻底驱虫治疗。

（2）管理厕所猪圈 发动群众管好厕所、建圈养猪，控制人畜互相感染。

（3）注意个人卫生 必须大力宣传本病的危害性，根除不良习惯，不吃生肉，饭前便后洗手，以防误食虫卵。烹调务必将肉煮熟。肉中的囊尾蚴于54℃经5min即可被杀死，刀和砧板要生熟分开。

（4）加强肉类检查 搞好肉品的卫生检疫检查，尤其要加强农贸市场上个体商贩出售的肉类检验，在供应市场前，肉类必须经过严格的检疫检查。猪肉在 -12～13℃环境中，经12h，其中囊尾蚴可全部被杀死。

在防治中要加强领导，农、牧、卫生、工商部门密切配合，狠抓综合性措施的落实，切实做到防治见效。

（二）姜片虫

1. 致病性

姜片虫成虫的致病作用，包括机械性损伤及虫体代谢产物引起的变态反应。

姜片虫的吸盘发达、吸附力强，可使被吸附的黏膜坏死、脱落，肠黏膜发生炎症、点状出血、水肿以至形成溃疡或脓肿。病变部位可见中性粒细胞、淋巴细胞和嗜酸性粒细胞浸润，肠黏膜分泌增加，血中嗜酸性粒细胞增多。感染轻度者可无明显症状。寄生虫数较多时常出现腹痛和腹泻，并表现消化不良，排便量多，稀薄而臭，或腹泻与便秘交替出现，甚至发生肠梗阻。在营养不足、又反复中度感染的病例，尤其是儿童，可出现低热、消瘦、贫血、浮肿、腹水以及智力减退和发育障碍等，少数可因衰竭、虚脱而死。

2. 预防措施

（1）加强粪便管理，防止人、猪粪便通过各种途径污染水体。

（2）关键的措施是勿生食未经刷洗及沸水烫过的菱角等水生果品，不喝河塘的生水，勿用被囊蚴污染的青饲料喂猪。

（3）在流行区开展人和猪的姜片虫病普查普治工作。目前最有效的药物是吡喹酮。

（三）蛔虫

1. 致病性

蛔虫是无脊椎动物，线形动物门，线虫纲，蛔目，蛔科。是人体肠道内最大的寄生线虫，成体略带粉红色或微黄色，体表有横纹，雄虫尾部常卷曲。蛔虫的分布呈世界性，尤其在温暖、潮湿和卫生条件差的地区，人群感染较为普遍。蛔虫感染率，农村高于城市；儿童高于成人。目前，我国多数地区农村人群的感染率仍高达60%~90%。

幼虫期致病：可出现发热、咳嗽、哮喘、血痰以及血中嗜酸性粒细胞比例增高等临床症状。

成虫期致病：患者常有食欲不振、恶心、呕吐以及间歇性脐周疼痛等表现；可出现荨麻疹、皮肤瘙痒、血管神经性水肿以及结膜炎等症状；突发性右上腹绞痛，并向右肩、背部及下腹部放射。疼痛呈间歇性加剧，伴有恶心、呕吐等。

2. 预防措施

对蛔虫病的防治，应采取综合性措施。首先加强宣传教育，普及卫生知识，注意饮食卫生和个人卫生，做到饭前、便后洗手，不生食未洗净的蔬菜及瓜果，不饮生水，防止食入蛔虫卵，减少感染机会。其次使用无害化人粪做肥料，防止粪便污染环境是切断蛔虫传播途径的重要措施。再次驱虫治疗既可降低感染率，减少传染源，又可改善儿童的健康状况。驱虫时间宜在感染高峰之后的秋、冬季节，学龄儿童可采用集体服药。

（四）旋毛虫

1. 致病性

旋毛虫寄生于猪、狗、猫以及野猪、鼠等体内的膈肌、舌肌。人食用了未煮熟、带有旋毛虫的病肉后而感染，幼虫在人体内可发育成为成虫，成虫在肠黏膜内寄生并产生大量的新幼虫。幼虫向人体肌肉移行时，可出现恶心、呕吐、腹痛、腹泻、高烧、肌肉疼痛等症状。幼虫进入脑脊髓还可引起头痛、头晕等脑膜炎样症状。

2. 预防措施

加强食品卫生管理与宣传教育，不食生的或未熟的哺乳动物肉及肉制品。猪肉在-15℃冷藏20d，可将包囊杀死。提倡科学养猪，保持猪舍清洁，饲料宜加温至55℃以上，消灭鼠等保存寄主。

（五）弓形虫

1. 致病性

弓形虫寄生在除红细胞外的几乎所有有核细胞中，可引起人畜共患的弓形虫病，尤其在宿主免疫功能低下时，可致严重后果，是一种重要的机会致病原虫。人患本病多见为胎盘感染、胎儿早产、死产、小头病、脑水肿、脑脊髓炎、脑后灰化、运动障碍等，成人发病较少，一般无症状。

2. 预防措施

（1）不要给家中宠物喂食生肉或者未熟透的肉制品，怀孕的妇女避免与猫的粪便接触，应及时做好猫的粪便清洁工作。

（2）避免动物尤其是猫的粪便污染水源，蔬菜等。

（3）要熟食、不生食动物性食物。

（4）厨房里要生、熟食品分离，分别加工。

（5）饭前便后要养成洗手的习惯。

（6）妇女月经期对经血应做好的处理。

（六）华支睾吸虫

1. 致病性

华支睾吸虫病的危害性主要是患者的肝脏受损。病变主要发生于肝脏的次级胆管。成虫在肝胆管内破坏胆管上皮及黏膜下血管，虫体在胆道寄生时的分泌物、代谢产物和机械刺激等因素可引起胆管内膜及胆管周围的超敏反应及炎性反应，出现胆管局限性的扩张及胆管上皮增生。华支睾吸虫病的并发症和合并症很多，有报道多达 21 种，其中较常见的有急性胆囊炎、慢性胆管炎、胆囊炎、胆结石、肝胆管梗阻等。成虫偶尔寄生于胰腺管内，引起胰管炎和胰腺炎。此外，国内外一些文献报道，华支睾吸虫感染可引起胆管上皮细胞增生而致癌变，主要为腺癌。

2. 预防措施

华支睾吸虫病是由于生食或半生食含有囊蚴的淡水鱼、虾所致，预防华支睾吸虫病应抓住经口传染这一环节，防止食入活囊蚴是防治本病的关键。做好宣传教育，使群众了解本病的危害性及其传播途径，自觉不吃生鱼及未煮熟的鱼肉或虾，改进烹调方法和饮食习惯，家养的猫、狗如粪便检查阳性者应给予治疗，不要用未经煮熟的鱼、虾喂猫、狗等动物，以免引起感染。加强粪便管理，不让未经无害化处理的粪便下鱼塘。结合农业生产清理塘泥或用药杀灭螺蛳，对控制本病也有一定的作用。

治疗华支睾吸虫病的药物，目前应用最多的是吡喹酮与阿苯哒唑。

（七）广州管圆线虫

1. 致病性

广州管圆线虫病是在鼠类体内发现并命名的，如今已被列为国家新发传染病。这是一种以病原名称命名的疾病。

它主要寄生于鼠类肺动脉及右心内的线虫，中间宿主包括褐云玛瑙螺、皱疤坚螺、短梨巴蜗牛、中国圆田螺、东风螺等，一只螺中可能潜伏 1600 多条幼虫。广州管圆线虫多存在于陆地螺、淡水虾、蟾蜍、蛙、蛇等动物体内，如果人不经煮熟就吃这些食物，很容易招惹上广州管圆线虫。以前这种病主要分布在南方，近年"南病北移"现象很明显。广州管圆线虫幼虫可进入人脑等器官，使人发生急剧的头痛，其至不能受到任何振动，走路、坐下、翻身时头痛都会加剧，伴有恶心呕吐、颈项强直、活动受限、抽搐等症状，重者可导致瘫痪、死亡。诊断治疗及时的情况下，绝大多数病人预后良好。极个别感染虫体数量多者，病情严重可致死亡，或留有后遗症。

　　2. 预防措施

　　广州管圆线虫病的预防，主要是不吃生或未熟的螺类或鱼类，不吃生菜、不喝生水；还应防止在加工螺类的过程中受感染。

　　另外老鼠身上寄生的节支动物（如跳蚤，螨虫）在叮咬人体吸血时，将病原体传染给人，比如鼠疫和鼠型斑疹伤寒通过老鼠身上的跳蚤来叮咬人而传播，老鼠体内带有的病原体，通过鼠的活动或粪便来污染食物和水源，人类时有发病，如鼠伤寒沙门氏菌；老鼠直接咬人将病原体传给人，引起感染，如流行性出血热。苍蝇、蟑螂和螨可携带病原体，通过食品传播疾病，严重危害人体健康。

思 考 题

1. 细菌发生中毒的原因有哪些？
2. 细菌性食物中毒的类型是什么？
3. 细菌污染食品的途径？
4. 引起食物中毒的细菌种类？
5. 霉菌污染食品的条件？
6. 霉菌的控制措施有哪些？
7. 黄曲霉毒素对人体的危害？
8. 食源性病毒与食源性细菌的主要区别？
9. 病毒污染食品的特点？
10. 病毒污染食品的途径？
11. 几种常见的病毒对人体的影响？
12. 寄生虫、鼠类及昆虫污染食品的途径？

实训一　食品中细菌超标的测定

一、原理

　　菌落总数是指食品经过处理，在一定条件下培养后，所得1g或1mL检样中所含细菌菌落总数。菌落总数主要作为判别食品被污染程度的标志，也可以应用这一方法观察细菌在食品中繁殖的动态，以便对被检样品进行卫生学评价时提供依据。

菌落总数并不表示样品中实际存在的所有细菌总数，菌落总数并不能区分其中细菌的种类，所以有时被称为杂菌数，需氧菌数等。

二、材料、试剂与培养基

1. 材料

食品检样。

2. 培养基与试剂

营养琼脂培养基，无菌生理盐水。

3. 其他

无菌培养皿、无菌移液管、无菌不锈钢勺。

三、实验步骤

1. 取样、稀释和培养

（1）以无菌操作取检样25g（或mL），放于225mL灭菌生理盐水的灭菌玻璃瓶内（瓶内预置适量的玻璃珠）或灭菌乳钵内，经充分振摇或研磨制成1:10的均匀稀释液。固体检样在加入稀释液后，最好置灭菌均质器中以 8000 ~ 10000r/min 的速度处理1min，制成1:10的均匀稀释液。

（2）用1mL灭菌吸管吸取1:10稀释液1mL，沿管壁徐徐注入含有9mL灭菌生理盐水的试管内，振摇试管混合均匀，制成1:100的稀释液。

（3）另取1mL灭菌吸管，按上项操作顺序，制10倍递增稀释液，如此每递增稀释一次即换用 1 支 10mL 吸管。

（4）根据标准要求或对污染情况的估计，选择2~3个适宜稀释度，分别在制作10倍递增稀释的同时，以吸取该稀释度的吸管移取1mL稀释液于灭菌平皿中，每个稀释度做两个平皿。

（5）稀释液移入平皿后，将凉至46℃营养琼脂培养基注入平皿约15mL，并转动平皿，混合均匀。同时将营养琼脂培养基倾入加有1mL稀释液（不含样品）的灭菌平皿内作空白对照。

（6）待琼脂凝固后，翻转平板，置（36±1）℃温箱内培养（48±2）h，取出计算平板内菌落数目，乘以稀释倍数，即得每克（每毫升）样品所含菌落总数。

2. 菌落计数方法

作平皿菌落计数时，可用肉眼观察，必要时用放大镜检查，以防遗漏。在记下各平皿的菌落总数后，求出同稀释度的各平皿平均菌落数。到达规定培养时间，应立即计数。如果不能立即计数，应将平板放置于0~4℃，但不要超过24h。

3. 菌落计数报告方法

（1）平皿菌落数的选择　选取菌落数在30~300的平皿作为菌落总数测定

标准。每一个稀释度应采用两个平皿平均数，其中一个平皿有较大片状菌落生长时，则不宜采用，而应以无片状菌落生长的平皿作为该稀释度的菌落数，若片状菌落不到平皿的一半，而其余一半中菌落分布又很均匀，则可以计算半个平皿后乘以2以代表全皿菌落数。

（2）稀释度的选择

①应选取平均菌落数在30～300的稀释度报告。

②若有2个稀释度均在30～300时，应以二者比值决定，比值≤2取平均数，比值＞2则其较小数字。

③若所有稀释度均＞300，则取最高稀释度的平均菌落数乘以稀释倍数报告之。

④若所有稀释度均＜30，则以最低稀释度的平均菌落数乘稀释倍数报告之。

⑤若所有稀释度均无菌落生长，则应按＜1乘以最低稀释倍数报告之。

⑥若所有稀释度均不在30～300，有的＞300，有的又＜30，则应以最接近300或30的平均菌落数乘以稀释倍数报告之。

（3）菌落计数报告方法　菌落数在1～100时，按实有数字报告，如大于100时，则报告前面两位有效数字，第三位数按四舍五入计算，为了缩短数字后面的零数，也可以10的指数表示。

四、结果

1. 将实验测出的样品数据以报表方式报告结果。

2. 对样品菌落总数作出是否符合卫生要求的结论。

五、思考

1. 食品检验为什么要测定细菌菌落总数？

2. 实验操作如何使数据可靠？

3. 食品中检出的菌落总数是否代表该食品上的所有细菌数？为什么？

4. 为什么营养琼脂培养基在使用前要保持在（46±1）℃的温度？

实训二　食品中霉菌和酵母的测定（GB 4789.15—2010）

一、范围

本标准规定了食品中霉菌和酵母菌的计数方法。

本标准适用于各类食品中霉菌和酵母菌的计数。

二、仪器与设备

除微生物实验室常规灭菌机培养设备外，其他仪器与设备如下。

冰箱：2～5℃；

恒温培养箱：（28±1）℃；

均质器；

恒温振荡器；

显微镜：10～100倍；

电子天平：感量0.1g；

无菌锥形瓶：容量500和250mL；

无菌广口瓶：500mL；

无菌吸管：1mL（具0.01mL刻度）、10mL（具0.1mL刻度）；

无菌平皿：直径90mm；

无菌试管：10mm×75mm；

无菌牛皮纸袋、塑料袋。

三、培养基

1. 马铃薯－葡萄糖－琼脂培养基

（1）成分　　马铃薯（去皮切块）　　　　　300g

　　　　　　　葡萄糖　　　　　　　　　　　20.0g

　　　　　　　琼脂　　　　　　　　　　　　20.0g

　　　　　　　氯霉素　　　　　　　　　　　0.1g

　　　　　　　蒸馏水　　　　　　　　　　　1000mL

（2）做法　将马铃薯去皮切块，加1000mL蒸馏水，煮沸10～20min。用纱布过滤，补加蒸馏水至1000mL。加入葡萄糖和琼脂，加热溶化，分装后，121℃灭菌20min。倾注平板前，用少量乙醇溶解氯霉素加入培养基中。

2. 孟加拉红培养基

（1）成分　　蛋白胨　　　　　　　　　　　5.0g

　　　　　　　葡萄糖　　　　　　　　　　　10.0g

　　　　　　　磷酸二氢钾　　　　　　　　　1.0g

　　　　　　　硫酸镁　　　　　　　　　　　0.5g

　　　　　　　琼脂　　　　　　　　　　　　20.0g

　　　　　　　孟加拉红　　　　　　　　　　0.033g

　　　　　　　氯霉素　　　　　　　　　　　0.1g

　　　　　　　蒸馏水　　　　　　　　　　　1000mL

（2）制法　上述各成分加入蒸馏水中，加热溶化，补足蒸馏水至100mL，分装后，121℃灭菌20min。倾注平板前，用少量乙醇溶解氯霉素加入培养基中。

四、检验程序

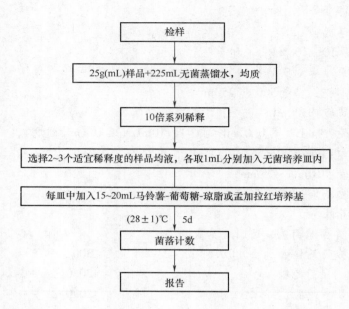

五、操作步骤

1. 样品稀释

（1）固体和半固体样品 称取25g样品至盛有225mL灭菌蒸馏水的锥形瓶中，充分振摇，即为1:10稀释液。或放入盛有225mL无菌蒸馏水的均质袋中，用拍击式均质器拍打2min，制成1:10的样品均液。

（2）液体样品 以无菌吸管吸取25mL样品至盛有225mL无菌蒸馏水的锥形瓶（可在瓶内预置适量无菌玻璃珠）中，充分混匀，制成1:10的样品均液。

（3）取1mL 1:10稀释液注入含有9mL无菌水的试管中，另换一支1mL无菌吸管反复吹吸，此液为1:100稀释液。

（4）按（3）操作程序，制备10倍系列稀释样品均液。每递增稀释1次，换用1次1mL无菌吸管。

（5）根据对样品污染状况的估计，选择2~3个适宜稀释度的样品均液（液体样品可包括原液），在进行10倍递增稀释的同时，每个稀释度分别吸取1mL样品均液于2个无菌平皿内。同时分别取1mL样品稀释液加入2个无菌平皿作空白对照。

（6）及时将15~20mL冷却至46℃的马铃薯－葡萄糖－琼脂或孟加拉红培养基［可放置于（46±1）℃恒温水浴箱中保温］倾注平皿，并转动平皿使其混合均匀。

2. 培养

待琼脂凝固后，将平板倒置，于（28±1）℃培养5d，观察并记录。

3. 菌落计数

肉眼观察，必要时可用放大镜，记录各稀释倍数和相应的霉菌和酵母。以菌落形成单位（CFU）表示。

选取菌落数在 10～150CFU 的平板，根据菌落形态分别计数霉菌和酵母数。霉菌蔓延生长覆盖整个平板的可记录为多不可计。菌落数应采用两个平板的平均数。

六、结果与报告

1. 计算两个平板菌落数的平均值，再将平均值乘以相应稀释倍数计算。

（1）若所有平板上菌落数均大于 150CFU，则对稀释度最高的平板进行计数，其他平板可记录为多不可计，结果按平均菌落数乘以最高稀释倍数计算。

（2）若所有平板上菌落数均小于 10CFU，则应按稀释度最低的平均菌落数乘以稀释倍数计算。

（3）若所有稀释度平板均无菌落生长，则以小于 1 乘以最低稀释倍数计算，如为原液，则以小于 1 计算。

2. 报告

（1）菌落数在 100 以内时，按四舍五入原则修约，采用两位有效数字报告。

（2）菌落数大于或等于 100 时，前 3 位数字采用四舍五入原则修约后，取前 2 位数字，后面用 0 代替位数来表示结果；也可用 10 的指数形式来表示，此时也按四舍五入原则修约，采用两位有效数字。

（3）称质量取样以 CFU/g 为单位报告，体积取样以 CFU/mL 为单位报告，报告或分别报告霉菌和酵母菌数。

第三章
化学性危害因素对食品安全的影响

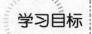
学习目标

1. 熟悉添加剂滥用对食品安全的危害，明确滥用食品添加剂的各种方式。
2. 熟悉农药滥用对食品安全的危害，掌握控制食品中农药残留的措施。
3. 熟悉兽药滥用对食品安全的危害，掌握控制食品中兽药残留的措施。
4. 熟悉环境污染物给食品安全带来的隐患和食品中环境污染物的检测方法。
5. 熟悉食品中天然有害物质的分类及来源，掌握食品中天然有害物质的控制方法。

能力目标

1. 掌握常用食品添加剂的检测。
2. 掌握常见违禁农药的检测。
3. 掌握违禁兽药的检测。

第一节
食品添加剂

一、食品添加剂的定义和分类

按照《GB 2760—2011 食品安全国家标准 食品添加剂使用标准》规定，食品添加剂是指为改善食品品质和色、香、味以及为防腐和加工工艺的需要而加入食品中的化学合成或天然物质。营养强化剂、食品用香料、胶基糖果中基础剂物质、食品工业用加工助剂也包括在内。

营养强化剂是指为增强营养成分而加入食品中的天然或者人工合成物质，属于天然营养素范围的食品添加剂。在食品加工和原料处理过程中，为使之能够顺利进行，还有可能应用某些辅助物质。这些物质本身与食品无关，如助滤、澄清、润滑、脱膜、脱色、脱皮、提取溶剂和发酵用营养剂等，它们一般应在食品成品中除去而不应成为最终食品的成分，或仅有残留。对于这类物质统称之为食品加工助剂。

目前我国食品添加剂有 23 个类别，2000 多个品种，包括酸度调节剂、拮抗结剂、消泡剂、抗氧化剂、漂白剂、膨松剂、着色剂、护色剂、酶制剂、增味剂、营养强化剂、防腐剂、甜味剂、增稠剂、香料等。

二、食品添加剂的毒性和危害

人类对食品添加剂的使用已有上百年的历史。随着毒理学研究的发展以及化学分析手段的进步，人们开始发现一些食品添加剂可能对人体产生直接或间接危害，有的甚至能够引起慢性中毒或致癌。主要危害包括以下几方面内容。

1. 某些食品添加剂本身及其代谢产物具有一定的毒性

如一些合成色素，大多都曾被用作纺织业的燃料，本身就有毒性。一些用于食品的合成色素本身及其代谢产物对人体的毒害表现为致泄和致癌。事实表明，从事胺苯燃料制造的工人膀胱癌发病率和死亡率相当高。另外发现，日落黄能够损害动物的肾脏及肾上腺。

2. 食品添加剂中含有一定量的有毒、有害杂质

在食品添加剂的生产过程中，往往会存在一些有毒副产物或中间体，能够对人体造成不同程度的危害。如柠檬黄中存在联苯胺等杂质，具有致癌性；合成日落黄时，残留物能生成苏丹红Ⅰ；焦糖色含有少量的苯并芘，具有致癌性。

3. 滥用食品添加剂的危害严重

滥用食品添加剂表现为：一是使用国家不允许使用的品种。如辣椒粉中添加苏丹红进行染色，面粉中添加吊白块进行漂白等。二是不按国家规定的使用范围和使用量。如在馒头中使用香精、色素；食品中超量使用防腐剂等行为。三是为了掩盖劣质原料而使用食品添加剂。如在变质的肉制品中使用色素香精以掩盖异味。四是使用非食品级的添加剂。如在谷物制品中添加工业用的碳酸氢钠作为膨松剂，造成重金属严重超标。

三、易被滥用的食品添加剂及非法添加物

为配合打击违法添加非食用物质和易滥用食品添加剂的专项整治工作，我国于 2008 年年底组成打击违法添加非食用物质和易滥用食品添加剂专项整治专家委员会，从 2008 年年底至今，根据既往发现的违法添加非食用物质和滥用食品添加剂，并在充分征求各相关部门意见的基础上，由专家委员会进行认真研究，我国先后发布了五批食品中可能违法添加的非食用物质和易滥用的食品添加剂品种名单，见表 3 - 1 和表 3 - 2。

表 3 - 1　　　　　　　　　食品中可能违法添加的非食用物质名单

序号	名称	可能添加的食品品种	检测方法
1	吊白块	腐竹、粉丝、面粉、竹笋	《GB/T 21126—2007 小麦粉与大米粉及其制品中甲醛次硫酸氢钠含量的测定》；卫生部《关于印发面粉、油脂中过氧化苯甲酰测定等检验方法的通知》（卫监发〔2001〕159 号）附件 2 食品中甲醛次硫酸氢钠的测定方法
2	苏丹红	辣椒粉、含辣椒类的食品（辣椒酱、辣味调味品）	《GB/T 19681—2005 食品中苏丹红染料的检测方法　高效液相色谱法》
3	王金黄、块黄	腐皮	
4	蛋白精、三聚氰胺	乳与乳制品	《GB/T 22388—2008 原料乳与乳制品中三聚氰胺检测方法》《GB/T 22400—2008 原料乳三聚氰胺快速检测　液相色谱法》
5	硼酸与硼砂	腐竹、肉丸、凉粉、凉皮、面条、饺子皮	无
6	硫氰酸钠	乳与乳制品	无
7	玫瑰红 B	调味品	无
8	美术绿	茶叶	无
9	碱性嫩黄	豆制品	
10	工业用甲醛	海参、鱿鱼等干水产品、血豆腐	《SC/T 3025—2006 水产品中甲醛的测定》
11	工业用火碱	海参、鱿鱼等干水产品、生鲜乳	无
12	一氧化碳	金枪鱼、三文鱼	无
13	硫化钠	味精	无
14	工业硫磺	白砂糖、辣椒、蜜饯、银耳、龙眼、胡萝卜、姜等	无
15	工业染料	小米、玉米粉、熟肉制品等	无
16	罂粟壳	火锅底料及小吃类	参照上海市食品药品检验所自建方法
17	革皮水解物	乳与乳制品含乳饮料	乳与乳制品中动物水解蛋白鉴定 - L（-）- 羟脯氨酸含量测定（检测方法由中国检验检疫科学院食品安全所提供。该方法仅适应于生鲜乳、纯牛奶、奶粉）
18	溴酸钾	小麦粉	《GB/T 20188—2006 小麦粉中溴酸盐的测定 离子色谱法》
19	β - 内酰胺酶（金玉兰酶制剂）	乳与乳制品	液相色谱法（检测方法由中国检验检疫科学院食品安全所提供）
20	富马酸二甲酯	糕点	气相色谱法（检测方法由中国疾病预防控制中心营养与食品安全所提供）

续表

序号	名称	可能添加的食品品种	检测方法
21	废弃食用油脂	食用油脂	无
22	工业用矿物油	陈化大米	无
23	工业明胶	冰淇淋、肉皮冻等	无
24	工业酒精	勾兑假酒	无
25	敌敌畏	火腿、鱼干、咸鱼等制品	《GB/T 5009.20—2003 食品中有机磷农药残留量的测定》
26	毛发水	酱油等	无
27	工业用乙酸	勾兑食醋	《GB/T 5009.41—2003 食醋卫生标准的分析方法》
28	肾上腺素受体激动剂类药物（盐酸克伦特罗、莱克多巴胺等）	猪肉、牛羊肉及肝脏等	《GB/T 22286—2008 动物源性食品中多种β-受体激动剂残留量的测定　液相色谱串联质谱法》
29	硝基呋喃类药物	猪肉、禽肉、动物性水产品	《GB/T 21311—2007 动物源性食品中硝基呋喃类药物代谢物残留量检测方法　高效液相色谱-串联质谱法》
30	玉米赤霉醇	牛羊肉及肝脏、牛奶	《GB/T 21982—2008 动物源食品中玉米赤霉醇、β-玉米赤霉醇、α-玉米赤霉烯醇、β-玉米赤霉烯醇、玉米赤霉酮和赤霉烯酮残留量检测方法　液相色谱-质谱/质谱法》
31	抗生素残渣	猪肉	无，需要研制动物性食品中测定万古霉素的液相色谱-串联质谱法
32	镇静剂	猪肉	参考《GB/T 20763—2006 猪肾和肌肉组织中乙酰丙嗪、氯丙嗪、氟哌啶醇、丙酰二甲氨基丙吩噻嗪、甲苯噻嗪、阿扎哌垄阿扎哌醇、咔唑心安残留量的测定　液相色谱-串联质谱法》无，需要研制动物性食品中测定安定的液相色谱-串联质谱法
33	荧光增白物质	双孢蘑菇、金针菇、白灵菇、面粉	蘑菇样品可通过照射进行定性检测面粉样品无检测方法
34	工业氯化镁	木耳	无
35	磷化铝	木耳	无
36	馅料原料漂白剂	焙烤食品	无，需要研制馅料原料中二氧化硫脲的测定方法
37	酸性橙Ⅱ	黄鱼、鲍汁、腌卤肉制品、红壳瓜子、辣椒面和豆瓣酱	无，需要研制食品中酸性橙Ⅱ的测定方法。参照江苏省疾控创建的鲍汁中酸性橙Ⅱ的高效液相色谱-串联质谱法（说明：水洗方法可作为补充，如果脱色，可怀疑是违法添加了色素）

续表

序号	名称	可能添加的食品品种	检测方法
38	氯霉素	生食水产品、肉制品、猪肠衣、蜂蜜	《GB/T 22338—2008 动物源性食品中氯霉素类药物残留量测定》
39	喹诺酮类	麻辣烫类食品	无，需要研制麻辣烫类食品中喹诺酮类抗生素的测定方法
40	水玻璃	面制品	无
41	孔雀石绿	鱼类	《GB/T 20361—2006 水产品中孔雀石绿和结晶紫残留量的测定　高效液相色谱荧光检测法》（建议研制水产品中孔雀石绿和结晶紫残留量测定的液相色谱-串联质谱法）
42	乌洛托品	腐竹、米线等	无，需要研制食品中六亚甲基四胺的测定方法
43	五氯酚钠	河蟹	《SC/T 3030—2006 水产品中五氯苯酚及其钠盐残留量的测定　气相色谱法》
44	喹乙醇	水产养殖饲料	水产品中喹乙醇代谢物残留量的测定 高效液相色谱法（农业部 1077 号公告-5-2008）；《SC/T 3019—2004 水产品中喹乙醇残留量的测定 液相色谱法》
45	碱性黄	大黄鱼	无
46	磺胺二甲嘧啶	叉烧肉类	《GB/T 20759—2006 畜禽肉中十六种磺胺类药物残留量的测定 液相色谱-串联质谱法》
47	敌百虫	腌制食品	《GB/T 5009.20—2003 食品中有机磷农药残留量的测定》

表 3-2　　　　　　　　　食品中可能滥用的食品添加剂品种名单

序号	食品品种	可能易滥用的添加剂品种	检测方法
1	渍菜（泡菜等）、葡萄酒	着色剂（胭脂红、柠檬黄、诱惑红、日落黄）等	《GB/T 5009.35—2003 食品中合成着色剂的测定》《GB/T 5009.141—2003　食品中诱惑红的测定》
2	水果冻、蛋白冻类	着色剂、防腐剂、酸度调节剂（己二酸等）	
3	腌菜	着色剂、防腐剂、甜味剂（糖精钠、甜蜜素等）	
4	面点、月饼	乳化剂（蔗糖脂肪酸酯等、乙酰化单甘脂肪酸酯等）、防腐剂、着色剂、甜味剂	

续表

序号	食品品种	可能易滥用的添加剂品种	检测方法
5	面条、饺子皮	面粉处理剂	
6	糕点	膨松剂（硫酸铝钾、硫酸铝铵等）、水分保持剂磷酸盐类（磷酸钙、焦磷酸二氢二钠等）、增稠剂（黄原胶、黄蜀葵胶等）、甜味剂（糖精钠、甜蜜素等）	《GB/T 5009.182—2003 面制食品中铝的测定》
7	馒头	漂白剂（硫黄）	
8	油条	膨松剂（硫酸铝钾、硫酸铝铵）	
9	肉制品和卤制熟食、腌肉料和嫩肉粉类产品	护色剂（硝酸盐、亚硝酸盐）	《GB/T 5009.33—2010 食品中亚硝酸盐与硝酸盐的测定》
10	小麦粉	二氧化钛、硫酸铝钾	
11	小麦粉	滑石粉	《GB 21913—2008 食品中滑石粉的测定》
12	臭豆腐	硫酸亚铁	
13	乳制品（除干酪外）	山梨酸	《GB/T 21703—2010 食品安全国家标准乳与乳制品中苯甲酸和山梨酸的测定方法》
14	乳制品（除干酪外）	纳他霉素	参照《GB/T 21915—2008 食品中纳他霉素的测定方法》
15	蔬菜干制品	硫酸铜	无
16	"酒类"（配制酒除外）	甜蜜素	
17	"酒类"	安赛蜜	
18	面制品和膨化食品	硫酸铝钾、硫酸铝铵	
19	鲜瘦肉	胭脂红	《GB/T 5009.35—2003 食品中合成着色剂的测定》
20	大黄鱼、小黄鱼	柠檬黄	《GB/T 5009.35—2003 食品中合成着色剂的测定》
21	陈粮、米粉等	焦亚硫酸钠	《GB/T 5009.34—2003 食品中亚硫酸盐的测定》
22	烤鱼片、冷冻虾、烤虾、鱼干、鱿鱼丝、蟹肉、鱼糜等	亚硫酸钠	《GB/T 5009.34—2003 食品中亚硫酸盐的测定》

四、食品添加剂的管理和使用

我国从 20 世纪 50 年代开始对食品添加剂实行管理，60 年代后加强了对食品添加剂的生产管理和质量监督。据统计，2001 年我国公布批准的食品添加剂有 1618 种，2004 年有 1700 种（其中食用香料 1067 种），截至 2008 年 6 月，批准使用的食品添加剂已超过了 2000 种。食品添加剂的使用必须符合国家标准规定的品种、使用范围和使用限量。

食品添加剂的使用应符合以下基本要求：①不应对人体产生任何健康危害；②不应掩盖食品的腐败变质；③不应掩盖食品本身或加工过程中的质量缺陷或以掺杂、掺假、伪造为目的而使用食品添加剂；④不应降低食品本身的营养价值；⑤在达到预期目的的前提下尽可能降低在食品中的使用量。

案例一　亚硝酸盐中毒事件

2011 年 4 月 21 日，1 岁 7 个月的女童铭铭吃了家长从无照鸡肉店购买的炸鸡块后，不幸中毒身亡。经检验，鸡块中亚硝酸盐超出国家标准 150 倍。无照鸡肉店老板受审，法院当庭以生产、销售不符合安全标准的食品罪判处其有期徒刑 8 年，罚金 1 万元，并赔偿铭铭的父母 29 万余元。

亚硝酸盐是食品添加剂的一种，起着色、防腐作用，广泛用于熟肉类、灌肠类和罐头等动物性食品。大剂量的亚硝酸盐能够引起高铁血红蛋白症，导致组织缺氧，还可使血管扩张血压降低。人体摄入 0.2～0.5 g 即可引起中毒，3g 可致死。

案例二　"人造蜂蜜"事件

2006 年 7 月，《每周质量报告》曝光了湖北武汉等地的"人造蜂蜜"事件，5 家蜂蜜生产厂家的 7 品牌蜂蜜产品，这些蜂蜜不但价格与白糖相差无几，有的甚至伪造产品质量检验报告，进入各大超市"特价"销售。据报道，现在蜂蜜造假的手段五花八门，有的是用白糖加水加硫酸进行熬制；有的直接用饴糖、糖浆来冒充蜂蜜；有的利用粮食作物加工成糖浆（也称果葡糖浆）充当蜂蜜。造假分子还在假蜂蜜中加入了增稠剂、甜味剂、防腐剂、香精和色素等化学物质，假蜂蜜几乎没有营养价值可言，而且糖尿病、龋齿、心血管病患者喝了还可能加重病情。

▌第二节
农药残留及其危害

一、农药和农药残留的概述

农药、化肥等人工合成物质是现代文明的产物，由于它们的开发使用带来了世界农业的持续稳定发展。我国是一个农业大国，人口众多，农业的增产丰收关系到人民的切身利益、国家的经济发展和社会的稳定进步。而农业生产中的病、虫、草、鼠等的有效防治是保证农业增产丰收的重要环节。几十年来，正是由于农药对病虫害的有效控制，才使农产品保持高产稳产，才使中国在有限的耕地面积上生产出保障人口快速增长所需要的农产品。因此，尽管农药的使用会存在一些不利的方面，但目前我国推广倡导的无公害农产品、绿色食品的发展仍离不开农药的使用。

根据《农药管理条例》，目前我国所称的农药主要是指用于预防、消灭或者控制危害农业、林业的病、虫、草和其他有害生物以及有目的地调节植物、昆虫生长的化学合成或者来源于生物、其他天然物质的一种物质或者几种物质的混合物及其制剂。

根据人们的目的及农药的各种特性，可从多条途径对农药进行分类。

1. 按主要用途分类

包括杀虫剂、杀螨剂、杀鼠剂、杀软体动物剂、杀菌剂、杀线虫剂、除草剂、植物生长调节剂等。

2. 按来源分类

可分为矿物源农药、生物源农药和化学合成农药三大类。

3. 按化学结构分类

可分为无机化学农药和有机化学农药。有机合成农药的化学结构类型多达数十种，主要有：有机磷（膦）、氨基甲酸酯、拟除虫菊酯、有机氮、有机硫、酰胺类、脲类、醚类、酚类、苯氧羧酸类、三氮苯类、二氮苯类、苯甲酸类、脒类、三唑类、杂环类、香豆素类、有机金属化合物等。

二、农药残留的危害

农药残留（pesticide residues），是农药使用后一段时期内没有被分解而残留于生物体、收获物、土壤、水体、大气中的微量农药原体、有毒代谢物、降解物和杂质的总称。

目前我国蔬菜中主要有三类农药残留：一是有机磷农药。作为神经毒物，会引起神经功能紊乱、震颤、精神错乱、语言失常等症状。二是拟除虫菊酯类农药。毒性一般较大，有蓄积性，中毒表现症状为神经系统症状和皮肤刺激症状。三是六六六、滴滴涕等有机氯农药。有机氯农药随食物等途径进入人体后，主要蓄积于脂肪组织中，其次为肝、肾、脾、脑中，血液中最低。有机氯农药还发现于人乳中。母体中的有机氯农药不仅可以从乳汁中排出，而且可以通过胎盘进入胎儿体内，引起下一代发生病变。

农药对人体的危害主要表现为三种形式：急性中毒、慢性危害和"三致"危害。

1. 急性中毒

据世界卫生组织和联合国环境署报告，全世界每年有 400 多万人农药中毒，其中 30 万人死亡。在发展中国家情况更为严重。我国每年农药中毒事故达近百万人次，死亡约 10 万多人。

2. 慢性危害

农药在人体内不断积累，短时间内虽不会引起人体出现明显急性中毒症状，但可产生慢性危害，如：破坏神经系统的正常功能，干扰人体内激素的平衡，影响男性生育力，免疫缺陷症。农药慢性危害降低人体免疫力，从而影响人体健康，致使其他疾病的患病率及死亡率上升。

3. 致癌、致畸、致突变

国际癌症研究机构根据动物实验确证，广泛使用的农药具有明显的致癌性。据估计，美国与农药有关的癌症患者数约占全国癌症患者总数的 50%，中国更高。

三、食品中农药残留的控制措施

食品中农药残留对人体健康的危害是不容忽视的。为了确保食品安全，必须采取正确对策和综合防治措施，防止食品中农药的残留。

1. 加强农药管理，健全和完善农药使用、监督管理的法规标准，减少管理漏洞

为了实施农药管理的法制化和规范化，加强农药生产和经营管理，许多国家设有专门的农药管理机构，并有严格的登记制度和相关法规。我国于 1997 年颁布了《农药管理条例》，规定农药的登记和监督管理工作主要归属农业行政主管部门，并实行农药登记制度、农药生产许可证制度、产品检验合格证制度和农药经营许可证制度，未经登记的农药不准用于生产、进口、销售和使用。《GB 15670—1995 农药登记毒理学试验方法》和《GB 15193.1—2003 食品安全性毒理学评价程序》规定了农药和食品中农药残留的毒理学试验方法。

2. 禁止和限制高毒性，高残留农药的使用范围

农业生产必须严格按照《农药安全使用标准》施药。在短期作物中禁止使用高毒高残留农药。减少农药使用量，对病虫害进行综合防治。有致癌性的农药应禁止使用。残留期长，有蓄积作用的农药，只能用于作物种子的处理。残留期长而无蓄积作用的农药，可用于果树。急性毒性大，分解快，无不良气味的农药可用于蔬菜、水果、茶叶等作物。

3. 合理安全使用农药，研究制定施药与作物收获的安全间隔期

对每一种农药，要根据其特性，研究确定其残留量和半衰期，并规定最后一次施药至收获前的间隔期，减少或避免农药残留，以保证食品的安全性。《GB 4285—1989 农药安全使用标准》和《GB/T 8321.1～8321.6—2000 农药合

理使用准则》规定了常用农药所适用的作物、防治对象、施药时间、最高使用剂量、稀释倍数、施药方法、最多使用次数和安全间隔期（safety interval，即最后一次使用后距农产品收获天数）、最大残留量等，以保证农产品中农药残留量不超过食品卫生标准中规定的最大残留限量标准。

4. 建立和完善农药在食品中的残留量标准

根据每一种农药的蓄积作用、稳定性、对动物的致死量、安全范围等特性，制定在食品中的残留量标准，为安全食品的生产提供参考。FAO/WHO 及世界各国对食品中农药残留量都有相应规定，并进行广泛监督。中国政府也非常重视食品中农药残留，制定了食品中农药残留限量标准和相应的残留限量检测方法，确定了部分农药的 ADI 值，并对食品中农药进行监测。

5. 采用科学合理的加工食用方法，消除食品中农药的残留

农产品中的农药，主要残留在粮食糠麸、蔬菜表面和水果表皮，可用机械的或热处理的方法予以消除或减少，尤其是化学性质不稳定、易溶于水的农药，在食品的洗涤、浸泡、去壳、去皮、加热等处理过程中均可大幅度消减。食品在食用前要去皮，充分洗涤，烹饪和加热处理。

6. 研究开发高效，无毒，无残留、无污染的无公害农药

积极研制和推广使用低毒、低残留、高效的农药新品种，尤其是开发和利用生物农药，逐步取代高毒、高残留的化学农药。在农业生产中，应用病虫害综合防治措施，大力提倡生物防治。进一步加强环境中农药残留检测工作，健全农田环境监控体系，防止农药经环境或食物链污染食品和饮水。

案例三　海南"毒豇豆"事件

2010 年 1 月，武汉市农业局在抽检中发现来自海南省英洲镇和崖城镇的 5 个豇豆样品水胺硫磷农药残留超标。武汉市依照有关法律法规立即对不合格豇豆予以销毁，并根据湖北省农产品市场准入的规定，决定从 2 月 7 日起停止销售来自海南省的豇豆 3 个月。此后，上海、广东、重庆、江西等地也有类似情况反映。

甲胺磷是一种毒性很高的有机磷杀虫剂。短期内接触（口服、吸入、皮肤、黏膜）大量有机磷农药后能够引起急性中毒，长期少量接触可致全血胆碱酯酶活性持续而明显地下降并出现神经衰弱综合征及多汗、肌束震颤等症状，引起慢性中毒。

第三节
兽药残留及其危害

一、兽药和兽药残留的概述

兽药是指用于预防、治疗、诊断动物疾病或者有目的地调节动物生理机能的物质（含药物饲料添加剂），主要包括：血清制品、疫苗、诊断制品、微生态

制品、中药材、中成药、化学药品、抗生素、生化药品、放射性药品及外用杀虫剂、消毒剂等。在我国，鱼药、蜂药、蚕药也列入兽药管理。

兽药残留是指动物产品的任何可食部分所含兽药的母体化合物及（或）其代谢物，以及与兽药有关的杂质。所以，兽药残留既包括原药，也包括药物在动物体内的代谢产物和兽药生产中所伴生的杂质。

目前产生兽药残留的主要兽药有以下几类。

1. 抗生素类

大量频繁地使用抗生素，可使动物机体中的耐药致病菌很容易感染人类；而且抗生素药物残留可使人体中细菌产生耐药性，扰乱人体微生态而产生各种毒副作用。目前，在畜产品中容易造成残留量超标的抗生素主要有氯霉素、四环素、土霉素、金霉素等。

2. 磺胺类

磺胺类药物主要通过输液、口服、创伤外用等用药方式或作为饲料添加剂而残留在动物源食品中。在近 15～20 年，动物源食品中磺胺类药物残留量超标现象十分严重，多在猪、禽、牛等动物中发生。

3. 激素和 β - 兴奋剂类

在养殖业中常见使用的激素和 β - 兴奋剂类主要有性激素类、皮质激素类和盐酸克伦特罗等。目前，许多研究已经表明盐酸克伦特罗、己烯雌酚等激素类药物在动物源食品中的残留超标可极大危害人类健康。其中，盐酸克伦特罗（瘦肉精）很容易在动物源食品中造成残留，健康人摄入盐酸克伦特罗超过 20μg 就有药效，5～10 倍的摄入量则会导致中毒。

4. 其他兽药

呋喃唑酮和硝呋烯腙常用于猪或鸡的饲料中来预防疾病，它们在动物源食品中应为零残留，即不得检出，是我国食品动物禁用兽药。苯并咪唑类能在机体各组织器官中蓄积，并在投药期，肉、蛋、奶中有较高残留。

二、兽药残留的危害

（一）造成兽药残留超标的因素

1. 非法使用违禁药品

以前氯霉素、己烯雌酚和克伦特罗（瘦肉精）等一直作为药物添加剂使用，并具有良好的抗病和促生长作用，但后来发现它们具有严重的残留毒性，世界各国都逐渐禁止在畜牧生产中使用这些药物。我国在法规中也早已明确禁止使用，但仍有人暗地里非法经销、使用违禁药品。因此，必须加大兽药、饲料在经销、使用等环节的监督力度。

2. 不遵守休药期

休药期是指从停止给药到允许动物屠宰或其产品上市的间隔时间。不遵守休药期一直是导致食品兽药残留超标的主要原因。随着畜牧生产高密度、规模化水平的不断提高，传染性疾病特别是一些仍无法使用疫苗预防的疾病（如某些细菌病、球虫病等）对畜禽的健康仍是最大的威胁。现有技术只能采取维持一定药物浓度的方式以控制病原繁衍，防止其大爆发。所以养殖者往往不愿在离上市还有一段时间就停药，从而导致休药期难执行，出现兽药残留超标现象。

3. 其他原因

（1）饲料加工时的交叉污染，如一些静电性强的药物：金霉素、磺胺二甲嘧啶、莫能菌素等。

（2）非靶动物用药、动物个体代谢差异等。

（二）食品中兽药残留的主要危害

1. 毒理作用

虽然动物组织中药物残留水平通常很低，一般每人每天从动物产品中摄入的药物远低于人们的治疗剂量，发生急性中毒的可能性极小，但长期摄入可产生蓄积毒性，也有一些药物能形成高残留，如克伦特罗（瘦肉精）易引起急性中毒。食品中的激素残留严重影响青少年的发育。四环素类药物能够与骨骼中的钙等结合，抑制骨骼和牙齿的发育。氨基糖苷类药物，如链霉素、庆大霉素主要损害前庭和耳蜗神经，导致听力减退。氯霉素能导致严重再生障碍性贫血，婴幼儿可出现致命的"灰婴综合征"。

2. 诱导耐药菌株

诱导耐药菌株可能将给兽医临诊和医学临床治疗带来严重后果，并且降低药物的市场寿命。对人体的健康主要有两个方面影响：易于诱导人体耐药菌株产生和可能干扰人肠道内的正常菌丛。

3. 变态反应

青霉素药物使用广泛，其代谢和降解物具有极强的致敏作用，威胁最大，轻的引起皮炎或瘙痒，严重的导致休克，危及生命。

4. 干扰人肠道内的正常菌群

兽药残留通过食物链进入人体，将扰乱人体正常的肠道菌群，从而破坏人体肠道生物屏障。

5. 对环境的影响

动物排泄物中的药物和耐药菌株被释入环境后将污染水源和土壤，在污泥中，细菌可长期保持耐药性质，阿维菌素类药物对低等水生动物毒性很高，排泄物和鱼饲料中的药物可能产生生态毒性。

三、食品中兽药残留的控制措施

我国的兽药残留监控工作起步较晚，但有关部门已经开始重视动物性食品中的兽药残留问题，制订了各种监控兽药残留的法规，这是我国对兽药残留监控保证动物性食品安全的有力措施。

1. 加快兽药残留的立法，制订相应的法规，完善兽药残留监控体系

制订对兽药安全使用和违法使用处罚的法规，制订国家动物性食品安全的法规，以及一系列可操作的配套管理法规，把兽药残留监控纳入法制管理的轨道。同时加大监控力度，严把检验检疫关，严防兽药残留超标的产品进入市场。

2. 严格规范兽药的安全生产和使用

监督企业依法生产、经营、使用兽药，禁止不明成分以及与所标成分不符的兽药进入市场。严格规定和遵守兽药的使用对象、使用期限、使用剂量和休药期等。加大对饲料生产企业的监控、严禁使用农业部规定以外的兽药作为饲料添加剂。

3. 加强饲养管理、改变饲养观念

学习和借鉴国外先进的饲养管理技术，创造良好的饲养环境，增强动物机体的免疫力，实施综合卫生防疫措施，降低畜禽的发病率，减少兽药的使用。同时，充分利用中药制剂、微生态制剂、酶制剂以及多糖等高效、低毒、低残留的制剂来防病、治病，减少兽药残留。

4. 加大宣传力度

充分利用各种媒体的宣传力度，使全社会充分认识到兽药残留对人类健康和生态环境的危害，广泛宣传和介绍科学合理使用兽药的知识，全面提高广大养殖户的科学技术水平，使其能自觉地按照规定使用兽药和自觉遵守休药期。

5. 加快兽药残留检测方法的建立，积极开展兽药残留控制技术的国际交流与合作

完善兽药残留的检测方法、特别是快速筛选和确认的方法，加大筛选兽药残留试剂盒的研究和开发力度。积极开展兽药残留的立法和方法标准化等方面的国际交流与合作，使我国的兽药残留监控与国际接轨。

案例四　"多宝鱼"事件

2006 年 11 月 17 日，上海市食品药品监管局公布对上海市多宝鱼抽检结果："据最近市食品药品监管局对本市沪西、铜川水产品批发市场、超市和部分饭店采样的 30 件冰鲜、鲜活多宝鱼检测结果显示，除重金属指标检测合格外，30 件样品全部检出硝基呋喃类代谢物，且呋喃唑酮代谢物最高检出值为 1mg/kg 左右。同时，部分样品还检出恩诺沙星、环丙沙星、氯霉素、孔雀石绿、红霉素等禁用渔药残留，部分样品土霉素超过国家标准限量要求。"此后，北京、杭州、广州、南京等地则相继"封杀"多宝鱼，一时间，各地水产市场对"多宝鱼"避之唯恐不及，造成了全国多宝鱼滞销的局面，"多宝鱼"产业陷入危机。

第四节

环境污染物的危害

一、概述

环境污染是指人类直接或间接地向环境排放超过其自净能力的物质或能量，从而使环境的质量降低，对人类的生存与发展、生态系统和财产造成不利影响的现象。具体包括：水污染、大气污染、噪声污染、放射性污染等。水污染是指水体因某种物质的介入，而导致其化学、物理、生物或者放射性污染等方面特性的改变，从而影响水的有效利用，危害人体健康或者破坏生态环境，造成水质恶化的现象。大气污染是指空气中污染物的浓度达到有害程度，以致破坏生态系统和人类正常生存和发展的条件，对人和生物造成危害的现象。噪声污染是指所产生的环境噪声超过国家规定的环境噪声排放标准，并干扰他人正常工作、学习、生活的现象。放射性污染是指由于人类活动造成物料、人体、场所、环境介质表面或者内部出现超过国家标准的放射性物质或者射线。随着科学技术水平的发展和人民生活水平的提高，环境污染也在增加，特别是在发展中国家。环境污染问题越来越成为世界各个国家的共同课题之一。

二、环境污染物危害的途径

环境中能够对食品安全造成影响的污染物是多种多样的，它们主要来源于工业、采矿、能源、交通、城市排污及农业生产，并通过大气、水体、土壤及食物链危及人类饮食安全。

1. 大气污染物

大气污染物主要来自矿物燃料燃烧和工业生产。煤和石油的不完全燃烧能够产生 SO_2、氮氧化物、碳氧化物、碳氢化合物和烟尘等污染物；工业生产随所用原料和工艺不同而排出不同的有害气体和固体物质（粉尘），常见的有氟化物和各种金属飘尘及其化合物。这些大气污染物可以直接被人和动植物吸收，也可通过沉降和降水而污染水体与土壤，进一步污染食品。

2. 水体污染物

水体污染主要是由工业废水的排放以及土壤污染引起的。水体污染物对陆生生物的影响主要是通过污水灌溉的方式造成。污灌可以使污染物通过植物的根系吸收，向地上部分以及果实中转移，使有害物质在作物中累积。同时有害物质也可被水生生物吸收，或通过食物链进入生活在水中的水生动物体内，并蓄积，从而影响食品的安全性。

3. 土壤污染物

土壤污染的途径首先是化肥、农药的施用和污灌，污染物进入土壤，并随之积累；其次，土壤作为废物（垃圾、废渣和污水等）的处理场所，使大量的有机和无机的污染物质进入土壤；此外，大气或水体中污染物质的迁移和转化也带来环境污染。土壤中的污染物质与大气和水体中的污染物质有很多相同，污染物的种类也常常与所处的环境相关，种类复杂。如在钢铁工业区，常发生酚、金属的残留积累；石油工业区，常发生油、芳烃、烷烃、苯并芘等污染。

三、环境污染物对食品安全性的影响

（一）大气污染对食品安全的影响

大气污染对人的危害主要表现为呼吸道疾病；对植物可使其生理机制受抑制，生长不良，抗病抗虫能力减弱，甚至死亡。大气污染还能对气候产生不良影响，如降低能见度，减少太阳的辐射而导致城市佝偻发病率的增加。大气污染物能腐蚀物品，影响产品质量；近十几年来，不少国家发现酸雨，雨雪中酸度增高，使河湖、土壤酸化、鱼类减少甚至灭绝，森林发育受影响，这与大气污染是有密切关系的。

1. 酸雨

降水的 pH 低于 5.6 时，降水即为酸雨。煤炭燃烧排放的二氧化硫和机动车排放的氮氧化物是形成酸雨的主要因素。其次气象条件和地形条件也是影响酸雨形成的重要因素。降水酸度 pH < 4.9 时，将会对森林、农作物和材料产生明显损害。

酸雨起始于 19 世纪中叶，英国、美国、瑞典、挪威等工业化发达国家。近年来中国多个地区也出现了酸雨。长江以南地区、华中、华南等地区都出现过酸雨危害。

酸雨使河流、淡水湖泊酸化，影响鱼类繁殖。酸雨地区鱼类含汞量较高；酸雨地区土壤酸化，土壤中锰、铜、汞、铅、镉等重金属转化为可溶性化合物，溶解在土壤中，使农作物中重金属含量升高；通过水循环进入江河中，引起水体重金属元素升高，使水产品重金属含量升高。

2. 粒子状污染物

空气中的粒子状污染物数量大、成分复杂，它本身可以是有毒物质或是其他污染物的运载体。其主要来源于煤及其他燃料的不完全燃烧而排出的煤烟、工业生产过程中产生的粉尘、建筑和交通扬尘、风的扬尘等，以及气态污染物经过物理化学反应形成的盐类颗粒物。

煤烟粉尘来源于冶炼厂、钢铁厂、焦化厂和供热锅炉等烟囱。煤烟粉尘对农作物能够带来一定危害，使果品蔬菜质量下降。

金属漂尘是金属冶炼过程中产生的废气。一些金属如铅、镉、锌、镍、砷、汞形成金属漂尘，进入大气。一般在冶炼厂周围农田土壤中重金属含量较高，影响食品安全性。

３. 氟化物

氟化物指以气态与颗粒态形成存在的无机氟化物。SiF_4 和 HF。主要来源于含氟产品的生产、磷肥厂、钢铁厂、冶铝厂等工业生产过程，以及含氟量高的煤炭。氟化物对眼睛及呼吸器官有强烈刺激，吸入高浓度的氟化物气体时，可引起肺水肿和支气管炎。长期吸入低浓度的氟化物气体会引起慢性中毒和氟骨症，使骨骼中的钙质减少，导致骨质硬化和骨质疏松。我国环境空气质量标准规定城市地区日平均质量浓度 $7\mu g/m^3$。

４. 二噁英

二噁英污染也是大气中重要的污染物。二噁英是一类多氯代三环芳香化合物，根据其分子中氯原子的不同取代位置和数目，能产生 209 种异构体。这些化合物大部分具有强烈致癌、致畸、致突变的特点，其中以 2，3，7，8 位氯取代的异构体毒性最大。例如，2，3，7，8 - 四氯代二苯并二噁英是目前世界上已知的一级致癌物中毒性最强的有毒化合物。国际组织已将其列为人类一级致癌物。1988 年，美国发表了全球第一个二噁英危险评价报告，指出一万个癌症病人中，就有一个是因二噁英引起的；1995 年该报告的第二版已将这个数值修订为千分之一。由于二噁英来源广泛、毒性强，已被世界各国公认为是对人类健康具有极大潜在危害的、全球性散布的重要有机污染物。

自然界中森林火灾能够产生二噁英，但更主要来自人类活动。发达国家城市生活垃圾焚烧、燃烧过程中所产生的二噁英占已知二噁英各生成源生成总量的 95%。在生产杀虫剂、防腐剂、除草剂和油漆添加剂等化工过程中，二噁英往往作为副产品和杂质的形式存在其中。还有纸浆漂白，汽车尾气和金属的熔炼等都是产生二噁英的主要来源。为此，国际上认为二噁英是人类社会进入工业化之后的典型副产物。由于二噁英化学结构稳定，亲脂性高，又不能生物降解，因而具有很高环境滞留性。无论存在于空气、水还是土壤中，它都能强烈地吸附于颗粒上，借助于水生和陆生食物链不断富集而最终危害人类。尤其是吸入空气中带有二噁英的细粒子和摄入被二噁英污染的各种食物，是二噁英危害人类的主要途径，极大地影响食品安全。

（二）水体污染对食品安全性的影响

随着工业生产的发展和城市人口的增加，工业废水和生活污水的排放量日益增加，大量污染物进入河流、湖泊、海洋和地下水等水体，使水和水体底泥的理化性质或生物群落发生变化，造成水体污染。水体的污染会对渔业和农业带来严重的威胁，它不仅使渔业资源受到严重破坏，而且直接或间接影响农作物的生长发育，造成作物减产，同时也给食品的安全性带来严重的影响。污染水体的污染源复杂，污染物的种类繁多。各地区的具体条件不同，其水体污染物的类型和危害程度也有较大的差异。

对食品安全性有影响的水污染物有三类：无机有毒物，包括各类重金属和氧化物、氟化物等；有机有毒物，主要为苯酚、多环芳烃；各种人工合成的具有蓄积性的稳定的有机化合物，如多氯联苯和有机农药。

水体污染主要是通过污水中的有害物质在动、植物中蓄积而影响食品安全性。污染物随污水进入水体以后，能够通过水生植物的根系吸收向水上部分以及果实中转移，使有害物质在作物中蓄积，同时也能进入生活在水中的水生动物体内，并蓄积。有些污染物（如汞、镉）当其含量远低于引起农作物或水体动物生长发育危害的量时，就已在体内蓄积，使其可食用部分的有害物质的蓄积量超过食用标准，对人体健康产生危害。

水体污染对陆生生物的影响主要是通过污灌的方式，污灌会引起农作物中有害物质含量增加。许多国家都禁止在干旱地区污灌生食作物，烧煮后食用的作物也要在收获前 20～45d 停止污水灌溉，并且要求污水灌溉既不危害作物的生长发育，也不降低作物的产量和质量，又不恶化土壤，不妨碍环境卫生和人体健康。

（三）土壤污染对食品安全性的影响

土壤中存在有无数微生物和小动物，它们在为作物制造营养的同时，还使许多有毒有机物变成无毒物质。当进入土壤的污染物超过一定的量，致使土壤结构严重破坏，土壤中的微生物和小动物就会死亡，此时农作物的产量会明显下降，收获的作物体内毒物的残留量很高，影响食用安全。土壤污染的特点是进入土壤的有害物质迁移的速度缓慢，污染达到一定程度后，即使中断污染源土壤也很难复原。

化肥施用是土壤污染的重要来源之一，特别是施用氮肥带来的硝酸盐累积问题。农作物可以通过根系吸收土壤中的硝酸盐，硝酸根离子进入作物体内后，经作物体内的硝酸酶的作用还原成亚硝态氮，再转化为氨基酸类化合物，以维持作物的正常生理作用。但由于环境条件的限制，作物对硝酸盐的吸收往往不充分，致使大量的硝酸盐蓄积于作物的叶、茎和根中，这种积累对作物本身无害，但却对人畜产生危害。在新鲜蔬菜中，亚硝酸盐的含量通常低于 1mg/kg，而硝酸盐的含量却可达每千克数千毫克。蔬菜是人们食用较多且硝酸盐含量较高的食品，为了减轻硝酸盐积累对人体的危害，各国都规定了硝酸盐和亚硝酸盐的食品限量标准，世界卫生组织在 1973 年规定硝酸盐的限量指标为 5mg/kg，亚硝酸盐为 0.2mg/kg。

土壤中重金属的残留也严重影响食品的安全。重金属由于不能够被土壤微生物所分解，易在土壤中积累，并通过食物链在动物、人体内蓄积，影响人体健康，造成生理障碍、胚胎的不正常发育，威胁儿童身体健康，降低人口身体素质。重金属污染在世界范围内广泛存在，日本、瑞士、澳大利亚都有过重金属残留危害食品安全的案例发生。我国目前受重金属残留污染的耕地面积近 2000 万 hm^2，也占总耕地面积的 1/5，主要是镉、汞和铅污染。目前，重金属残留公害事件已经引起人们的广泛关注，并开展了对重金属污染及其防治问题方面的研究。此外，农药、污泥、垃圾等物质也产生土壤污染，使生长在土壤中的农作物籽粒中有害物质含量超过食品卫生标准，这些因素也都是影响食品安全的重要隐患。

案例五　日本"水俣病"事件

1956 年，日本水俣湾附近发现了一种奇怪的病。这种病症最初出现在猫身上，被称为"猫舞蹈症"。病猫步态不稳，抽搐、麻痹，跳海死去，被称为"自杀猫"。随后不久，此地也发现了患这种病症的人。患者由于脑中枢神经和末梢神经被侵害，轻者口齿不清、步履蹒跚、面部痴呆、手足麻痹、感觉障碍、视觉丧失、震颤、手足变形，重者神经失常，或酣睡，或兴奋，身体弯弓高叫，直至死亡。当时这种病由于病因不明而被叫做"怪病"。这个镇有 4 万居民，几年中先后有 1 万人不同程度的患有此种病状，其后附近其他地方也发现此类症状。经数年调查研究，于 1956 年 8 月由日本熊本国立大学医学院研究报告证实，这是由于居民长期食用了八代海水俣湾中含有汞的海产品所致。

这种"怪病"就是日后轰动世界的"水俣病"，是最早出现的由于工业废水排放污染造成的公害病。"水俣病"的罪魁祸首是当时处于世界化工业尖端技术的氮（N）生产企业。1923 年，新日本窒素肥料（由人粪与猪粪于酒窖发酵而产成）于水俣工场生产氯乙烯与醋酸乙烯，其制程中需要使用含汞的催化剂。由于该工厂任意排放污水，这些剧毒的汞流入河流，进入食用水塘，转成甲基汞氯等有机汞化合物。当人类食用该水源或水源生物时，甲基汞等有机汞化合物通过鱼虾进入人体，被肠胃吸收，侵害脑部和身体其他部分，造成生物累积，引发"水俣病"。该事件被认为是一起重大的工业灾难。

第五节
生物毒素及其危害

一、生物毒素的概述

生物毒素也称天然毒素，包括了各种动物、植物、微生物所产生的对其他生物物种有毒害作用的化学物质。生物毒素的种类繁多，几乎包括所有类型的化合物，其生物活性也很复杂，对人体生理功能可产生影响，不仅具有毒理作用，而且也具有药理作用，常用作生理科学研究的工具药，也被用作药物。按来源可分为植物毒素、动物毒素、海洋毒素和微生物毒素。某些毒素具有极毒，如肉毒杆菌毒素；一般的也有相当大的毒性，被有毒动物或昆虫蜇伤或摄入有毒植物等均可发生中毒，甚至死亡。

人类对生物毒素的最早体验源于自身的食物中毒。随着人类对海洋生物利用程度的增长，海洋三大生物公害：赤潮、西加中毒和麻痹神经性中毒的发生率有日趋增加的趋势。黄曲霉毒素、杂色曲霉毒素等对谷类的污染，玉米、花生作物中的真菌毒素等都已经证明是地区性肝癌、胃癌、食道癌的主要诱导物质。现代研究还发现自然界中存在与细胞癌变有关的多种具有强促癌作用的毒素，如海兔毒素等。生物毒素除以上对人类的直接中毒危害以外，还可以造成农业、畜牧业、水产业的损失和环境危害，如紫茎泽兰等有毒植物对我国西部畜牧业的危害和赤潮对海洋渔业造成的损失等。

由于生物毒素的多样性和复杂性，许多生物毒素还没有被发现或被认识，因此时至今日，生物毒素中毒的救治与公害防治仍然是世界性的难题。

二、常见的生物毒素种类及其危害

（一）生物碱类

生物碱是存在于生物体（主要为植物）中的一类含氮的碱性有机化合物，大多数有复杂的环状结构，氮素多包含在环内，有显著的生物活性，是中草药中重要的有效成分之一。

乌头碱

生物碱旧称植物碱，一般指植物中的含氮有机化合物（蛋白质、肽、氨基酸及维生素 B_1 除外）。现在，人们从海洋生物、微生物、真菌及昆虫的代谢物中也发现了很多含氮化合物，有时也称之为生物碱。因此，广义上生物界所有含氮有机化合物都可称为生物碱。

生物碱大多具有生物活性，往往是很多药用植物，包括许多中草药的有效成分。例如，药片中的镇痛成分吗啡、止咳成分可待因、麻黄的抗哮喘成分黄麻碱、颠茄的解痉成分阿托品、长春花的抗癌成分长春新碱等。生物碱大多具有复杂的化学结构，能与酸结合成盐而溶于水，容易被体内吸收。目前已报道并搞清楚化学结构的生物碱已达 4000 多种，并以每年约上百个的速度递增。虽然大多数情况下，药用植物中含量最高的生物碱往往是主要的有效成分，但也有例外，如乌头碱是乌头的主要成分，但它的强心止痛成分却是含量极微的去甲乌头碱。

生物碱在植物中的分布较广，其中双子叶植物类的豆科、茄科、放己科、罂粟科和小蘖科等科属含生物碱较多。

生物碱主要存在于植物体内，动物性食品中一般都不含生物碱成分。对于植物性食品，也不是所有品种都与生物碱成分有关的。一般情况下，只有那些特殊的植物，如茄科植物、罂粟属植物、鸡爪植物和蝴蝶花等，才会含有相对应植物种属的特殊生物碱成分。

一些具有天然性质的嗜好品，咖啡、茶叶、古柯叶、可可和烟草等，都或多或少地含有或是咖啡碱或是可可碱或是尼古丁等的生物碱成分，而这些生物碱成分，据认为一般是嗜好品纯真特色的重要的或决定性的组成部分。

大多数香辛料中也含有生物碱成分，这对于形成香辛料的特别味觉感受，往往具有比较重要的作用。例如，胡椒中含有的主要生物碱成分胡椒碱，就具有这样的功能。一些有毒植物，如野樱桃、毒芹、毒绳伞和麦角菌，则含有有毒的生物碱成分。马铃薯中所含有的一种龙葵素或茄碱成分，在相对比较高的含量时，也是一种必须加以除去的生物碱。在某些有毒动物中，其所能释放或分泌出来的毒素成分，也主要是一些生物碱成分，例如蛇毒和蟾蜍毒。

由于生物碱的特殊生理作用，以及所表现的毒性或副作用，因此，食物中的生物碱含量大多很低或要求很低。嗜好品中，生物碱的含量也大多维持在1%左右，至多不超过5%。

（二）苷类

在植物中，糖分子的环状半缩醛形式的羟基和非糖类化合物分子中的羟基脱水缩合而成的具有环状缩醛结构的化合物，称作苷。苷类一般味苦，可溶于水及醇中，并且极易被酸或共同存在植物中的酶水解，水解的最终产物为糖及苷元。

毒苷主要有氰苷、硫苷和皂苷3种类型。

1. 氰苷类

氰苷是结构中有氰基（—CN）的苷类。水解后能够产生氢氰酸（HCN），能麻痹咳嗽中枢，所以有镇咳作用，但过量可引起中毒。对中枢神经的作用是先兴奋后抑制，而且氰基能与细胞色素氧化酶结合，因而能阻断细胞呼吸时氧化与还原的电子传递，使细胞代谢停止，导致呼吸麻痹致死。

氰苷主要存在于某些豆类、核果和仁果的种仁以及木薯的块根等植物体中。其毒性作用是潜在的，只有当氰苷发生降解，产生氰氢酸时，才表现出比较严重的毒性作用。当摄食量比较大时，如果抢救不及时，会有生命危险。

家畜通常因喂食大量富含氰苷糖苷的饲料如高粱、玉米的幼苗等而引起的中毒。

食入含氰苷的果仁、木薯也能导致中毒。一些果仁（杏、桃、李、枇杷等的核仁）和木薯中含有氰苷，自然的氰苷有十多种，分布于100余种植物中。中国多见的是果仁中的苦杏仁苷（扁桃苷）和木薯中的亚麻苦苷而引起的中毒。

一些鱼类，如青鱼、草鱼、鲢鱼的胆中也含有氰苷。

2. 硫苷类

硫苷类有毒成分，又称作致甲状腺肿原。主要存在于甘蓝、萝卜等十字花科蔬菜及葱、大蒜等植物中。但是，真正存在于这些蔬菜或植物的可食性部分的致甲状腺肿原成分却是很少的，绝大部分致甲状腺肿原物质往往贮藏在它们的种子中。过多地摄入此物质，可以引发甲状腺肿大。

3. 皂苷类

皂苷即皂素，是一种分布很广泛的苷类物质。其溶于水后可以生成胶体溶液，会产生像肥皂一样的蜂窝状泡沫，由此皂苷常被用作饮料如啤酒、柠檬水等中的起泡剂或乳化剂。中国从前用皂荚洗衣服，就是由于其中含有皂苷类化合物。但是，皂苷具有破坏红血球的溶血作用，所以当使用过量时，即可引起中毒。一般的中毒症状为，喉部发痒，噎逆，恶心，腹痛，头痛，晕眩，泄泻，体温升高，痉挛，最后因麻痹而致死亡。

皂苷在植物界分布很广，许多中药例如人参、三七、知母、远志、甘草、桔梗、柴胡等都含有皂苷。

大豆皂苷存在于大豆中，含量甚微。现有的研究表明，热加工以后的大豆或制品对人、畜并没有出现什么损害现象。但是，大豆皂苷本身具有溶血作用。

4. 茄碱

茄碱又称为龙葵碱或龙葵素，存在于茄子、马铃薯等茄属植物中。其毒性极强，即使在熟煮情况下也不易被破坏。在一般情况下茄碱的含量很小，所以不会使食用者发生中毒。但是，发芽的马铃薯及光致变绿的马铃薯表层，茄碱含量会大幅度提高，人食用一定量后，往往会出现中毒现象。其一般的中毒症状为腹痛、呕吐、战栗、呼吸及脉搏加速、瞳孔散大，严重者可发生痉挛、昏迷和虚脱。一般大多数人都可以得到恢复。

（三）有毒蛋白质

1. 凝集素

凝集素即植物红血球凝集素，是指豆类及一些豆状种子中含有的一种能使红血球细胞凝集的蛋白质。当生食或烹调加热不够时，会引起食用含有凝集素子实者恶心、呕吐，严重时可致死亡。具体含有凝集素的植物子实有蓖麻、大豆、豌豆、扁豆、菜豆、刀豆、蚕豆、绿豆、芸豆等。大多数情况下，采用热处理（或高压蒸汽处理）以及热水抽提的办法来除去凝集素或使其失活。

2. 消化酶蛋白质抑制剂

从广义上指与蛋白酶分子活性中心上的一些基团结合，使蛋白酶活力下降，甚至消失，但不使酶蛋白变性的物质。从放线菌发酵液中分离到亮肽素、抗痛素、糜蛋白酶抑素、抑弹性蛋白酶醛、抑胃蛋白酶素、磷酰胺素等，能分别抑制胰蛋白酶、木瓜蛋白酶、糜蛋白酶、弹性蛋白酶、胃蛋白酶、金属蛋白酶等各种蛋白酶。都属于蛋白酶抑制剂。

对食品成分消化起障碍的抑制剂中，主要有胰蛋白酶抑制剂、卵白的黏蛋白以及淀粉酶抑制剂。能抑制胰蛋白酶及糜蛋白酶，阻止胰脏中其他活性蛋白酶原的激活及胰蛋白酶原的自身激活。胰蛋白酶抑制剂对动物的有害作用主要是引起生长抑制和使某些动物引起胰腺肥大。淀粉酶抑制剂主要存在于小麦、菜豆、芋头、芒果以及未成熟的香蕉等食物中。由于生食或烹调加热不够，在摄取比较多的这类食物之后，淀粉酶抑制剂得以发挥作用，使得食物中含有的淀粉不能被消化和被机体吸收以及利用，大部分又直接地被排泄掉。长期如此，会使人的营养素吸收下降，生长和发育受到影响。充分加热处理以后的豆类、麦类食物，可以基本上完全去除有关消化酶蛋白质抑制剂的活性。

（四）有毒氨基酸

有毒氨基酸成分，包括它们的衍生物，大多存在于豆科植物的种子中。

1. 山黧豆毒素原

山黧豆毒素原存在于山黧豆中，它实际上是由两类毒素成分构成的。其中，第一类是致神经麻痹的成分，即：α，γ - 二氨基丁酸；$\gamma - N -$ 草酰基 $- \alpha$，$\gamma -$ 二氨基丁酸和 $\beta - N -$ 草酰基 $- \alpha$，$\beta -$ 二氨基丙酸。第二类是致骨骼畸形的成分，即：$\beta - N - （\gamma -$ 谷氨酰）$-$ 氨基丙腈。摄食山黧豆中毒的典型症状是肌肉无力、不可逆的腿脚麻痹。严重者可导致死亡。

2. 氰基丙氨酸

氰基丙氨酸存在于蚕豆中，为一种神经性毒素。其引起的中毒症状与山黧豆中毒相似。

3. 刀豆氨酸

刀豆氨酸存在于豆科植物的蝶形花亚科植物中，为精氨酸的同系物。刀豆氨酸在人体内是一种抗精氨酸代谢物，其中毒效应也因此而起。加热或煮沸可以破坏大部分的刀豆氨酸。

4. 1 - 3，4 - 二羟基苯丙氨酸

1 - 3，4 - 二羟基苯丙氨酸又称多巴，主要存在于蚕豆中。其引起的主要中毒症状是急性溶血性贫血症。一般来讲，在摄食过量的青蚕豆后 5 ~ 24h，即开始发作，经过约 24 ~ 48h 的急性发作期后，大多可以自愈。

（五）有毒酸类

常见并且典型的毒酸成分，就是草酸以及草酸盐，主要为草酸钠或草酸钾。草酸及其盐广泛地存在于植物中，其在菠菜、豆类、黄瓜、食用大黄、甜菜中的含量比较高，有时可达到 1% ~ 2%。草酸在人体中可与钙结合成不溶性的草酸钙，不溶性草酸钙可在不同的组织中沉积，尤其是在肾脏。过多地食用含草酸或草酸盐多的蔬菜，会产生急性草酸中毒性状，其表现包括口腔及消化道糜烂、胃出血、血尿等症状，严重者会发生惊厥。

（六）毒酚

大多数场合下，所谓的毒酚，实际上就是指棉籽酚。

棉籽可以榨油，食用冷榨棉籽油可引起中毒。粗制生棉籽油中的有毒物质主要是棉子酚、棉酚紫和棉酚绿 3 种。它们存在于棉籽的色素腺体中，以游离棉子酚含量最高。棉子酚是棉籽中的一种芳香酚，存在于棉花的叶、茎、根和种子中。人吸入棉子酚后，由胃肠道吸收，对胃肠道黏膜有强烈的刺激作用，吸收后随血液分布在全身各个器官，能损害人体的肝脏、肾脏、心脏以及中枢神经，并影响生殖功能。棉子酚能使人体组织红肿出血、精神失常、食欲不振。

主要的棉子酚中毒途径，是食用了未经脱酚处理的食用棉籽油。禽畜中毒，则是由于吃了未经脱毒处理的棉籽蛋白。

（七）食源性细菌毒素

典型的食源性细菌毒素是鲭精毒素和蓝细菌毒素。

鲭精毒素即组胺，食用组胺含量较高的食品可引起恶心、呕吐、皮肤潮红、荨麻疹等中毒症状，称鲭精中毒，又称组胺中毒。一般食用组胺食品后 30min 内毒性发作，病期通常在 3h 左右，个别延续几天。组胺污染食品后任何热处理、罐装和冷冻等工艺都无法降低其毒性，爆发性中毒事件多发生在集体食用罐装和冷冻海产品中。可能含有组胺的主要食品是组织坏死的鱼类及其制品，这些鱼类包括鲐鱼、沙丁鱼、鲣鱼、黄鳍、竹夹鱼等。现已发现也有些干酪、蔬菜、红葡萄酒等含有组胺。组胺无论在哪种食品中都是在微生物作用下生成的，例如鱼中的组胺首先是死亡的海产品在组氨酸酶的作用下释放出组氨酸，再在微生物的脱羧酶作用下脱羧形成组胺。

（八）贝类毒素

贝类中毒是由一些浮游藻类合成的多种毒素而引起的，这些藻类（在大多数病例中为腰鞭毛虫，可引起赤潮）是贝类的食物。这些毒素在贝类中蓄积，有时被代谢。我国浙江、福建、广东等地曾多次发生贝类中毒，导致中毒的贝类有蚶子、花蛤、香螺、织纹螺等常食用的贝类。有毒藻类主要为甲藻类，特别是一些属于膝沟藻科的藻类。

贝类中毒的类型有：麻痹性贝类中毒（PSP）、腹泻性贝类中毒（DSP）、神经毒性贝类中毒（NSP）、失忆性贝类中毒（ASP）。

麻痹性贝类中毒（PSP）是由海洋藻类形成，主要存在于软体贝类中。即使食入少量的 PSP 毒素，也会引起神经系统的疾病，包括：颤抖、兴奋及唇、舌的灼痛和麻木感，严重时会导致呼吸系统麻木以致死亡。现已在鲐鱼内脏中、龙虾及许多蟹类中也发现了 PSP 毒素。麻痹性贝类中毒症状：食用 30min 后，嘴唇、舌头、脸颊便开始发麻，并伴随着灼热感。紧接着，颈部、手腕、双手及双脚的末梢有麻痹现象，甚至有呕吐症状。重者在 2d 内死亡。

腹泻性贝类中毒（DSP）是由另外一种海洋藻类产生，大量存在于软体贝类中的一种毒素。所幸的是 DSP 目前仅在加拿大东岸、亚洲、智利、新西兰及欧洲地区有发现，在美国尚未证实存在 DSP 毒素。DSP 不是一种可致命的毒素，通常只会引起轻微的胃肠疾病，而症状也会很快消灭。

神经毒性贝类中毒（NSP）是一种与赤潮有关的毒素，这种毒素的典型区域为墨西哥湾。美国南大西洋海岸以及新西兰，这类毒素虽不像其它贝类毒素那么严重，但同样也会产生肠胃不舒服及神经系统疾病的症状如神经麻木、冷热知觉的颠倒、即冷热不分。

失忆性贝类中毒（ASP）这种毒素目前只在北美洲东北、西北海岸有所发现。在软体贝类的内脏中有所发现，像蟹类等。这类毒素同时具有胃肠系统及神经系统病毒的症状，包括短时间失忆，即健忘症。严重时也会引发死亡。食用了被污染的贝类可以产生各种症状，这取决于毒素的种类、它们在贝类中的浓度和食用被污染贝类的量。在 PSP 的病例中，临床表现多为神经性的，包括麻刺感，烧灼感，麻木，嗜睡，语无伦次和呼吸麻痹。而 DSP、NSP 和 ASP 的症状更加不典型。DSP 一般表现为较轻微的胃肠道紊乱，如恶心、呕吐、腹泻、和腹痛并伴有寒战、头痛和发热。NSP 既有胃肠道症状又有神经症状，包括麻刺感和口唇、舌头、喉部麻木，肌肉痛，眩晕，冷热感觉颠倒，腹泻和呕吐。ASP 表现为胃肠道紊乱（呕吐，腹泻，腹痛）和神经系统症状（辨物不清，记忆丧失，方向知觉的丧失，癫痫发作，昏迷）。

（九）河豚毒素

河豚鱼学名鲀，属硬骨鱼纲，鲀形目，鲀亚目，鲀科，是暖水性海洋底栖鱼类，分布于北太平洋西部，在我国各大海区都有捕获。河豚鱼的品种很多，鲀科中最常见的有虫纹东方豚、紫色东方豚、黄鳍东方豚、红鳍东方豚、假晴东方豚和暗纹东方豚等 8 种，一般体长 70～500mm，其中红鳍东方豚已见最大体长为 750mm。河豚鱼味道极为鲜美，与鲥鱼、刀鱼并称为"长江三鲜"。

河豚鱼含河豚毒素和河豚酸，这是一剧毒物质，它的毒性相当于剧毒药品氰化钠的 1250 倍，只需要 0.48mg 就能致人死命，而且性质稳定，微溶于水，煮沸、盐腌、日晒均不被破坏。100℃ 加热 7h，200℃ 以上加热 10min 才被破坏。一般家庭烹调难以去除毒性。河豚毒素存在于河豚鱼的肝、脾、肾、卵巢、卵子、睾丸、皮肤以及血液、眼球中，其中卵巢最毒、肝脏次之。有的河豚品种鱼肉也具毒性。

河豚鱼中毒以神经系统症状为主。潜伏期很短，短至 10～30min，长至 3～6h 发病。发病急，来势凶猛。开始时手指、口唇、舌尖发麻或刺痛，然后恶心、呕吐、腹痛、腹泻、四肢麻木无力、身体摇摆、走路困难，严重者全身麻痹瘫痪、有语言障碍、呼吸困难、血压下降、昏迷，中毒严重者最后多死于呼吸衰竭。如果抢救不及时，中毒后最快的 10min 内死亡，最迟 4～6h 死亡。有报告显示，日本人河豚鱼中毒病死率为 61.5%。对于河豚鱼中毒目前尚无特效解毒剂，发生中毒以后应立即将病人送往医院抢救，尽快使毒物排出，并对症治疗。预防中毒的最有效方法是管理部门严查，禁止零售河豚鱼，如果发现，将河豚鱼集中妥善处理。

（十）毒蕈毒素

毒蕈中毒指因误食毒蕈所致。其症状因毒蕈所含成分及其毒性作用而异，以胃肠、心脉、脑神、肝肾等受损害所致的不同临床表现为特点的中毒类疾病。毒蕈俗称毒蘑菇，由于某些毒蕈的外现与无毒蕈相似，常因误食而引起中毒。全世界已知的毒蕈约百余种，目前在中国已发现 80 余种。各种毒蕈所含的毒素不同，引起中毒的临床表现也各异。按各种毒蕈中毒的主要表现，大致分为四种类型。

1. 胃肠炎型

由误食毒红菇、红网牛肝菌及墨汁鬼伞等毒蕈所引起。潜伏期 0.5～6h。发病时表现为剧烈腹泻、腹痛等。引起此型中毒的毒素尚未明了，但经过适当的对症处理中毒者即可迅速康复，死亡率甚低。

2. 神经精神型

由误食毒蝇伞、豹斑毒伞等毒蕈所引起。其毒素为类似乙酸胆碱的毒蕈碱。潜伏期约 1～6h。发病时临床表现除肠胃炎的症状外，尚有副交感神经兴奋症状，如多汗、流涎、流泪、脉搏缓慢、瞳孔缩小等。少数病情严重者可有谵妄、幻觉、呼吸抑制等表现。个别病例可因此而死亡。由误食角鳞次伞菌及臭黄菇等引起者除肠胃炎症状外，可有头晕、精神错乱、昏睡等症状。即使不治疗，1～2d 亦可康复。死亡率甚低。由误食牛肝蕈引起者，除肠胃炎等症状外，多有幻觉（矮小幻视）、谵妄等症状。部分病例有迫害妄想等类似精神分裂症的表现。经过适当治疗也可康复，死亡率亦低。

3. 溶血型

因误食鹿花蕈等引起。其毒素为鹿花蕈素。潜伏期 6～12h。发病时除肠胃炎症状外，并有溶血表现。可引起贫血、肝脾肿大等体征。此型中毒对中枢神经系统亦常有影响，可有头痛等症状。给予肾上腺皮质激素及输血等治疗多可康复，死亡率不高。

4. 中毒性肝炎型

毒蕈中毒因误食毒伞、白毒伞、鳞柄毒伞等所引起。其所含毒素包括毒伞毒素及鬼笔毒素两大类共 11 种。鬼笔毒素作用快，主要作用于肝脏。毒伞毒素作用较迟缓，但毒性较鬼笔毒素大 20 倍，能直接作用于细胞核，有可能抑制RNA 聚合酶，并能显著减少肝糖元而导致肝细胞迅速坏死。此型中毒病情凶险，如无积极治疗死亡率甚高。

案例六 误食毒蕈引发的食品安全事件

2011 年 8 月 21 日晚，来自湖南、山西等地的 7 名患者在泰安市某小区一同进食在野外采摘的野生蘑菇时，相继出现中毒症状，3 人经抢救无效死亡。经调查，确定引起本次中毒事件的毒蘑菇为淡玫红鹅膏菌。

淡玫红鹅膏菌是我国 2010 年新报道的一种剧毒鹅膏菌，致死率极高，分布于我国的湖南、重庆、吉林等地，在山东省内属首次发现。人若误食这种有毒蘑菇，其毒性成分会直接作用于人体细胞，抑制核糖核酸聚合酶，导致核糖核酸及蛋白合成停止，显著减少肝糖元而造成肝细胞迅速坏死，从而引起肝肾等器官损伤，严重时导致死亡。

第六节

放射性元素的危害

一、概述

放射性元素（确切地说应为放射性核素）是能够自发地从不稳定的原子核内部放出粒子或射线（如 α 射线、β 射线、γ 射线等），同时释放出能量，最终衰变形成稳定的元素而停止放射的元素，这种性质称为放射性，这一过程称为放射性衰变。天然存在的放射性元素有钋（Po）、氡（Ru）、钫（Fr）、镭（Ra）、锕（Ac）、钍（Th）、镤（Pa）和铀（U）等。

放射性元素最早应用的领域是医学和钟表工业。镭的辐射具有强大的贯穿本领，发现不久便成为当时治疗恶性肿瘤的重要工具。镭盐在暗处发光，用于涂制夜光表盘。后来放射性元素的应用已深入到人类物质生活的各个领域，例如核电站和核舰艇使用的核燃料，工业、农业和医学中使用的放射性标记化合物，工业探矿、测井（石油）、食品加工和肿瘤治疗所使用的某些放射源等。

二、放射性元素的污染途径

放射性污染是指环境中放射性物质的放射性水平高于天然本底或超过规定的卫生标准。一般来讲，人体受到某种微量放射性物质的轻微辐射并不影响健康，只有当辐射达到一定剂量时才出现有害作用。当人类活动排放的放射性物质所造成的放射水平超过天然本底或国家所规定的标准即会产生放射性环境污染。

放射性污染来源有以下几种。

（1）核武器试验的沉降物 在大气层进行核试验的情况下，核弹爆炸的瞬间，由炽热蒸汽和气体形成大球即蘑菇云，即核武器试验的沉降物，携带着弹壳、碎片、地面物和放射性烟云上升，随着与空气的混合，辐射热逐渐损失，温度渐趋降低，于是气态物凝聚成微粒或附着在其它的尘粒上，最后沉降到地面。

（2）核燃料循环的"三废"排放 原子能工业的中心问题是核燃料的产生、使用与回收、核燃料循环的各个阶段均会产生"三废"，能对周围环境带来一定程度的污染。

（3）医疗照射引起的放射性污染 目前，由于辐射在医学上的广泛应用，已使医用射线源成为主要的环境人工污染源。

（4）其他各方面来源的放射性污染 可归纳为两类：一是工业、医疗、军队、核舰艇，或研究用的放射源，因运输事故、遗失、偷窃、误用，以及废物处理等失去控制而对居民造成大剂量照射或污染环境；二是一般居民消费用品，包括含有天然或人工放射性核素的产品，如放射性发光表盘、夜光表以及彩色电视机产生的照射。

三、放射性核素对人体的危害

环境中的放射性物质可以由多种途径进入人体，它们发出的射线会破坏机体内的大分子结构，甚至直接破坏细胞和组织结构，给人体造成损伤。如在 4Gy 的照射下，受照射的人有 5% 死亡；若照射 6.5Gy，则人 100% 死亡。高强度射线会灼伤皮肤，引发白血病和各种癌症，破坏人的生殖机能，严重的能在短期内致死。如果人在短时间内受到大剂量的 X 射线、γ 射线和中子的全身照射，就会产生急性损伤。轻者有脱毛、感染等症状。当剂量更大时，出现腹泻、呕吐等肠胃损伤。照射剂量在 1.5Gy 以下，死亡率为零，但并非无损害作用，往往需经 20 年以后，一些症状才会表现出来。少量累积照射会引起慢性放射病，使造血器官、心血管系统、内分泌系统和神经系统等受到损害，发病过程往往延续几十年。放射性也能损伤遗传物质，主要在于引起基因突变和染色体畸变，使一代甚至几代受害。

放射性物质的污染主要是通过水及土壤，污染农作物、水产品、饲料等，经过生物圈进入食品，并且可通过食物链转移。某些鱼类能富集金属同位素，如 ^{137}Cs 和 ^{90}Sr 等，后者半衰期较长，多富集于骨组织中，而且不易排出，对机体的造血器官有一定的影响。某些海产动物，如软体动物能富集 ^{90}Sr，牡蛎能富集大量 ^{65}Zn，某些鱼类能富集 ^{55}Fe。放射性对生物的危害是十分严重的。

案例七　切尔诺贝利核电站事故

切尔诺贝利核电站是苏联时期在乌克兰境内修建的第一座核电站。曾被认为是世界上最安全、最可靠的核电站。但 1986 年 4 月 26 日，核电站的第 4 号核反应堆在进行半烘烤实验中突然发生失火，引起爆炸，据估算，核泄漏事故后产生的放射污染相当于日本广岛原子弹爆炸产生的放射污染的 100 倍。爆炸使机组完全损坏，8t 多强辐射物质泄漏，尘埃随风飘散，致使俄罗斯、白俄罗斯和乌克兰许多地区遭到核辐射的污染。

放射性粉尘 70% 落在白俄罗斯境内。使 6000km^2 土地无法使用，600 多所学校、300 多家企业关闭，400 个居民点成为无人区。200 多万人生活在核污染区。污染区儿童甲状腺癌、白血病发病率升高。甲状腺癌发病率为 1:1000，为事故前 2000 倍，1997 年卫生部对距离切尔诺贝利核电站 400km 处的一所学校数百名学生进行了体检，无一人健康，都患有慢性病。

思考题

1. 什么是食品添加剂，食品添加剂有哪些种类？

2. 食品添加剂对人体有哪些危害，使用食品添加剂的基本要求是什么？

3. 哪些行为属于滥用食品添加剂的行为？

4. 什么是农药残留，农药残留对人体有哪些危害？

5. 如何减少食品中的农药残留？

6. 什么是兽药残留，兽药残留对人体有哪些危害？

7. 如何控制食品中的兽药残留？

8. 什么是环境污染，造成环境污染的化学物质有哪些种类，是通过哪些途径污染食品的？

9. 环境中的二噁英是如何产生的，对人体有哪些危害？

10. 食品中常见的天然毒素有哪些，对人体有哪些危害，如何防止食物中毒？

实训一　高效液相色谱法测定果汁中的糖精钠

一、实验原理

试样加温除去二氧化碳和乙醇，调 pH 至近中性，过滤后进高效液相色谱仪，经反相色谱分离后，根据保留时间和峰面积进行定性和定量。

二、试剂

（1）乙酸铵溶液（0.02mol/L）：称取 1.54g 乙酸铵，加水至 1000mL 溶解，经 0.45μm 微孔滤膜过滤。

（2）甲醇：色谱纯。

（3）氨水（1+1）：氨水加等体积水混合。

（4）糖精钠标准储备溶液：准确称取 0.0851g 经 120℃ 烘干 4h 后的糖精钠，加水溶解定容至 100mL。糖精钠含量 1.0mg/mL，作为储备溶液。

（5）糖精钠标准使用溶液：吸取糖精钠标准储备液 10mL 放入 100mL 容量瓶中，加水至刻度，经 0.45μm 微孔滤膜过滤，该溶液每毫升相当于 0.10mg 的糖精钠。

（6）微孔滤膜：0.45μm，水相。

三、仪器

（1）高效液相色谱仪：配有紫外检测器。

（2）天平：分度值为 0.01g 和 0.1mg

四、实验步骤

1. 试样处理

称取 5.00~10.00g 果汁类样品，用氨水（1+1）调 pH 约 7，加水定容至适当的体积，离心沉淀，上清液经 0.45μm 滤膜过滤。

2. 高效液相色谱条件

色谱柱：C_{18} 柱（250mm×4.6mm，5μm），或性能相当者；流动相：甲醇 + 0.02mol/L 乙酸铵溶液（5:95，V/V）。流速：1mL/min。检测器：紫外检测器。检测波长：230nm。进样量：10μL。

3. 测定

取处理液和标准使用液各 10μL（或相同体积）注入高效液相色谱仪进行分离，以其标准溶液峰的保留时间为依据进行定性，以其峰面积求出样液中被测物质的含量，供计算。

4. 结果计算

样品中糖精钠的含量按照以下公式计算：

$$X = \frac{c \times V \times 1000}{m \times 1000}$$

式中　X——样品中糖精钠含量，g/kg；

　　　c——由标准曲线得出的样液中待测物的浓度，mg/mL；

　　　V——样品定容体积，mL；

　　　m——样品质量，g。

结果的表述：报告算术平均值的三位小数。

5. 精密度

在重复性条件下获得的两次独立测定结果的绝对差值不得超过算术平均值的 10%。

实训二　猪肉中瘦肉精的测定

一、实验原理

对猪肉样品在碱化的条件下用乙酸乙酯提取，合并提取液后，利用盐酸克伦特罗易溶于酸性溶液的特点，用稀盐酸反萃取，萃取的样液 pH 调至 5.2 后用 SCX 固相萃取小柱净化，分离的药物残留经过双三甲基硅烷三氟乙酰胺（BST-FA）衍生后用带有质量选择检测器的气相色谱仪测定。

二、试剂

（1）30mmol/L 盐酸：用蒸馏水稀释 30mL/L 盐酸溶液至 1L 即成。

（2）甲醇：分析纯。

（3）4% 氨化甲醇：用甲醇稀释至 4mL 氨水溶液（密度 0.88g/mL）

至 100mL。

（4）乙酸乙酯：分析纯。

（5）10% 碳酸钠溶液：称取 10g 污水碳酸钠溶解于 90mL 蒸馏水中即成。

（6）双三甲基硅烷三氟乙酰胺，BSTFA。

（7）甲苯：分析纯。

（8）SCX 小柱：Supelclean，LC－SCX Sep Pak 小柱，500mg，3mL。

（9）盐酸克伦特罗标准溶液　储备液：精确称取适量的盐酸克伦特罗标准品，用甲醇配成浓度约为 1mg/mL 的标准储备液，储于冰箱中。有效期 3 个月。

工作液：将储备液用甲醇稀释成浓度为 10～2000μg/L 的克伦特罗标准溶液，存放在冰箱中备用。

三、仪器及设备

聚四氟乙烯离心管，50mL，具塞。具聚四氟乙烯拧盖的试管。均质器。机械真空泵。漩涡混合器。恒温箱，精度为 ±3℃。离心机。气相色谱－质谱联用仪（GC－MS 联用仪）。

四、实验步骤

1. 提取

称取（5.00±0.05）g 样品于带盖的聚四氟乙烯离心管中，加入 15mL 乙酸乙酯，再加入 3mL 10.0% 碳酸钠溶液，然后以 10000r/min 以上的速度均质 60s，盖上盖子以 5000r/min 的速度离心 2min，吸取上层有机溶剂于离心管中，在残渣中再加入 10mL 乙酸乙酯在漩涡混合器上混合 1min，离心后吸取提取液。在收集的有机溶剂中加入 5mL 0.10mol/L 的盐酸溶液，漩涡混合 30s，以 5000r/min 的速度离心 2min，吸取下次溶液，同样步骤重复萃取 1 次，合并两次萃取液，用 2.5mol/L 氢氧化钠溶液调节 pH 至 5.2。

2. 净化

SCX 小柱依次用 5mL 甲醇、5mL 水和 5mL 30mmol/L 盐酸活化，然后将萃取液上样至固相萃取小柱中，依次用 5mL 水和 5mL 甲醇淋洗柱子，在溶剂流过固相萃取柱后，抽干 SCX 小柱，再用 5mL 4% 氨化甲醇溶液洗脱，收集洗脱液。

3. 测定

（1）衍生化　在 50℃ 水浴中用氮气吹干上述洗脱液，加入 100μL 甲苯和 100μL GSTFA，试管加盖后于漩涡混合器上振荡 30s，在 80℃ 的烘箱中加热衍生 1h（盖住盖子），同时吸取 0.5mL 标准工作液加入到 4.5mL 4% 氨化甲醇溶液中，用氮气吹干后同样品操作，待衍生结束冷却后加入 0.3mL 甲苯转入进样小瓶中，进行气相色谱－质谱分析。

（2）GC－MS 测定参数设定　色谱柱：HP－5MS 5% 苯基甲基聚硅氧烷（30m×0.25mm（内径），0.25μm（膜厚））；进样口：220℃；进样方式：不分流；进样体积：1μL；柱温：70℃（保持 0.6min），以 25℃/min 升温至 200℃（保持 6min），以

25℃/min 升温至 280℃（保持 5min）；载气：氦气；流速：0.9mL/min（恒流）；GC－MS传输线温度：280℃；溶剂延迟：8min；EM电压：高于调谐电压200V；离子源（EI）温度：200℃；四极杆温度：160℃；选择离子监测：（m/z）86，212，262，277。

4. 定性定量方法

（1）定性　样品峰与标样的保留时间之差不多于 2s，并人工比较选择离子的丰度，其中试样峰的选择离子相对强度（与基峰的比例）不超过标准相应选择离子相对强度平均值的 ±20%（m/z 262）和 50%（m/z 212，277）。

（2）定量方法　选择试样峰（m/z 86）的峰面积进行单点或多点校准定量。当单点校准定量时根据样品液中盐酸克伦特罗含量情况，选择峰面积相近的标准工作溶液进行定量，同时标准工作溶液和样品液中盐酸克伦特罗响应值均应在仪器检测线性范围内。

5. 结果计算

试样中盐酸克伦特罗的含量按以下公式计算：

$$X = \frac{A \times C_s \times V}{A_s \times m}$$

式中　X——式样中克伦特罗残留含量，$\mu g/kg$；

　　　A——样液中经衍生化盐酸克伦特罗的峰面积；

　　　A_s——标准工作液中经衍生化的盐酸克伦特罗的峰面积；

　　　C_s——标准工作液中盐酸克伦特罗的浓度，$\mu g/L$；

　　　V——样液最终定容体积，mL；

　　　m——最终样液所代表的试样量，g。

6. 精密度

在重复条件下获得的两次独立测定结果的绝对差值不得超过算术平均值的 30%。

实训三　蔬菜中甲胺磷农药残留量的测定

一、实验原理

含有机磷的样品进入电离源的冷焰区，生成稳定的电负性基团（CN、PO 或 PO^{2-}）电负性基团从气化的铷原子上获得电子生成 Rb^+ 与负离子 CN^- 或 PO^-、PO^{2-}。负离子在正电位的收集极释放出电子，在电场中形成电流，被记录下来，样品的峰高与标准品的峰高相比，计算出样品待测物质的含量。

二、试剂及其配制

（1）试剂　丙酮；二氯甲烷：重蒸；无水硫酸钠；活性炭：用 3mol/L 盐酸浸泡过夜，抽滤，用水洗至中性，在 120℃ 条件下烘干备用；甲胺磷对照品。

（2）标准溶液的配制 准确称取甲胺磷标准品10mg，用丙酮制成0.1mg/mL的标准储备液。使用时用丙酮稀释成1μg/mL的标准使用液，储藏于冰箱中。

三、仪器与设备

气相色谱仪：配有NPD或FPD检测器；旋转蒸发仪；普通台式离心机。

四、实验步骤

（1）取蔬菜实验样品洗净，晾干，去掉非食部分后剁碎或经组织捣碎机捣碎，制成蔬菜试样。

（2）提取和净化。称取蔬菜试样10g，精确至0.001g，用无水硫酸钠（因蔬菜含水量不同而加入量不同，50~80g）研磨呈干粉状，倒入具塞锥形瓶中，加入0.2~0.4g活性炭（根据蔬菜色素含量）至80mL，丙酮，振摇0.5h，抽滤，滤液浓缩定容至5mL，待气相色谱分析。

（3）色谱条件。

检测器：NPD；色谱柱：OV-101石英毛细管柱，分流比：50:1；进样量：2μL；气流：空气流速60mL/min，氢气流速3.0mL/min，氮气流速15mL/min；

放大器信号输出值：10~30；

极化电压：3.5V；

检测器基座温度300℃，气化室230℃，柱温采用程序升温：50℃保持2min，15min内升高到200℃，保持3min。

（4）测定。定性：以甲胺磷农药标样的保留时间定性。

定量：用外标法定量，以甲胺磷已知浓度的标准样品溶液作外标物，按峰高定量。

（5）结果计算

$$X_{m} = \frac{H_{m} \times E_{s} \times V_{1}}{H_{s} \times V_{2} \times m}$$

式中　X_{m}——样品中甲胺磷含量，mg/kg；

　　　E_{s}——进样的标样中甲胺磷的含量，ng；

　　　H_{m}——样品的峰高，mm；

　　　H_{s}——标样中甲胺磷的峰高，mm；

　　　V_{1}——浓缩定容体积，mL；

　　　V_{2}——注入色谱样品的体积，μL；

　　　m——样品的质量，g。

五、注意事项

（1）开机顺序：氮气-主机-氢气和助燃气；关机时基座温度降低到室温左右才可以关闭氮气（尾吹气，15mL/min）。

（2）检测中使用的氮气必须是高纯度，要求纯度大于99.99%。

（3）OV-101色谱柱（油状甲基聚硅氧烷）为弱极性，检测时，如果原料中可能有多种相似组分，使用程序升温可使固定相对甲胺磷有更好选择性，获得较好分离度。

（4）溶剂应避免使用氯代烃溶剂，水、甲醇、乙醇等溶剂对电离源的性能和寿命也有一定影响，同样要尽量避免。

（5）切勿用带氰基的固定液，还应避免使用磷酸处理样品。

实训四　土壤中镉的测定——原子吸收分光光度法

一、实验原理

将采集到的土壤样品用 $HNO_3 - HF - HClO_4$ 或 $HCl - HF - HClO_4$ 混酸体系消化后，将消化液直接喷入空气——乙炔火焰。在火焰中形成的镉（Cd）基态原子蒸汽对光源发射的特征电磁辐射产生吸收。测得试液吸光度扣除全程序空白吸光度，从标准曲线查得 Cd 含量。计算土壤中 Cd 含量。

该方法适用于高背景土壤（必要时应消除基体元素干扰）和受污染土壤中 Cd 的测定。方法检出限范围为 0.05 ~ 2mg Cd/kg。

二、试剂

盐酸：特级纯。

硝酸：特级纯。

氢氟酸：优级纯。

高氯酸：优级纯。

镉标准储备液：称取 0.5000g 金属镉粉（光谱纯），溶于 25mL（1:5）HNO_3（微热溶解）。冷却，移入 500mL 容量瓶中，用蒸馏水稀释并定容。此溶液每毫升含 1.0mg 镉。

镉标准使用液：吸取 10.0mL 镉标准储备液于 100mL 容量瓶中，用水稀释至标线，摇匀备用。吸取 5.0mL 稀释后的标液于另一 100mL 容量瓶中，用水稀释至标线即得每毫升含 5μg 镉的标准使用液。

三、仪器

1. 原子吸收分光光度计

空气——乙炔火焰原子化器，镉空心阴极灯。

2. 仪器工作条件

测定波长：228.8nm。通带宽度：1.3nm。灯电流：7.5mA。火焰类型：空气 - 乙炔，氧化型，蓝色火焰。

四、测定步骤

1. 土样试液的制备

称取 0.5 ~ 1.000g 土样于 25mL 聚四氟乙烯坩埚中，用少许水润湿，加入 10mL HCl，在电热板上加热（<450℃）消解 2h，然后加入 15mL HNO_3，继续加热至溶解物剩余约 5mL 时，再加入 5mL HF 并加热分解除去硅化合物，最后

加入 5mL $HClO_4$ 加热至消解物呈淡黄色时，打开盖，蒸至近干。取下冷却，加入 $(1+5)$ HNO_3 1mL 微热溶解残渣，移入 50mL 容量瓶中，定容。

同时进行全程序试剂空白实验。

2. 标准曲线的绘制

吸取镉标准使用液 0、0.50、1.00、2.00、3.00、4.00mL 分别于 6 个 50mL 容量瓶中，用 0.2% HNO_3 溶液定容、摇匀。此标准系列分别含镉 0、0.05、0.10、0.20、0.30、0.40μg/mL。测其吸光度，绘制标准曲线。

3. 样品测定

（1）**标准曲线法**　按绘制标准曲线条件测定试样溶液的吸光度，扣除全程序空白吸光度，从标准曲线上查得镉含量。

$$镉含量（mg/kg）= \frac{m}{m_1}$$

式中　m——从标准曲线上查得镉含量，μg；

m_1——称量土样干质量，g。

（2）**标准加入法**　取试样溶液 5.0mL 分别于 4 个 10mL 容量瓶中，依次分别加入镉标准使用液（5.0μg/mL）0、0.50、1.00、1.50mL，用 0.2% HNO_3 溶液定容，设试样溶液镉浓度为 c_x，加标后试样浓度分别为 $c_x + 0$、$c_x + c_s$、$c_x + 2c_s$、$c_x + 3c_s$，测得之吸光度分别为 A_x、A_1、A_2、A_3。绘制 A—c 图。由图知，所得曲线不通过原点，其截距所反映的吸光度正是试液中待测镉离子浓度的响应。外延曲线与横坐标相交，原点与交点的距离，即为待测镉离子的浓度。结果计算方法同上。

五、注意事项

（1）土样消化过程中，最后除 $HClO_4$ 时必须防止将溶液蒸干涸，不慎蒸干时 Fe、Al 盐可能形成难溶的氧化物而包藏镉，使结果偏低。注意无水 $HClO_4$ 会爆炸！

（2）镉的测定波长为 228.8nm，该分析线处于紫外光区，易受光散射和分子吸收的干扰，特别是在 220.0～270.0nm，NaCl 有强烈的分子吸收，覆盖了 228.8nm 线。另外，Ca、Mg 的分子吸收和光散射也十分强。这些因素皆可造成镉的表观吸光度增大。为消除基体干扰，可在测量体系中加入适量基体改进剂，如在标准系列溶液和试样中分别加入 0.5g La $(NO_3)_3 \cdot 6H_2O$。此法适用于测定土壤中含镉量较高和受镉污染土壤中的镉含量。

（3）高氯酸的纯度对空白值的影响很大，直接关系到测定结果的准确度，因此必须注意全过程空白值的扣除，并尽量减少加入量以降低空白值。

第四章
新型食品的安全性

学习目标
1. 掌握辐照食品、保健食品的有关概念。
2. 掌握转基因食品知识。

能力目标
1. 掌握有关辐照食品、保健食品的安全性问题。
2. 掌握转基因食品的安全性问题。

第一节
辐照食品

由于微生物和寄生虫等生物性危害对食品的污染以及食品工业发展的需要，对食品加工与保藏技术提出了更高的要求，这种需求也促进了食品辐照技术的发展。食品辐照（food irradiation）亦称"食品照射"或"电离辐射灭菌"，指将食品暴露在辐射源下，利用放射线照射食品（包括原材料），延迟新鲜食物某些生理过程（如发芽和成熟）的发展，或对食品进行杀虫、杀菌、防霉、消毒等处理，达到延长保藏时间，稳定、提高食品质量目的的操作过程。与其他食品保藏方法相比，辐照灭菌有其独特的优势，但辐照食品可能带来的危害也是许多消费者普遍关心的问题。因此，如何趋利避害，使食品辐照技术在保证对人体无害的基础上，最大限度的为食品工业服务，一直是食品安全领域的研究焦点。

一、辐照食品的概述

（一）食品辐照技术的发展历程

自 19 世纪末（1895 年）伦琴发现 X 射线后，Mink（1896）就提出了 X 射线的杀菌作用。但直到第二次世界大战以后，射线辐射保藏食品的研究和应用才有了实质性的开始。此后的 30 年，食品辐照技术的研究不断深入，尤其在许多发展中国家受到了很大的重视。食品辐照技术是以辐射加工技术为基础，运用 X 射线、γ 射线或高速电子束等电离辐射产生的高能射线对食品进行加工、处理，在能量的传递和转移过程中，产生强大的物理效应和生物效应，以达到杀虫、杀菌、抑制生理过程，从而提高食品卫生质量、保持营养品质及风味或延长货架期的目的。

目前，全世界已有 42 个国家和地区批准辐照农产品和食品 240 多种，年市场销售辐照食品的总量高达 20 多万吨，辐照食品的种类也在逐年增加。截止 2005 年我国辐照食品的种类已达七大类 56 个品种，七大类产品分别是辐照豆类、谷物及其制品，辐照干果、果脯类，辐照熟畜禽肉类，辐照冷冻包装畜禽肉类，辐照香辛料类，辐照水果、蔬菜类，辐照水产品类。

（二）辐照剂量单位

1. 电子伏特

辐照强度是辐射（线）的重要物理参数，常用电子伏特（electron volt，eV）表征。电子伏特是能量的单位，代表一个电子在经过 1 个伏特（volt）电压的电场加速后所获得的动能，$1MeV = 10^6 eV$。

2. 戈瑞和拉德

被辐射物吸收能量的单位用戈瑞（gray，Gy）表征，1Gy 即 1kg 被辐照物质吸收 1 焦耳的能量，$1Gy = 100J/kg$。

（三）用于食品辐照的射线来源

用于食品辐照的射线一方面需要具有足够的穿透力，以使食品内部能受到辐照处理。辐射的穿透程度取决于射线的性质及接受辐照物质本身的性质，γ 射线、β 射线和电子均有较强的穿透力。另一方面，这些射线的能量还必须不足以使食品分子的原子结构破裂，使它们成为放射性物质，例如中子的穿透力就非常强，它的能量足以改变食品分子的原子结构，可使被它们作用的元素变成放射性元素，显然这种射线不能应用于食品辐照领域。此外，还要考虑成本及操作是否简单可行等因素。

目前认为，只有 4 种辐射源适用于食品辐照技术，其中两种由机器产生，两种由放射性元素产生。前者包括由加速器产生的 X 射线（5MeV）和加速电子（10MeV），后者包括由 ^{60}Co（1.17MeV 和 1.33MeV）和 ^{137}Cs（0.66MeV）产生的 γ 射线。

（四）辐射的生物学效应

辐射的生物学效应包括直接作用和间接作用，直接作用指辐射直接在生物分子上沉积能量，引起分子发生电离或激发，导致分子结构的改变和生物活性的丧失，如直接破坏核酸、蛋白质和酶等与生命有关的物质，也就是说，吸收的能量和出现的损伤发生于同一分子上。若吸收能量的是某一分子而受损伤的却是另一分子，这就是间接作用，即辐射能被"环境"物质吸收后，通过分子间的能量传递或释放可扩散的高活性自由基（包括水的辐射分解产物和生物分子自由基）攻击生物大分子，从而间接地引起损伤。

在辐射生物学作用的早期阶段，直接作用占有重要地位；但含水量较高的物质，其中的水分通常会吸收大部分辐射能，因而水自由基引起的间接作用显然也是导致损伤的重要原因；事实上，在任何情况下，直接和间接作用都是同时存在的，它们的影响取决于辐射源及被辐射体等诸多因素。

二、食品辐照技术的特点

(一) 食品辐照技术的优点

（1）杀灭微生物和害虫的效果显著，能杀灭食品表面和内部的病原生物。

（2）辐照处理的整个工序可连续操作，对包装与否及包材无严格要求，辐照剂量可根据需要进行调节，为生产和产品处理提供了方便，生产效率较高。

（3）产生的热量极少，可忽略不计，一定剂量的照射不会使食品发生感官上的明显变化，在冷冻状态下也能对食品进行辐射处理，因此食品辐照技术被誉为"冷杀菌"。

（4）无其他残留物，不产生二次污染。

（5）节约能源，与热处理、干燥和冷冻保藏技术相比，可节能 70% 左右。

（6）辐照处理能改善某些食品的工艺和质量，如酒类的辐照陈化、牛肉的辐照嫩化和大豆的辐照助消化等。

(二) 食品辐照技术的缺点

1. 对食物营养价值的破坏

经辐照处理的食品除了病原生物被杀死，食品本身的营养物质，如维生素 A、维生素 E、B 族维生素和维生素 C 等也会有所破坏，而蛋白质、有机酸、不饱和脂肪酸、益生菌和多酚类等抗氧化剂也会被辐照破坏。辐照处理的食品不仅存在营养价值降低的问题，同时也涉及食品感官的不良变化。

2. 有害物质的生成

经过辐照的食品是否生成有害成分及导致有害作用，特别是慢性危害和致突变、致畸变、致癌的问题是大家关注的食品安全热点之一。有些专家认为，辐照会诱发食品产生"三致"和有害因子，而后来的研究则认为这是没有根据的（1977 年，FAQ/IAEA/WHO Expert Committee）；文献中曾有过高剂量（>10kGy）照射生成有害物质的报道，但低于 10kGy 剂量的照射却不曾发生过这种情况。

3. 突变微生物潜在的危害

在非杀灭剂量条件下，一些病原微生物可能因核酸受损而发生基因突变，并存活下来。有人担心食品中残存的病原菌或病毒发生突变可能造成新的危害。尽管现有的一些实验未能证明有这种危险性，但类似的可能性在理论上是存在的，通过突变，病原菌有更强的适应能力和致病能力。食品辐照技术的不断应用成为了一个新的致微生物突变源，加快了微生物在自然界中的进化速度，特别是辐照食品和人体肠道生态密切相关，其长期影响须密切关注。低剂量非杀灭性辐照的广泛应用会诱变出新的抗性菌株，而抗性菌株的抗性基因可能通过质粒和转座子进行横向漂移，进入其他微生物而导致致病菌株产生抗性，为化学治疗带来障碍，从长远来看这方面的问题可能会成为食品辐照技术应用的最大壁垒，这种效应的负面影响还需认真评估。另外，由于诱变效应，在食品加工过程中，微生物的抗辐照能力提高是难以避免的。

三、食品辐照技术的应用

利用辐照技术处理食品时应注意以下几个问题。

（1）按规定剂量和方式辐照处理食品，严格遵循《GB/T 18524—2001 食品辐照通用技术要求》和 GB 14891.1～9 辐照食品系列卫生标准要求。

（2）同一食品不得重复辐照处理。但对下列食品可进行重复照射，其总的累积吸收剂量不得超过 10kGy。

①为控制病虫害而进行辐照的含水量低的食品，如谷类、豆类及干燥食品类。

②用低剂量（<1kGy）辐照的原料制成的食品。

③为达到预期效果，可将所需的全部吸收剂量分多次进行照射的食品。

④辐照原料不超过 5% 的食品。

（3）对于加工食品中可能污染的生物性危害能用标准卫生操作程序（SSOP）进行控制的就不使用辐照处理技术。

（4）对污染超标、腐败变质严重或查出可能被产毒素菌株污染的食品，不宜用辐照技术处理。

（5）由于辐照处理大多是带包装进行的，所以食品包材的选择以不能在辐照过程中或因辐照处理后产生或释放能转移到食品中的有毒有害物质，也不应产生异味等为基本要求。

（6）除了微生物，活性酶的存在也是引起肉类腐败变质的重要原因之一。通常的辐照剂量不能使肉中的酶失活，所以对肉类等动物性食品进行辐照处理时，应先加热使其蛋白分解酶完全钝化后再进行辐照处理。肉类在高剂量辐照处理后会使产品产生异味，目前防止异味的最好方法是在冷冻条件下进行辐照，因为异味的形成主要因间接辐照作用，在冷冻状态下，水中自由基的流动性减弱，可防止自由基与肉类成分相互反应而产生异味。

（7）尽管食品辐照技术有诸多优点，但毕竟是食品保藏中的一种辅助措施，还需与其他保藏条件相配合才能取得良好的效果。

（8）辐照食品在包装上必须有符合规定的辐照食品标识，充分满足消费者的知情权和选择权。

第二节
保健食品

随着社会经济的快速发展，我国在改善居民食物与营养状况的问题上取得了巨大的成就。但由于各地区经济发展不平衡，以及营养知识普及程度参差不齐等原因，我国部分地区仍存在营养不良现象，研发和推广各种保健食品是解决上述问题的有效措施。

一、保健食品的概述

（一）保健食品的定义

保健食品又称功能性食品（functional food），由国家食品药品监督管理局制定颁布，并于 2005 年 7 月 1 日起实施的《保健食品注册管理办法（试行）》中明确规定：保健食品是指声称具有特定保健功能或者以补充维生素、矿物质为目的的食品，即适宜于特定人群食用，具有调节机体功能，不以治疗疾病为目的，并且对人体不产生任何急性、亚急性或者慢性危害的食品。

此定义包含 3 个要素：首先，保健食品是食品的一个种类，具有一般食品的营养功能和感官功能（色、香、味、形、质）；其次，保健食品必须具有一般食品不具有或不强调的调节人体生理活动的功能，即第三功能；再次，保健食品不是药品，不能取代药品治疗疾病的作用。可以说保健食品是介于食品和药品之间的一种特殊食品，它强调的是其中所含的功效成分对人体生理机能的调节作用。

（二）保健食品的发展历史

各国保健食品的发展历史相似，大体经历了 3 个阶段：第一代保健食品仅根据食品中的营养素成分或强化的营养素来推知该食品的功能，没有经过科学验证；第二代保健食品是指经过动物和人群实验，确知其具有某种生理调节功能的食品；第三代保健食品不仅需要经过动物和人群实验证明其具有某种生理调节功能，还需确知有该项功能的活性因子的化学结构、含量、作用机理及其在食品中的配伍性和稳定性等。在美、日等发达国家的市场上，大部分保健食品是第三代保健食品，而我国大多数则属于第一代或第二代保健食品，第三代保健食品仅占 10% 左右。因此，我国的保健食品要想进入国际市场，必须把发展第三代保健食品作为今后研发的重点。

二、保健食品的特点

（一）保健食品必须符合的要求

（1）其功能经过必要的动物和人群实验，证实其具有明确的保健作用。

（2）各种原料及终产品必须符合相应的食品卫生要求，对人体不产生任何急性或慢性危害。

（3）保健食品配方的组成及用量必须具有科学依据，并具有明确的功效成分，若在现有技术条件下不能明确其功效成分，则至少应确定与保健功能有关的主要原料的名称。

（4）必须达到《保健食品生产规范》要求的企业生产。

（5）产品的宣传、广告不得夸大其功能和作用。

（6）产品的标签和说明书必须符合国家有关标准的要求，并标明下列内容：①保健作用和适宜人群。②食用方法和适宜的食用量。③贮藏方法。④主要原料和功效成分的名称。⑤产品的批准文号和保健食品标志。⑥有关标准及要求规定的其他标签内容。

（二）保健食品调节人体机能的作用

保健食品除了具有普通食品的营养和感官两大功能外，还具有调节生理作用的第三大功能，其具体功效包括：增强免疫力、延缓衰老、减肥、辅助降血脂、辅助降血糖、辅助降血压、抗氧化、辅助改善记忆、缓解视疲劳、促进排铅、清咽、改善睡眠、促进泌乳、抗疲劳、提高缺氧耐受力、抗辐射、调节生长发育、增加骨密度、改善营养性贫血、修复化学性肝损伤、美容养颜、调节肠道菌群、促进消化、润肠通便和保护胃黏膜等。

（三）保健食品的注册和审批机制

《中华人民共和国食品安全法》第五十一条明确规定：凡声称具有保健功能的食品必须经由国务院卫生行政部门审查批准、严格监管。根据国务院的指示，2003 年 9 月后由国家食品药品监督管理总局（SFDA）负责保健食品的注册和审批职能。获国家批准的保健食品，在生产上市前还必须到省级卫生行政部门申请卫生许可证。

国产保健食品的申请，申请人应首先向所在地的省级食品药品监督管理部门提出申请，经初审同意后报 SFDA 评审。SFDA 收到省级食品药品监督管理部门报送的审查意见、申报资料和样品后，对符合要求的应在 70 个工作日内组织食品、营养、医学、药学和其他技术人员对申报资料进行审查，并作出审查决定。准予注册的，向申请人授予《国产保健食品批准证书》。

进口保健食品的申请，申请人应当按照规定填写《进口保健食品注册申请表》，并将申报资料和样品直接报送 SFDA。SFDA 应当在受理申请后的 70 个工作日内组织食品、营养、医学、药学和其他技术人员对申报资料进行审查，并作出审查决定。准予注册的，向申请人授予《进口保健食品批准证书》。

三、我国保健食品存在的问题和发展前景

经济的飞速发展促进了生活水平的提高，使人们对食物的要求不只满足于温饱状态，而是向营养保健型转变。这种食品需求方向的变化，促进了我国保健食品产业的发展。但不能否认我国还不成熟的保健食品产业仍存在许多问题，采取有效的措施解决这些问题，促进保健食品产业健康、稳步地发展对提高国民健康和生活质量水平具有重要意义。

（一）我国保健食品存在的问题

1. 低水平重复现象严重

我国对保健食品审批的门槛较低，这在一定程度上促进了保健食品市场的繁荣，但势必会在一定程度上影响保健食品产业的健康发展。加之部分保健食品产销企业管理层的素质不高，对企业没有一个长远考虑，缺乏科学决策，造成产品开发力度不够，低水平重复现象严重。据统计，卫生部批准的 3000 多种保健食品，其功能主要集中在补钙、排毒养颜、润肠通便这 3 项上，合计超过总量的 50%。开发产品的功能如此集中，不仅造成了资源的浪费，也难以取得良好的经济效益。

2. 基础研究投入欠缺

保健食品产销是一个知识密集型产业，需多学科协作，且需要各部门密切配合，但我国的教育体系目前还不适应当前保健食品产业的发展。如国内的"食品科学"专业大都设置在轻工和农业院校，它们的研究重点是食品加工过程中的工艺、技术问题，"食品与健康的关系"领域和保健食品问题涉及普遍不够。而医学类院校的相关科研则主要集中在"天然药物"领域，对保健食品涉足不多，更不用说对专业人才的培养。

而在保健食品加工、营销领域，绝大多数资金投入都用于广告宣传和媒体公关，用于产品研发的经费非常有限，这也是造成保健食品产业发展缓慢的重要原因。

3. 主要采用非传统的食品形态，价格普遍较高

我国的保健食品常采用非传统的食品形态，多以片剂、胶囊和口服液等形式出现，脱离了人们的日常生活习惯，给人一种食药不分的印象。而且市场上相当一部分保健食品以直销的方式进行销售，价格昂贵，存在暴利，让消费者望而却步。

某些发达国家对保健食品的管理政策值得我们借鉴。比如，日本规定保健食品仅能以食品作为载体进行生产、加工，而在美国保健食品的价格是工薪阶层家庭完全能够接受的。

4. 缺乏诚信，夸大产品功效

某些保健食品生产企业及经销商，无视消费者的利益，过分宣传、夸大保

健食品的功效，用"彻底治愈、包治百病"等字眼误导消费者，在社会上造成不良影响，使消费者对保健食品失去信任，进而影响保健食品行业的健康发展。

5. 监督管理难度大

目前，我国对保健食品管理的重点是对保健食品配方的审批，确保产品成分无毒且功能真实。截止 2001 年年底，经卫生部批准的保健食品共 3000 多个，其中 90% 以上属于第二代产品。因其功能因子不明确、作用机理不清楚，所以这些产品一旦造假则难以鉴别，给产品监管带来较大的困难。

（二）我国保健食品的发展趋势

目前我国保健食品产业的发展趋势有以下几个方面。

1. 大力开发第三代保健食品

目前，我国的保健食品大部分属于采用既是药品又是食品的中药辅以一般食材配制而成的第二代保健食品，这是我国保健食品市场区别于其他国家最显著的特点。如果我们在现有保健食品研究的基础上，开发出具有明确量效关系的第三代保健食品，就能够与国际接轨，参与保健食品领域的国际竞争。随着中国加入 WTO 和居民生活质量的不断提高，功能因子作用明确的第三代保健食品的需求量必然会增加。因此，发展第三代保健食品，推动保健食品的升级换代不仅具有一定的社会意义，还具有显著的经济效益。

2. 开展多学科交叉的基础研究与创新性产品的开发

保健食品的功能在于本身的活性成分对于人体生理作用的调节，因此保健食品的研发与生理学、生物化学、营养学及中医药学等多种学科的研究进展密切相关。应用相关学科的知识、采用现代科技手段，从器官、细胞、分子等水平上研究保健食品的功效及其功能因子的作用机制，走产学研结合道路，开发出具有自主知识产权的功能性食品是保健食品产业的发展趋势。

3. 加强高新技术在保健食品生产中的应用

采用膜分离技术、微胶囊技术、超临界流体萃取技术、食品生物技术、现代分析检测技术等先进的食品加工技术，实现从原料中提取并浓缩有效成分、同时剔除有害成分的加工过程，再以各种有效成分为功能因子，根据不同的科学配方和产品要求，确定合理的加工工艺进行生产是第三代保健食品的发展方向，也是生产高品质保健食品的重要保障。

4. 加强保健食品生产企业市场准入和规范化运营管理制度的建立，实施名牌战略

保健食品行业的相关行政管理部门，首先应建立有效的市场准入机制，定期审查保健食品生产企业的资质，建立标准化的运作流程，通过具体的可量化指标来考核企业运作和服务，营造一个健康的生产环境，实力达标的企业才能入围，从而提高保健食品产销领域的监管效率。同时管理部门必须严格规范保健食品广告的投放，这也是促进保健食品行业具有高信誉度的有效措施。

　　"名牌产品"和"明星企业"对一个行业的推动作用是十分重要的，在未来几年内，着手组建和扶持一批高水准的保健食品产销企业，使之成为该领域的龙头，以带动整个保健食品行业的健康发展，是我国保健食品产业发展的趋势之一。

　　总之，保健食品是食品领域中充满潜力和发展机遇的行业，分析保健食品在国内外市场上存在的问题，结合国际保健食品的发展趋势及我国食品工业发展的特点，努力挖掘以中医药功能因子为代表的新食品资源，加快国内第三代保健食品的研发步伐，开发出具有中国特色的第三代保健食品，具有重要的理论和实际应用意义。

第三节

转基因食品

　　转基因生物是利用现代分子生物技术，将某些生物的基因转移到其他物种中去，改造生物的遗传物质，使其在性状、营养品质、消费品质等方面向人们需要的目标转变的一类生物。以转基因生物为原料加工生产的食品就是转基因食品（genetically modified food，GMF）。转基因食品是现代生物技术的产物，转基因技术已广泛地应用于农业和生物医药工业的生产，转基因食品越来越深刻地影响、甚至改变着人类的生活。虽然转基因技术产生的影响基本上是正面的，但是人们也有理由担心转基因生物可能给生态环境及食品安全带来负面影响。转基因作为一种新兴并快速发展的生物技术手段，它的不成熟和不确定性，必然使得转基因食品的安全性问题成为人们关注的焦点。

一、转基因食品的概述

（一）转基因食品的发展

　　从 1983 年转基因烟草问世，到 1996 年转基因农作物全球的商业化种植，基因工程为多个领域尤其是食品加工行业带来了深刻的变革。转基因食品的研究已有几十年历史，但真正的商业化生产是近二十年的事。20 世纪 90 年代初，第一种市场化的转基因食品——延迟成熟的番茄在美国问世，这项成果本是在英国研究成功的，但英国人并没敢将其商业化生产，美国人便成了第一个吃螃蟹的人，这让相对保守的英国人后悔不迭。此后，转基因食品就一发不可收拾。1998 年全球转基因植物的种植面积仅 2780 万 hm^2，美国最多，占 74%，中国不到 1%。转基因植物按种植面积的大小排在前五位的是大豆、玉米、棉花、油菜和马铃薯，转入基因的性状主要是抗除草剂和抗虫，分别占 77% 和 22%。1999 年全球转基因植物的种植总面积达 4000 万 hm^2，其中美国、加拿大、阿根廷三国合计占 99%，此外，中国、印度等国也有一定面积的种植。2002 年全世界转基因作物的总种植面积为 5870 万 hm²，主要生产国为美国、阿根廷、加拿大和中国，主要农作物包括抵抗害虫的玉米、抵抗杀虫剂的大豆、抵抗病虫害的棉花、富含胡萝卜素的水稻、耐寒抗旱的小麦、抵抗病毒的瓜类和控制成熟时间及硬度的番茄等。据相关国际机构预测，到 2015 年，世界转基因食物的市场总收入将高达 32000 亿美元，其中仅转基因农作物的种子收入就高达 3200 亿美元。届时，全世界转基因作物的种植面积将增至 1 亿 5000 万 hm²。

（二）转基因食品的分类

1. 植物性转基因食品

植物性转基因食品是指以转基因农作物为原料生产、加工的食品，是数量最多的转基因食品。例如，生产面包时需要高蛋白含量的小麦，但非转基因小麦品种含蛋白质普遍较低，将高效表达的蛋白合成基因转入小麦，以其为原料制成的面包将具有更好的焙烤性能。

2. 动物性转基因食品

动物性转基因食品是指以转基因动物为原料生产的肉、鱼、蛋、奶及其加工产品等。这类食品主要是利用胚胎移植技术培育的生长速率快、抗病能力强、感官质量好的动物性食品。例如，在猪的基因组中转入人的生长激素基因，该基因的异源表达使猪的生长速度显著增加，且肉质大幅提高。

3. 微生物性转基因食品

所谓微生物性转基因食品，是指以转基因微生物或其代谢产物为原料生产的食品及食品添加剂。例如，生产奶酪的凝乳酶，以往只能从小牛的胃中分离提取，现在利用转基因技术已能够使凝乳酶在转基因微生物的发酵液中大量积累，从而也降低了奶酪的生产成本。

二、转基因食品的特点

（一）转基因食品的优点

1. 提高农作物产量，解决粮食短缺问题，减少环境污染

盐碱、干旱、病虫害是造成农作物绝收、减产的主要原因之一，利用 DNA 重组、细胞融合等基因工程技术将多种抗病毒、抗虫害、抗干旱、耐盐碱基因导入一般农作物体内，获得具有优良性状的转基因农作物品系，显著提高了产量、降低了成本。许多科学家认为，转基因技术可以把发展中国家的农业生产率提高 25% 左右，届时困扰人类的粮食短缺和饥饿问题有望得到解决。同时，转基因技术的应用，可以减少或避免使用农药、化肥等生产资料，极大地减少了食品残留物等农业化学性公害所造成的环境污染、人畜伤亡等问题。

2. 延长果蔬等食品的保鲜期，满足食品保藏的需求

蔬菜、水果的传统保鲜技术如冷藏、化学保藏、气调保藏等，在储藏费用、期限、保鲜效果等方面均存在不足之处，常常导致果蔬软化、过熟、腐烂变质

等，造成巨大的浪费。通过转基因技术可直接生产耐储存的果蔬。比如，在普通的番茄里转入一种在北极生存的海鱼的抗冻基因，就能使其在低温条件下长期保存，显著延长了番茄的货架期。目前，国内外都已有商品化的转基因耐储藏番茄的种植和销售，其相关研究已扩大到草莓、香蕉、芒果、桃、西瓜等其他农产品。

3. 改善食品的品质

通过转入或失活某些能表达某种特性的基因，能够达到改善食品营养价值和风味的目的。如利用外源基因导入或基因替换技术可以改善牛奶的成分，提高其营养和消化吸收率，生产供特定人群的食用牛奶。此外，还可将一些动物的基因转移到植物中去，使植物性食品带有某些动物性食品的营养成分及口味。传统食品通常靠添加剂来改善口感，而食品添加剂的毒副作用一直是其使用受到限制的瓶颈，转基因技术的运用可较好地解决上述不足。

4. 利用转基因技术生产能促进健康和防治疾病的食品

与传统食品相比，转基因食品在提高机体免疫力和促进健康方面更胜一筹。日本科学家利用转基因技术成功培育出可以降低血清胆固醇含量、防止动脉粥样硬化的水稻新品种；欧洲科学家培育出了米粒中富含维生素 A 和铁的转基因水稻，有利于降低夜盲症和缺铁性贫血等营养素缺乏症状的发病率。

综上所述，转基因食品有诸多的优点，通过合理地运用转基因技术改造生物，打破生物种间壁垒，不断开发新食物资源，生产出有利于人类健康的转基因食品有着深远的社会意义和广阔的市场前景。

（二）转基因食品存在的安全隐患

任何科学技术都是一把"双刃剑"，转基因技术也不例外。利用转基因技术进行育种不同于传统的杂交育种，传统的杂交育种基因重组和交换发生在同一生物种群中，而转基因可能涉及一个或多个基因在不同的生物（动物、植物、微生物）种群间转移，把来源于某一生物甚至是人工合成的基因导入受体生物内，这在自然界里是很难发生的低概率事件。在缺乏大范围和长时间科学实验的情况下，人们很难预测这些转移的基因进入一个新的遗传背景中会产生怎么的结果。总体来说，转基因食品有可能在食品安全和环境安全两个方面有潜在的风险。

1. 食品安全隐患

（1）转基因食品的毒性　许多生物本身就能产生毒性物质和抗营养因子，如蛋白酶抑制剂、溶血素、神经毒素等以抵抗病原微生物和害虫的侵袭。非转基因食物中毒素的含量并不一定会引起毒效应，但若处理不当，某些毒素（如木薯、苦杏仁中的氰苷等）可引起严重的健康问题甚至导致死亡。在转基因食品培育过程中，由于基因的导入，可能使毒素大量表达。从理论上讲，任何基因转入的方法都可能导致受体产生不可预知的变化。

（2）转基因食品的致敏性　食品过敏是一个世界性的公共卫生问题，据估计有近2%的成年人和4.6%的儿童患有食物过敏。转基因生物通常插入特定的基因片段以表达特定的蛋白，若其表达的蛋白是过敏原，则有可能引起食用者产生过敏反应。

（3）转基因食品可能引起抗生素失效　转基因食品对人类健康的另一个安全问题是抗生素抗性标记基因漂移造成的影响。抗生素抗性标记基因与插入的目的基因一起转入受体生物中，可大幅提高遗传转化细胞的筛选和鉴定效率。存在争议的问题是，抗生素抗性标记基因是否会水平整合到肠道微生物（特别是致病性微生物）的基因组中，使其产生抗生素抗性，导致耐药微生物的出现，从而降低抗生素在临床治疗中的有效性，甚至使抗生素完全失效。

（4）转基因技术的应用可能导致食物的营养价值降低或营养素代谢紊乱由于外源基因来源不同、导入位点具有随机性等问题，转基因生物极有可能产生基因缺失、错码等突变，使其表达的蛋白产物发生性状、数量及表达部位与期望值不符的情况，这可能是导致转基因食物营养价值降低或营养素代谢途径紊乱的原因。

2. 环境安全隐患

（1）破坏生态系统中的生物种群　生态系统是一个有机的整体，任何部分遭到破坏都会危及整个系统。很多转基因生物具有较强的生存能力或抗逆性，这样的生物一旦进入到环境中，就会间接伤害生态系统中的其他非转基因生物。如植入抗虫基因的农作物会比一般农作物更能抵抗病虫害的侵袭，长此下去，转基因作物将会取代非转基因作物，造成物种灭绝。但这种问题在转基因生物产业发展的初始阶段很难发现，可能要经过相当长一段时间后才能显现出来，但等发现问题的时候，可能为时已晚。

（2）转基因生物对非目标生物的影响　释放到环境中的抗病虫草害类转基因植物，可能对环境中的许多有益生物也产生直接或间接的不利影响，甚至导致一些有益生物的死亡。

（3）增加目标害虫的抗性，加速其种群进化速度　转基因农作物有增强目标害虫抗性的隐患。例如，转基因抗虫棉对第1~2代棉铃虫有很好的抵抗作用，但第3~4代棉铃虫已对转基因棉产生抗性。专家警告，如果这种具有转基因抗性的害虫变成具有抵抗性的超级害虫，就需要提高农药的使用剂量，而这将会对农田和自然生态环境造成更大的危害。

（4）基因漂移产生不良后果　转基因作物可能将其抗性基因杂交传递给其野生亲缘种，从而使本是杂草的野生亲缘种变为无敌杂草。基因漂移的过程很难人为控制，其后果也难以预测。有研究显示，世界上较重要的13种粮食作物中有12种与其野生近缘物种发生了杂交。在加拿大，被用于试验的油菜，只具有抗草甘膦、抗草胺膦和抗咪唑啉酮功能中的1种功能，但后来发现了同时具备这3种抗性的油菜，说明这 3 种油菜之间发生了杂交，而这种油菜对周围植物的生存也造成了影响。

三、转基因食品的安全性评价与管理

　　没有一种食品是百分之百安全的，食品的安全性是一个相对和动态的概念。随着科学技术的发展和社会的进步，人们对食品安全很自然地提出了更高的要求。在转基因食品产业迅速崛起的 21 世纪，在我国成为 WTO 成员之后，面对进口转基因食品的大量涌现，根据国际发展趋势，综合科技、贸易等多方面因素，制定适合我国国情的转基因食品产业发展规划和安全管理办法，加强相关食品安全科学技术的研究，将对我国食品生物技术产业的健康发展起重要推动作用。

（一）转基因食品的安全性评价

　　1. 评价的方法

　　1996 年世界经济发展合作组织（OECD）提出了《现代生物技术食品的安全性评价：概念和原则》的报告，报告中引入了一个"实质等同性"（safety assessment of food by equivalence and similarity targeting，SAFEST）的概念，并于 1996 年将实质等同性原则用于转基因食品的安全性评价。所谓实质等同性是指生物技术生产的食品与一般食品之间具有实质的等同性，现已有 67 个国家把这一原则作为转基因食品安全评价的基本原则。

　　实质等同性原则要求对转基因食品从营养和毒理学两方面进行个案评价，主要用来评价起源于具有安全食用历史的传统食品的转基因食品，通过比较转基因食品与传统食品的等同性和相似性，找到食品中作为安全性比较的靶点，并在营养成分构成、毒素水平、杂质水平、新成分的结构与功能等几个方面进行比较。若某一转基因食品和传统食品具有实质等同性，则认为其是安全的。

　　2. 评价的内容

　　在对一种转基因食品进行安全性评价时，首先要了解和描述它的背景资料，如食品的名称、成分、来源（动物、植物或微生物）、基因改造方法（宿主、载体、插入基因、重组体和标记基因的特性等）、食用目的、食用人群（是否为孕妇、乳母、婴幼儿、老年人等特殊人群）、可能的摄入量和加工方法等。为了保证转基因食品和传统的参照物"一样安全"，必须要按照实质等同性原则，对转基因作物的表型和农艺学性状、成分、营养和饲养性等方面的等同性进行综合评价，以验证它们和传统对应物是否等同。

　　3. 评价的结果

　　根据实质等同性原则将转基因食品分为以下三类。

　　（1）与传统食品实质等同的食品　这类转基因食品与传统食品相比，两者的生物和化学特性一致，成分、营养价值、体内代谢途径、杂质水平等指标的差异在传统食品的自然变异范围之内。这一类食品不必进一步证明其安全性，可直接食用。

（2）与传统食品极其相似的食品　与作为参照物的传统食品相比，差别仅是产生或缺乏某个新成分或新特性。这一类食品需要对其发生变化的成分与特性进一步分析和评价。

（3）与传统食品既不等同也不相似的食品　这类转基因食品是没有相同或相似的传统食品作为参照物与其进行比较的转基因食品，这并不意味这类食品一定不安全，但食用前必须要做广泛的毒理学评价。

4. 转基因食品的安全性评价原则

（1）转基因食品的安全性评价应以科学为依据，慎重与灵活相结合，跟上和适应生物技术的发展，不能过高或过低评估这类食品可能存在的风险。

（2）小规模试验结果能否推广、应用到大规模商业化生产，需要做进一步分析。

（3）由于实际等同性这个概念比较模糊，因此应用时应把握好尺度。实质等同性原则是转基因食品安全评价的基本原则，但并非评价的全部内容。有观点认为用实质等同性原则进行评价，仅采用生化方法而未进行毒理学、免疫学等其他检测方法，其结果是有局限性的。

（4）转基因食品的安全性评价应进行量化考核。

（5）全食物饲喂进行的动物试验应谨慎操作，且不能持续时间太长，以避免因营养不平衡等原因掩盖了转基因食品的安全性问题。

（6）评价方法和标准应与国际接轨。

（7）在保障人类健康和生态环境的前提下，应促进而不是限制转基因食品的发展。

（二）国内外对转基因食品的管理

对转基因食品安全问题的有效管理，可促进人类和平、安全、健康地利用这一技术。以基因工程技术为代表的现代生物技术在农业等领域的应用有着巨大的潜力，这既是机遇，也是挑战。

世界各国在积极发展转基因技术的同时，加强了对转基因产品的监控和管理，但因各国生物技术发展的水平和农业在经济中所占比重的不同等诸多因素，它们对转基因产品的管理原则也不尽相同。

1. 国外对转基因食品的管理状况

考虑到食品安全、农产品贸易等原因，欧盟对转基因农产品产销的限制较严格，程序也复杂得多，从1998年起欧盟就暂停进口转基因产品。现在欧盟不再禁止转基因食品，但要求转基因食品必须加贴标签后才能出售。食品零售商必须在标签上标明其中是否含有转基因成分，并规定餐馆等场所出售的食物若含有转基因成分必须在菜单上加以标注。

与欧盟不同的是，美国、加拿大、澳大利亚等乐于接受新鲜食物的国家对转基因农产品的态度相对宽松，公众舆论对转基因产品的接受程度较高，它们对转基因产品的管理也基本相似。转基因食品政策最宽松的国家是美国，其采用以产品为基础的管理模式，即转基因生物与非转基因生物没有本质区别，监控管理的对象是生物技术产品，而不是生物技术本身。2001 年 1 月美国出台了《转基因食品管理草案》，强制性地要求制造商必须在转基因食品进入市场前至少 120 天向美国 FDA 提出申请，以确认此类食品与相应的传统产品相比具有同等的安全性。

俄罗斯规定对转基因食品和含有转基因成分的食品实行政府登记制度。在转基因食品投放市场前，必须通过医学科学院食品研究所的鉴定，然后才能取得国家登记证书，国家登记证书的有效期为 3 年，到期后如续登可延长到 5 年。

日本对转基因食品采取限制进口的措施。所有转基因食品必须通过农林水产省的安全性评价并合格后才准许进口。

2. 我国对转基因食品的管理状况

我国在 2001 年 5 月颁布了《农业转基因生物安全条例》，并出台了《农业转基因生物进口安全管理办法》、《农业转基因生物标识管理办法》和《农业转基因生物安全评价管理办法》等政策、法规。其中明确规定：从 2002 年 3 月起，我国正式实施农业转基因生物标识管理办法，凡是列入标识管理目录并用于销售的农业转基因生物应当进行标识，未标识和不按规定标识的，不得生产销售或进口。

思 考 题

1. 什么是辐照食品？辐照食品有什么特点？
2. 什么是保健食品？保健食品有什么特点？
3. 目前，我国保健食品发展现状和未来的发展方向。
4. 什么是转基因食品？转基因食品的特点？

实训　转基因食品的调查

一、实训目的
了解消费者对转基因食品的认识以及转基因食品的销售情况。
二、实训场所
各大超市。
三、内容与方法
1. 了解消费者是否注意转基因食品的标识。

2. 转基因食品的种类，在本类食品中所占比例。

3. 转基因食品销售情况，购买人群。

4. 食用转基因食品的时间和身体情况。

5. 采用调查问卷或随机走访的形式。

四、思考与练习

1. 消费者对转基因食品的认知情况。

2. 转基因食品与普通食品的销售比较。

第五章
食品包装材料和容器的安全性

学习目标 掌握各种包装材料的性能。

能力目标 掌握各种包装材料存在的安全隐患。

食品工业的迅猛发展、食品包装的科技含量快速提高，人们在努力寻找实用、美观、安全的食品包装的同时，也在不断寻找不安全因素，并不断加强检验、监督。食品包装作为食品的外在构成部分，其特点：①不可食用；②对食品的保护；③对食品产生一定的影响，如对食品的感官特征的影响、理化性能的影响、卫生状态的影响。

目前我国允许使用的食品容器、包装材料以及用于制造食品用工具、设备的有：①塑料制品——热塑性塑料、热固性塑料等系列化产品、塑料添加剂；②橡胶制品——天然橡胶、合成橡胶、橡胶助剂等系列化产品；③食品容器内壁涂料——常温成膜涂料、高温固化成膜等系列化涂料及助剂（助剂必须符合《GB 9685—2008 食品容器、包装材料用添加剂使用卫生标准》的要求）；④陶瓷器、搪瓷食具；⑤铝制品、不锈钢食具容器、铁质食具容器、玻璃食具容器；⑥食品包装用纸等系列化产品；⑦复合包装袋——复合薄膜、复合薄膜袋等系列化产品。

第一节
塑料包装材料及其制品的食品安全性问题

一、塑料包装材料的污染物来源

塑料是一种以高分子聚合物——树脂为基本成分，再加进一些用来改善其性能的各种添加剂制成的高分子材料。目前几乎所有的食品，不论多少，都用塑料包装。塑料包装材料作为包装材料的后起之秀，因其原材料丰富、成本低廉、性能优良、质轻美观的特点，成为近四十年来世界上发展最快的包装材料。目前国家允许使用于食品袋的合格原料成分有：聚乙烯、聚丙烯、聚酯、聚酰胺、聚偏二氯乙烯、聚碳酸酯、聚乙烯醇、乙烯－乙烯醇共聚物等。

塑料包装材料的安全性主要表现为材料内部残留的有毒有害物质迁移、溶出而导致食品污染，其主要来源有以下几方面。

1. 树脂本身具有一定毒性

树脂中未聚合的游离单体、裂解物（氯乙烯、苯乙烯、酚类、丁腈胶、甲醛）、降解物及老化产生的有毒物质对食品安全均有影响。美国食品与药物管理局指出，不是聚氯乙烯（PVC）本身而是残存于 PVC 中的氯乙烯（VCM）在经口摄取后有致癌的可能，因而禁止 PVC 制品作为食品包装材料。聚氯乙烯游离单体——氯乙烯（VCM）具有麻醉作用，可引起人体四肢血管的收缩而产生痛感，同时具有致癌、致畸作用，它在肝脏中形成氧化氯乙烯，具有强烈的烷化作用，可与 DNA 结合产生肿瘤。聚苯乙烯中残留物质苯乙烯、乙苯、甲苯和异丙苯等对食品安全构成危害。苯乙烯可抑制大鼠生养，使肝、肾质量减轻。低分子质量聚乙烯溶于油脂产生腊味，影响产品质量。制作奶瓶用的聚碳酸酯树脂原料产生苯酚，有一定毒性，产生异味。这些有害物质对食品安全的影响程度取决于材料中这些物质的浓度、结合的紧密性、与材料接触食品的性质、时间、温度及在食品中的溶解性等。

2. 塑料包装表面污染物

由于塑料易带电，造成包装表面微尘杂质污染食品。

3. 塑料制品在制造过程中添加的稳定剂、增塑剂、着色剂等助剂的毒性

食品包装常用塑料聚乙烯（PE）、聚丙烯（PP）和聚酯（PET），由于加工过程中助剂使用较少，树脂本身比较稳定，它们的安全性是很高的。

4. 非法使用回收塑料中的大量有毒添加剂、重金属、色素、病毒等对食品造成的污染

塑料材料的回收复用是大势所趋，由于回收渠道复杂，回收品上常残留有害物质，难以保证清洗处理。有的为了掩盖回收品质量缺陷，往往添加大量涂料，导致涂料色素残留大，造成对食品的污染。甚至大量的医学塑料垃圾被回收利用，这些都给食品安全造成隐患。国家规定，聚乙烯回收再生品不得用于制作食品包装材料。

5. 油墨污染

油墨大致可分为苯类油墨、包装设备无苯油墨和醇性油墨、水性油墨等种类。油墨中主要物质有颜料、树脂、助剂和溶剂。油墨厂家往往考虑树脂和助剂对安全性的影响，而忽视颜料和溶剂间接对食品安全的危害。国内的小油墨

厂家甚至用染料来代替颜料进行油墨的制作，而染料的迁移会严重影响食品的安全性。另外有的油墨为增加附着牢度会添加一些促进剂，如硅氧烷类物质，此类物质会在一定的干燥温度下基团发生键的断裂，产生甲醇等物质，甲醇会对人的神经系统产生危害。在塑料食品包装袋上印刷的油墨，因苯等一些有毒物不易挥发，对食品安全的影响更大。近几年来，各地塑料食品包装袋抽检合格率普遍偏低，只有50%～60%，主要问题是苯残留超标等，而造成苯超标的主要原因是在塑料包装印刷过程中为了稀释油墨使用的含苯类溶剂。

6. 复合薄膜用黏合剂

黏合剂大致可分为聚醚类和聚氨酯类黏合剂。聚醚类黏合剂正逐步在淘汰，而聚氨酯类黏合剂有脂肪族和芳香族两种。黏合剂按照使用类型还可分为水性黏合剂、溶剂型黏合剂和无溶剂型黏合剂。水性黏合剂对食品安全不会产生什么影响，但由于功能方面的局限，在我国还没有广泛的应用。在我国主要还是使用溶剂型黏合剂。在食品安全方面，大多数人认为，产生的残留溶剂低就不会对食品安全产生影响，这是片面的。在我国使用的溶剂型黏合剂有99%是芳香族的黏合剂，它含有芳香族异氰酸酯，用这种袋装食品后经高温蒸煮，可迁移至食品中并水解形成芳香胺，是致癌物质。我国目前没有食品包装用黏合剂的国家标准，各个生产供给商的企业标准中也没有重金属含量指标，但国外的食品包装中对芳香胺有着严格的限制，欧盟规定其迁移量小于$10\mu g/kg$。欧盟的94/62/EC 或 90/128/EEC 指令中，对制造复合包装材料用胶和包装袋成品中铅、热收缩包装机中汞、镉、铬的含量规定了严格的指标要求。

二、常见塑料及其制品对食品安全性的影响

1. 聚乙烯（PE）

聚乙烯塑料的残留物主要包括单体乙烯、低分子质量聚乙烯、回收制品污染物残留以及添加色素残留，其中乙烯单体有低毒。由于乙烯单体在塑料包装材料中残留量极低，而且加入的添加剂量又很少，一般认为聚乙烯塑料是安全的包装材料。但低分子质量聚乙烯溶于油脂具有蜡味，从而影响产品质量。聚乙烯塑料回收再生制品存在较大的不安全性，由于回收渠道复杂，回收容器上常残留有许多有害污染物，难以保证完全清洗处理，从而造成对食品的污染。同时为掩盖回收品质量缺陷往往添加大量涂料，从而使涂料色素残留污染食品。因此，一般规定聚乙烯回收再生品不能再用于制作食品的包装容器。

2. 聚丙烯（PP）

聚丙烯塑料残留物主要是添加剂和回收再利用品残留。由于其易老化，需要加入抗氧化剂和紫外线吸收剂等添加剂，造成添加剂残留污染。其回收再利用品残留与聚乙烯塑料类似。聚丙烯作为食品包装材料一般认为较安全，其安全性高于聚乙烯塑料。

3. 聚苯乙烯（PS）

聚苯乙烯是由苯乙烯单体经自由基缩聚反应合成的聚合物，英文名称为 Polystyrene，简称 PS。无色透明、较脆、无弹性，具有高于 $100℃$ 的玻璃转化温度，因此经常被用来制作各种需要承受开水温度的一次性容器，以及一次性泡沫饭盒等。发泡聚苯乙烯用于食品容器的主要是低发泡的薄膜聚苯乙烯制品，多数加工成一次性餐具。

4. 聚氯乙烯（PVC）

聚氯乙烯是经常使用的一种塑料，它是由聚氯乙烯树脂、增塑剂和防老剂组成的树脂，本身并无毒性。但所添加的增塑剂、防老剂等主要辅料有毒性，日用聚氯乙烯塑料中的增塑剂，主要使用对苯二甲酸二丁酯、邻苯二甲酸二辛酯等，这些化学品都有毒性，聚氯乙烯的防老剂硬脂酸铅盐也是有毒的。含铅盐防老剂的聚氯乙烯制品和乙醇、乙醚及其他溶剂接触会析出铅。含铅盐的聚氯乙烯用作食品包装与油条、炸糕、炸鱼、熟肉类制品、蛋糕点心类食品相遇，就会使铅分子扩散到油脂中去，所以不能使用聚氯乙烯塑料袋盛装食品，尤其不能盛装含油类的食品。

5. 聚偏二氯乙烯（PVDC）

聚偏二氯乙烯是一种无毒无味、安全可靠的高阻隔性材料。常用来做肠衣。除具有塑料的一般性能外，还具有耐油性、耐腐蚀性、保味性以及优异的防潮、防霉、可直接与食品进行接触等性能，同时还具有优良的印刷性能。由于其具有很高的阻隔性，用它包装食品可以有效地解决产品变质问题，从而大大延长产品货架期。

第二节
橡胶制品的食品安全性问题

一、橡胶的分类

橡胶分为天然橡胶和合成橡胶。天然橡胶主要来源于三叶橡胶树，当这种橡胶树的表皮被割开时，就会流出乳白色的汁液，称为胶乳，胶乳经凝聚、洗涤、成型、干燥即得天然橡胶。合成橡胶是由人工合成方法而制得的，采用不同的原料（单体）可以合成不同种类的橡胶。天然橡胶无毒，但合成橡胶可能存在未聚合的单体和添加剂，如丁腈橡胶中可能有丙烯腈（引起流血、致畸），氯丁二烯橡胶可致肺癌、皮肤癌。橡胶助剂中的硫化促进剂、防老剂、充填剂也均有致癌的危险。

二、橡胶制品中的添加物对食品安全性的影响

橡胶单独作为食品包装材料使用的比较少，一般多用作奶瓶、瓶盖、高压

锅垫圈及输送食品原料、辅料、水的管道等。有天然橡胶和合成橡胶两大类。天然橡胶是异戊二烯为主要成分的天然高分子化合物，本身既不分解，在人体内部也不被消化吸收，因而被认为是一种安全、无毒的包装材料。但由于加工的需要，常在其中加入多种助剂，如交联剂、硫化促进剂、防老化剂、加硫剂及填充剂等。天然橡胶的溶出物受原料中天然物（蛋白质、含水碳素）的影响较大，而且由于硫化促进剂的溶出使其数值加大，给食品带来安全隐患。合成橡胶主要来源于石油化工原料，种类较多，是由单体经过各种工序聚合而成的高分子化合物，在加工中也使用了多种助剂，使用的防老化剂对溶出物的量有一定影响。一般常用的橡胶添加剂中，有毒性的或怀疑有毒性的有 β – 萘胺、联苯胺、间甲苯二胺、氯苯胺、苯基奈基胺、巯基苯并噻唑、氯丁二烯。

由于橡胶本身具有容易吸收水分的特点，所以其溶出物比塑料多。现在的日本食品卫生法，除了对哺乳用的奶嘴有一定的限制外，对橡胶制品还没有做出限制规定。我国橡胶制品卫生质量建议指标见表 5 – 1。

表 5 – 1　　　　　　　　　　我国橡胶制品卫生质量建议指标

名称	高锰酸钾消耗量/（mg/kg）	蒸发残渣量/（mg/kg）	铅含量/（mg/kg）	锌含量/（mg/kg）
奶嘴	≤70	≤40（水泡液） ≤120（4%醋酸）	≤1	≤30
高压锅圈	≤40	≤50（水泡液） ≤800（4%醋酸）	≤1	≤100
橡皮垫片（圈）	≤40	≤40（20%乙醇） ≤2000（4%醋酸） ≤3500（己烷）	≤1	≤20

第三节

纸和纸板包装材料的食品安全性问题

一、纸的分类

纸包装材料因其一系列独特的优点，在食品包装中占有相当重要的地位。在某些发达国家，纸包装材料占总包装材料总量的40%～50%，我国占40%左右。纸质包装材料可以制成袋、盒、罐、箱等容器广泛用于各种果汁、牛奶、熟食、快餐、点心等。饮料和食品的纸盒包装到处可见。单纯的纸是卫生、无毒、无害的，且在自然条件下能够被微生物分解，对环境无污染，但由于生产包装纸的原材料受到污染；或在加工处理中，纸和纸板中通常会有一些杂质、细菌和某些化学残留物，如清洁剂、涂料、改良剂，从而影响包装食品的安全性。

二、食品包装用纸的安全问题

纸中有害物质的来源及对食品安全的影响主要包括以下几个方面。

1. 造纸原料本身带来的污染

生产食品包装纸的原材料有木浆、草浆等，存在农药残留。有的使用一定比例的回收废纸制纸，因为废旧回收纸虽然经过脱色，但只是将油墨颜料脱去，而有害物质铅、镉、多氯联苯等仍可留在纸浆中。有的采用霉变原料生产，使成品含有大量霉菌。

2. 造纸过程中的添加物

造纸需在纸浆中加入化学品，如防渗剂、施胶剂、填料、漂白剂、染色剂等。纸的溶出物大多来自纸浆的添加剂、染色剂和无机颜料。其中多使用各种金属，这些金属即使在 mg/kg 级以下亦能溶出而致病。例如，在纸的加工过程中，尤其是使用化学法制浆，纸和纸板通常会残留一定的化学物质，如硫酸盐法制浆过程残留的碱液及盐类。食品安全法规定，食品包装材料禁止使用荧光染料或荧光增白剂，它是一种致癌物。此外，从纸制品中还能溶出防霉剂或甲醛。

3. 油墨污染较严重

我国没有食品包装专用油墨，在纸包装上印刷的油墨，大多是含甲苯、二甲苯的有机溶剂型凹印油墨，为了稀释油墨常使用含苯类溶剂，造成残留的苯类溶剂超标。苯类溶剂在《GB 9685—2008 食品容器、包装材料用添加剂使用卫生标准》中不允许使用，但仍被大量使用；其次，油墨中所使用的颜料、染料中，存在着重金属（铅、镉、汞、铬等）、苯胺或稠环化合物等物质，引起重金属污染，而苯胺类或稠环类染料则是明显的致癌物质。印刷时因相互叠在一起，造成无印刷面也接触油墨，形成二次污染。所以，纸制包装印刷油墨中的有害物质，对食品安全的影响很严重。为了保证食品包装安全，采用无苯印刷将成为发展趋势。

4. 纸包装物在贮存、运输时表面受到灰尘、杂质及微生物污染，对食品安全造成影响

此外，纸包装材料封口较困难，受潮后牢度会下降，受外力作用易破裂。因此，使用纸类作为食品包装材料，要特别注意避免因封口不严或包装破损而引起的食品包装安全问题。我国目前的白板纸品种单一，没有为区别不同包装物而分类，更没有针对不同食品的需要而生产专用的食品包装纸板。我国对食品包装用纸的原料及卫生指标虽有规定，但没有专门用于食品包装的纸板品种，多种食品盒使用了灰底白板纸。糕点盒、快餐盒等直接入口食品的包装纸板，由于不具有抗油性能，包装含油食品后，渗油现象相当普遍。今后应针对包装不同食物，研制生产功能型专用纸板，如包装糕点等直接入口食品的纸盒纸板、

包装供蒸烤加工的半成品类食品的纸罐纸板、包装牛奶、水果汁等的纸罐纸板等。

第四节
金属、玻璃、搪瓷和陶瓷包装材料及其制品的食品安全性问题

一、金属包装材料对食品安全性的影响

金属材料具有较高的机械强度，牢固、耐压、不碎、可延展、可咬合、可焊接、可粘接，具有优良的阻湿性和气密性，以及易于回收、容易处理，其废弃物对环境的污染相对塑料和纸较小等优点，因此金属在包装材料中占有相当重要的地位。罐头以及一些液体、糊状、粉状等高级食品，多用这类包装材料。

金属包装材料主要为钢材和铝材两大类，而每一类又包含若干品种，各有自己的适用范围。包装用钢材主要是低碳薄钢板。钢质包装材料最大的缺点是耐蚀性差，易锈，必须采用表面镀层和涂料等方式才能使用。按照表面镀层成分和用途的不同，钢质包装用钢材主要有下面几类：冷（热）轧低碳薄钢板、镀锌薄钢板、镀锡薄钢板、镀铬薄钢板。铝质包装材料的使用历史较短，但由于铝具有某些比钢优异的性能，特别是铝资源丰富，铝的提炼方法有了很大的改进，故铝作为包装材料近年发展很快，在某些方面已取代了钢质包装材料。铝的不足之处是在酸、碱、盐介质中不耐蚀，故表面也须涂料或镀层才能用作食品容器。而且它的强度比钢低，成本比钢高，故铝材主要用于销售包装，很少用在运输包装上。包装用铝材可以下面几种形式使用：铝板、铝箔、镀铝薄膜。

金属作为食品包装材料最大的缺点是化学稳定性差，不耐酸碱性，特别是用其包装高酸性食品时易被腐蚀，同时金属离子易析出，从而影响食品风味。因此，一般需要在金属容器的内、外壁涂涂料。内壁涂料是涂在金属罐内壁的有机涂层，可防止内容物与金属直接接触，避免电化学腐蚀，提高食品货架期，但涂层中的化学污染物也会在罐头的加工和贮藏过程中向内容物迁移造成污染。这类物质有：BPA（双酚－A）、BADGE（双酚－A 二缩水甘油醚）、NOGE（酚醛清漆甘油醚）及其衍生物。双酚－A 环氧衍生物是一种环境激素，通过罐头食品进入体内，造成内分泌失衡及遗传基因变异，在选择内壁涂料时应符合国家标准。外壁涂料主要是为防止外壁腐蚀以及起到装饰和广告的作用。外壁涂料应符合罐装食品加工及安全要求，涂料及油墨不得污染食品。为了保证食品包装安全，采用无苯印刷将成为发展趋势。

近年来，金属罐的变化和发展方向为：①提高材料的强度，减少基板厚度，可较大程度地节约金属材料的用量，降低成本，而且能减轻未回收罐对环境的影响。②减少马口铁的镀锡量。③以马口铁代铝制罐，由于铝成本高，而且价值不

稳定，各国纷纷采用马口铁代替铝生产食品罐、饮料罐。④采用电阻焊，实现无铅污染。⑤采用铝箔代替塑料和纸，由于铝箔的回收非常容易，对环境几乎没有污染，所以采用铝箔代替塑料和纸是比较好的发展方向。许多食品可采用铝箔制成的容器来包装。

二、玻璃包装材料的食品安全性问题

玻璃是很常用的包装材料之一。玻璃包装材料的主要特点是美观、卫生、抗腐蚀、成本低，而且是惰性材料，对环境污染小。牛奶、软性碳酸饮料、酒类和果酱等普遍采用玻璃容器包装。一些烹调用具和餐具也采用玻璃包装。

玻璃是一种惰性材料，无毒无味。一般认为玻璃与绝大多数内容物不发生化学反应，其化学稳定性极好，并且具有光亮、透明、美观、阻隔性能好、可回收再利用等优点。其中最显著的特征是其光亮和透明，但玻璃的高度透明性对某些食品是不利的，为了防止光线对内容物的损害，通常用各种着色剂使玻璃着色。绿色、琥珀色和乳白色称为玻璃的标准三色。玻璃中的迁移物质主要是无机盐和离子，从玻璃中溶出的物质是二氧化硅。

(一) 玻璃作为包装材料的优点

(1) 化学稳定性好。

(2) 阻隔性、卫生性与保存性好。

(3) 一般不会变形。

(4) 容易用盖密封，开封后仍可再度紧封。

(5) 易于美化。

(6) 原料丰富，成本低廉。

(7) 光亮透明、易成型。

玻璃包装占包装材料总量的10%左右。用作食品包装的玻璃是氧化物玻璃中的钠-钙-硅系列玻璃。

(二) 玻璃包装材料的安全性问题

一般来说，玻璃内部离子结合紧密，高温熔炼后大部分形成不溶性盐类物质而具有极好的化学惰性，不与被包装的食品发生作用，具有良好的包装安全性。需要注意以下几点。

(1) 熔炼不好的玻璃制品可能发生来自玻璃原料的有毒物质溶出问题。所以，对玻璃制品应作水浸泡处理或加稀酸加热处理。对包装有严格要求的农产品、药品可改钠钙玻璃为硼硅玻璃，同时应注意玻璃熔炼和成型加工质量，以确保被包装食品的安全性。

(2) 对加色玻璃，应注意着色剂的安全性。

(3) 玻璃瓶罐在包装含气饮料时易发生爆瓶现象。

（4）玻璃包装材料的缺点是易碎、笨重。

从国外玻璃包装材料的发展来看，食品包装用的玻璃瓶，向提高玻璃强度和轻量化（薄壁化）的方向发展。轻量化和薄壁化必然会影响玻璃容器的强度，解决这个问题的方法除了采用合理的结构设计以外，主要是采用化学的和物理的强化工艺，以及表面涂层强化方法，提高玻璃的物理机械强度。同时还要改善玻璃性能，特别是玻璃包装制品的回收利用和对它易破碎的改性，降低单件玻璃包装容器的能耗和原料消耗。

三、搪瓷和陶瓷包装材料对食品安全性的影响

搪瓷器皿是将瓷釉涂覆在金属坯胎上，经过烧烤而制成的产品，搪瓷的釉配料配方复杂，陶瓷器皿是将瓷釉涂覆在黏土、长石、石英等混合物烧结成的坯胎上，再经焙烧而制成的产品。搪瓷、陶瓷容器在食品包装上主要用于装酒、咸菜和传统风味食品。

一般认为陶瓷包装容器是无毒、卫生、安全的，不会与所包装食品发生任何不良反应，但长期研究表明，釉料，特别是各种彩釉中所含的有毒重金属如铅、锌、锑、钡、钛、铜、铬、钴等多种金属氧化物及其盐类易溶入到食品中去，造成对人体健康的危害。当陶瓷容器或搪瓷容器盛装酸性食品（醋、果汁）和酒时，这些物质容易溶出而迁移入食品。

所以，应选择合格陶瓷容器或搪瓷容器包装食品，以确保包装食品的卫生安全。国内外对陶瓷包装容器铅、镉溶出量均有允许极限值的规定。我国对陶瓷食具的理化指标见表 5 - 2。

表 5 - 2	我国对陶瓷食具的理化指标	
	项目	指标
铅（Pb，4% 乙酸浸泡液中）含量/（mg/L）		≤7
镉（Cd，4% 乙酸浸泡液中）含量/（mg/L）		≤0.5

案例一　"毒奶瓶"事件

2006 年 4 月底，石家庄工商局接到举报，在一家小商品市场发现了一批来自浙江义乌的"爱宝"牌奶瓶发黄且内有块状杂质和气泡。经国家环保产品质量监督检验中心检验，发现奶瓶中有毒物质酚的含量出现异常，超出标准值近两倍。酚在遇热、盛放酸性食物或饮料时很容易从奶瓶中分离，被吸收到体内，达到一定量时会破坏肝、肾细胞，造成慢性中毒。经调查，发现引起奶瓶酚超标的"罪魁祸首"竟是废旧光盘。慈溪市的一些塑料加工厂将回收来的旧光盘粉碎后用硫酸进行"漂白"，经过"挑拣"后成为"回料"，再卖到义乌用来生产婴儿奶瓶，主要销往河北、河南、山东等十几个省份。

案例二　"致癌爆米花桶"事件

2011 年 4 月 22 日，国际食品包装协会在北京发布了对京城 5 家影院爆米花筒的调查报告，报告显示，从影院售卖的爆米花桶的颜色上来分，基本上可以分为两种，一部分爆米花桶内侧颜色较白较亮，另一部分爆米花桶内侧呈现乳白色。颜色较白的纸筒在紫外分析仪下呈限量刺眼的蓝色，说明纸筒在生产过程中使用了荧光增白剂，而乳白色的并无明显变化，则说明它是符合安全标准的。

由国家质量监督检验检疫总局编的《食品用包装容器工具等制品生产许可教程》中，明确要求："食品包装纸不得采用废旧纸和社会回收废纸作原料"。然而有些生产厂家为了降低成本，用回收来的废纸生产，由于纸浆质量不过关，要让桶看上去更白，加入大量的荧光增白剂达到美观的效果。根据医学临床试验，荧光物质一旦进入人体，就可能造成伤害，如果剂量达到一定程度还可能使人体内的细胞发生变异，成为潜在的致癌隐患。

思 考 题

1. 目前我国使用的食品包装材料有哪些种类，各有哪些优缺点？
2. 食品包装用的塑料有哪些种类，其安全性问题有哪些？
3. 食品包装用的橡胶有哪些种类，其安全性问题有哪些？
4. 纸质包装材料主要用于哪些食品的包装，其安全性问题有哪些？
5. 金属包装材料有哪些种类，主要用于哪些食品的包装，其安全性问题有哪些？
6. 玻璃主要用于哪些食品的包装，其安全性问题有哪些？
7. 搪瓷和陶瓷对食品安全的影响有哪些？

实训　食品包装材料调查

一、实训目的
1. 了解食品包装材料的种类及常包装的食品。
2. 了解食品包装材料对食品销售的影响情况。
二、实训场所
各大超市。
三、内容与方法
1. 了解消费者是否注意所购买食品的包装材质。

2. 常用的食品包装材料的种类、市场占有率、在本类食品中所占比例。

3. 是否存在过度包装。

4. 包装材料对食品销售的影响。

5. 采用调查问卷或随机询问的形式。

四、思考与练习

1. 消费者对食品包装和包装质量的评价。

2. 食品销售价格中包装所占比例。

第六章
质量和质量管理的基本概念

学习目标
1. 掌握食品质量、食品管理的概念。
2. 掌握食品的质量特性及其影响因素。
3. 掌握食品质量管理的主要内容。

能力目标
1. 能用食品质量特性判定质量的优劣。
2. 能利用质量管理的知识管理食品企业。

第一节
术语和定义

一、质量、食品质量的概念

（一）质量

最近 20 年来，许多质量专家或权威对质量思想的发展作出了贡献，其中一些人尝试给出了质量的定义。

Juran（1990）对质量的定义是"令用户满意且不存在令用户感到不满意的缺陷的产品的特性"，简而言之即产品的"适用性"。

另一个质量专家 Deming（1993）的定义是，"一个产品或一项服务所具有的、是否对人们有所帮助以及是否拥有良好的、可维持的市场的性质"。

Crosby（1979）把质量描述为，"对明确的规范的遵守，而管理的作用就是负责建立意义明确的规范"。

此外，食品科学与技术研究所（IFST，1998）将质量一词用于食品中的表述是，"质量可以指食品的完美程度或完美标准，和/或适用度，和/或与食品特定性质相比所达到的一致性"。

美国国家标准研究所和美国质量控制协会（ASQC）1987 年将质量的定义标准化为，"与满足给定需求的能力有关的产品或服务的总体特征和性质"。

国际标准化组织（ISO，1998）也曾对质量做出定义。在 ISO 9000 标准中，质量一词被用于下述内容："在有组织的环境约束下不断提高效率和效果，以满足用户需要和期望从而获得用户持续的满意"。从这个意义上讲，质量对于商业的成功是非常关键的。

总之，质量的定义可总结为"质量就是满足或超过用户的期望"。为了满足或超过用户的期望，清楚用户是谁和他们需要什么是很重要的。用户可被定义为在生产链中从供应商处接受产品（从原料到最终产品）或者服务的人群。例如，牛奶厂是提供牛奶的农场的用户。这种类型的用户被称为是外部用户；公司里的用户可代表内部用户（例如，生产奶酪的部门是质量控制实验室的用户）。产品或服务的最终购买或使用用户即指消费者。消费人群并不是一般意义上的人群，根据 Jongen（1998）的观点，消费者是在特定情形下、某一时间内、对生产者有特定需求的特殊的人。

（二）食品质量

食品的质量是指"一组固有特性满足要求的程度"（ISO 9000：2000）。我国《食品工业基本术语》将"食品质量"定义为"食品满足规定或潜在要求的特征和特性总和"，"反映食品品质的优劣"。它不仅是指食品的外观、品质、规格、数量、重量、包装，同时也包括了安全卫生。就食品而言，安全卫生是反映食品质量的主要指标，离开了安全卫生，就无法对食品质量的优劣下结论。食品的安全要求与卫生要求密切相关，构成了食品质量概念的主体。从食品供应的角度，食品科学家强调食品质量的标准与准确测定的技术和方法；从需求的角度，主要强调消费者对食品质量的自我感受和偏好水平。实际上食品质量是由供需双方共同决定，即它与市场均衡价格存在密切联系。

二、食品质量特性

在实行食品质量管理时，我们一定要对食品的特点和影响食品质量的因素有一个清晰的认识。此外，还要充分理解影响质量的某些因素和参数，因为这些因素和参数在农产品的加工过程中都会影响产品各种品质特性。食品质量特性可分为内在质量特性和外在质量特性（图 6−1）。内在质量特性也称固有质量特性，包括：①食品本身的安全性和健康性；②感官品质和货架期；③产品的可靠性和便利性。外在质量特性也称非固有质量特性包括：①生产系统特性；②环境特性；③市场特性。外在质量特性并不能直接影响产品本身，但却影响到消费者的感觉。例如，市场景气可以影响消费者的期望但和产品本身却无关系。

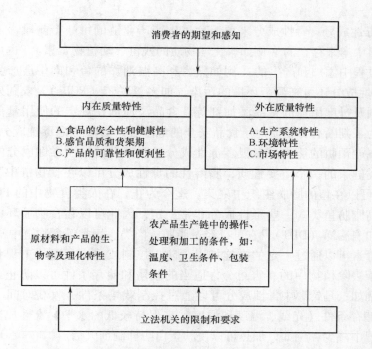

图 6 - 1　影响消费者期望的内在质量特性和外在质量特性

（一）内在质量特性

1. 食品的安全性和健康性

食品的安全性和健康性是重要的内在质量特性。健康特性指的是食品的成分和营养，例如，营养失衡可能会对人类健康有许多负面影响。食品的安全性指的是在一个可接受的风险范围内，食品的有害因素必须对人类健康没有危险性。1994 年 Shapiro 和 Mercier 认为，如果某种食品的危险性小到可以接受，就可以判断这种食品是安全的。食品中病原菌的生长、有毒成分的存在、辐射物质和化学药物存在就可能对人类健康有负面影响，但是危害的程度和时间范围有所不同，某些危害因素可能是急性的（比如过敏反应和食物中毒），有的则是对身体的慢性影响（比如引起癌症、心脏病和血管疾病）。这些慢性疾病可能是由于营养的失衡或是长期与化学物质接触而引起的。

（1）污染微生物　食品污染微生物包括细菌、真菌和病毒。病原微生物可以引起食物中毒和感染性疾病。病原菌通过食物传递给人或动物的身体，它们可以穿透肠黏膜，而且可以在肠道中或是其他组织中繁殖生长，其中沙门氏菌最为常见。家禽类、牛肉、鸡蛋、猪肉和生奶等往往会成为传播沙门氏菌的媒介食品。同时贝壳类、鸡肉、沙拉、水果和蔬菜也可能成为传播病原菌的食品。如贝类可以传播病毒性的甲型肝炎。因此，在食品质量管理时，应充分考虑到这些因素。

（2）毒性成分　毒性成分来源于食品生产产业链的每一个阶段。毒性成分可以是原料中本来存在的（例如，化学物质的残留、动植物毒素），也可以在储存和加工过程中添加和产生的（例如熏烤和高温油炸的鱼和肉中会产生杂环胺毒素）。毒性成分还可来源于环境的污染，如多氯联苯（PCBs）、农药残留、兽药、防腐剂及过度添加的食品添加剂等。食品添加剂在规定的使用量范围内是安全的。为了判断有毒物质对于食品安全的危险性，必须考虑毒性成分的来源、性质、控制或预防的能力。有很多毒性成分是脂溶性的，而毒性成分的脂溶性是影响人类健康的一个重要性质，脂溶性的毒性成分可以在食物链中积累，例如，PCBs 可以在鱼的脂肪组织中聚集。迄今为止，在人类食物中的 PCBs 最大来源就是高脂肪鱼类。一些毒性成分非常稳定，因此可以在食物循环中存在很长时间，如滴滴涕（DDT），它可以经过脂肪、肉类、奶类等食物链中富集。

生物毒素可以通过一定的措施加以预防、控制或减少。遗传工程和植物育种可以用于去除植物中的有害组分，适当的栽培和储存条件可以防止或减少毒性成分，例如，马铃薯中毒性成分可以通过控制栽培条件、收获时间（适当成熟等）和储存条件（光线、温度和湿度）来保持较低的水平。毒性成分也可以在加工过程中减少，例如，加热可以使胰蛋白酶抑制剂失活。

（3）外源物质　外源物质污染是第三类影响安全性的因素，外源成分包括放射性污染、玻璃片、木屑、铁屑、昆虫等。如 2011 年 3 月 11 日，日本发生地震和海啸灾难，致使福岛核电出现核泄漏，使 102 家企业破产，给日本政治、经济、文化等方面带来重创。

2. 感官品质和货架期

感官品质和货架期是食品内在的质量特性。食品的感官品质是由口味、气味、色泽、外观、质地、声音（例如易碎的薯条的声音）等综合决定的，产品的物理特性和化学成分决定了这些感官品质。食品通常比较易腐烂，在新鲜产品收获或加工后，其品质（如感官品质）将会出现不同程度的降低。加工和包装的目的就是要推迟、抑制和减缓品质的下降，延长货架期。例如，新鲜豌豆在 12h 时内会腐烂变质，而罐装的豌豆可以在室温下保存 2 年。货架期，就是指产品从收获或加工、包装到不再能食用的这段时间。实际产品的货架期依赖于变质的速度，通常品质下降就会缩短货架期。例如，加工的火腿如果暴露在氧气中可能很快会变成灰色，尽管产品仍然是安全的，但是这种产品会因为变色而失去消费价值。

微生物可以导致食品感官品质的下降甚至腐败。品质下降主要包括质构、风味和颜色的劣变等。当食品存在着病原菌时，由于微生物的不断繁殖，在感官品质下降之前，实际上已经变得不安全了。

限制产品货架期的典型化学反应是非酶促褐变和氧化反应，非酶促褐变

（或美拉德反应）主要引起外观变化或营养价值的缺失。氧化反应，尤其是油脂的自发氧化反应，可以改变风味，植物的退色也是由自氧化反应引起的。

生物化学反应涉及各种酶类。一般完整的植物或动物细胞的某些酶类同它们的底物是分开的，当组织破坏后有利于酶促反应。例如，新鲜蔬菜被切开后可以引起几种酶促反应，如多酚氧化酶引起褐变，脂氧化酶引起怪味物质产生。生物化学反应也可用于生产更易消化和风味更好的食品，例如泡菜发酵、水解酶加速肉的成熟。

物理变化经常是由于农产品在收获、加工和流通过程中处理不当所造成的，例如，果实在收获中擦伤和在储存中操作不当会加速腐烂。在流通过程中，对产品的操作不当也会引起大量的产品破损。在储存和销售期间，温度和湿度的变化可以导致水分多的产品干瘪，或干燥的产品吸湿或外形改变等变化，降低食品的质量。生理学反应一般在水果、蔬菜的采后储存阶段中发生，而且与储存条件有很大关系。采后新鲜果蔬仍然有呼吸作用而且有乙烯气体产生，这对产品质量有很大的影响。

食品的货架期常受到某种主要反应的限制，但有时一种典型的质量缺陷却可能由不同的机制造成的。例如，腐臭可能是由于脂肪酶引起的短链脂肪的产生或脂肪的氧化，因此，要通过抑制脂肪酶的活性来减少质量下降。通常最快的反应是限制货架期的主要因素，抑制、减少或阻止影响货架期的主要因素可以延长货架期。然而，在延长贮存期中减少感官品质的劣变仍然是最重要的，例如冷冻食品延长了货架期，但在半年到一年以后食品的色泽和质构由于发生了物理和化学反应而发生了改变。为了从技术方面控制产品质量，要深入了解限制产品货架期和影响感官品质的不同过程。

3. 产品的可靠性和便利性

产品的可靠性是指产品实际组成与产品规格符合的程度。例如产品的质量必须与说明书中的相一致，产品说明书中强化维生素 C 含量必须与实际加工、包装和储存后产品中含量相一致等。便利性是指消费者对产品使用或消费非常方便的质量属性。方便食品可以被定义为有利于消费者购买和便于消费的产品。方便食品的范围从切好的净菜、到需加热的即食食品和不需加热的即食食品。食品工业中即食食品的发展吸引了很多人的注意力，这种食品食用方便而且具有很好的口感和营养物质。同时，包装的设计也越来越符合消费者对便利的要求。

（二）外在质量特性

食品的生产系统特性、环境特性以及市场特性都属于外在的质量特性。外在质量特性并不能直接影响产品本身的性质，但却影响到消费者的感觉和认识，例如市场促销宣传活动可以影响消费者的期望但和产品本身却无关系。

1. 生产系统特性

食品的生产系统特性是指一种食品生产的加工方法。它包括很多因素，如水果和蔬菜生长时使用的农药、畜禽繁育时的特殊喂养、为改善农产品特性的基因重组技术、特定的食品保鲜技术等。这些技术对产品安全性和消费者接受性的影响是很复杂的。例如，公众对转基因食品有相当的关心，消费者并不在意食品中有无新技术的使用，而认为产品质量特别是安全性是最重要的。

2. 环境特性

农产食品的环境特性主要是指包装和食品生产废弃物的处理。消费者可以在购买产品时表现出自己对各种包装的兴趣，同时也考虑包装对自身健康和外部环境的影响。包装的废弃会引起环境问题，欧洲规定必须减少包装对环境的影响。关于食品生产废弃物，通常回收率很低，成本较高。食品生产废弃物的再利用，其主要目的是减少食品生产废弃物对环境的影响。

3. 市场特性

市场对食品质量的影响是很复杂的，根据 VanT 和 SteenKamp 的研究，消费者认为市场影响力（品牌、价格和商标）决定了产品的外在质量，从而影响对质量的期望，但市场也可以影响人们对产品的信任度。

三、影响食品质量的因素

农产品的加工目的是通过控制典型的影响产品货架期和安全的因素来延长食品货架期并确保食品质量。要控制好这些因素，首先要研究农产品加工链中的手段和方法对产品内在质量特性和外在质量特性的影响程度，还要研究获得安全食品的技术和措施。例如，加工过程可以去除大量的病原菌和腐败微生物，但不能去除耐热性毒素、许多环境污染物和残留物等。因此，食品质量的保证必须从农田（畜牧场）到餐桌的所有阶段采用控制影响食品质量的措施。

（一）动物生产条件

动物生产可以分为肉类产品（如猪肉、牛肉、禽肉、羊肉、鱼肉、贝类等）和动物产品（如鸡蛋、牛奶）。动物生产条件可以直接或间接地影响食品内在质量特性，例如食品的安全性和感官品质。农产品生产系统特征（如育种、喂养、动物生活条件、健康等）会影响食品外在质量特性。

1. 品种选择

动物育种大多数注重产量的增加而不是产品质量。例如，奶牛品种主要考虑和选择牛奶高产的品种，很少考虑到牛奶的营养成分。动物育种专家发现：一些猪种的猪肉质量参数有典型遗传性，如杜勒克猪种（美国红色猪种）常常是暗红的肌肉，其脂肪硬度和嫩度都有所提高。这些品种常常与其他猪种杂交以获得良好质量。所以，品种选择不仅要考虑增加产量，还必须考虑对食品营养等品质的影响。

2. 动物饲养

动物的饲养也可以直接或间接地影响食品质量，甚至直接影响农产品的营养价值。例如，饲料组成可以影响牛奶产量和乳脂含量。乳腺合成脂肪所需的前体物质是饲料在胃中发酵产生的，因此，饲料改变会影响牛奶中的脂肪成分。淀粉有利于维持微生物的发酵和随后的蛋白质合成，而微生物发酵和蛋白质合成与牛奶的产量和成分都是正相关的。动物饲料本身的安全质量，如真菌毒素和环境污染物的存在与否都间接地影响最终产品的安全性。用含有黄曲霉毒素的草饲料去喂养奶牛，在乳中就会出现黄曲霉毒素的代谢物。

3. 圈舍卫生

动物的居住条件决定了细菌附着在动物体体表的数量，一般来说，越干净的居住条件附着率越低。对于肉类生产而言，外部皮肤和内部肠道的微生物数量是食品安全性的重要因素，尽管屠宰的动物组织基本是无菌的，但内外表面大量的细菌容易导致屠宰时肉的污染。对于乳制品，必须采取卫生预防措施，像乳头的清洗、装乳器具和设备的清洗和杀菌、排除患乳腺炎奶牛的奶等。另外，动物饲养的密集度也会影响肉类食品的质量。

4. 动物的健康状况

动物的健康状况和兽药的使用都影响到动物性食品的质量，如奶牛乳腺炎可以导致牛奶成分和物理性质的改变。乳中体细胞的数量是牛奶质量和卫生学的指标，可以反映奶牛乳腺炎状况。动物饲养中使用的兽药和添加剂，特别是抗生素和激素的残留对人体健康都是有害的。抗生素和兽药的使用是重要的外在质量特性，它们的残留对食品安全性有直接的影响，也影响了消费者的接受能力。为了保护消费者的利益，国内外都制定了动物性食品中兽药的最大残留量标准。

（二）动物的运输和屠宰条件

运输和屠宰条件可以影响内在质量特性（如感官品质），如病原菌会产生食品安全性问题，腐败微生物会引起货架期缩短。

1. 应激（stress）因素

如在运输和处理屠宰动物过程中的挤压、惊吓、过冷和过热等对肉类的质量具有负面影响，但这种影响的大小与动物的种类有关。经历过外界应激的猪肉结构松软，其持水力弱，色泽也差，这也称作白肌肉（pale-soft-exudative，PSE）。由于外界应激，乳酸积累，从而使 pH 迅速下降到肌肉蛋白的等电点，导致持水力下降。另一种情况是动物宰前因受过度应激，耗尽糖原，宰后 pH 不会下降，导致肉质变暗、变硬和干燥（dark – firm – dry，DFD）。为了保持良好的肉类质量，应该采取措施尽可能在运输和屠宰操作中消除或减少应激因素，具体应注意：①合理的装载密度，太高的密度会导致 PSE 猪肉和 DFD 牛肉，而且会引起肌肉血肿。②装载和卸载的设备，例如坡道斜面的角度，陡峭的斜面可以导致动物心跳加快，因此使动物进入斜面小的单独通道对肉品质的保持效果是明显的。还应注意驱赶的工具，如长柄叉经常导致动物体的外皮剥落甚至组织出血，最终影响肉品质量。③运输持续的时间对肉的质量也有影响，频繁的短时间运输会增加猪 PSE 肉的数量，长时间的运输则可能会使动物平静下来，从而使代谢正常。④在屠宰场不同种动物混合会引起应激，从而导致 DFD 或 PSE 肉的出现。所以应避免这些情况。

2. 屠宰条件

屠宰程序包括杀死、放血、烫洗、去皮、取内脏等许多步骤。在加工过程中，无菌的肌肉组织可能被肠道内容物、外表皮、手、刀和其他使用的工具污染。为了减少鲜切肉的微生物数量，可以采用表面喷洒含氯热水、乳酸或化学防腐剂。另外，屠宰场墙壁、地板、刀具和其他器具的清洗消毒等，严格控制卫生措施可以减少微生物的数量。

（三）果蔬产品的栽培和收获条件

栽培和收获条件可以影响新鲜产品和加工产品的营养成分、感官品质（口味、质构和色泽）、天然毒性成分的含量以及微生物污染状况。栽培期间重要的质量影响因素有：①品种，如可选择抗病虫害品种；②栽培措施，包括播种、施肥、灌溉和植保（比如杀虫剂和除草剂的使用）；③栽培环境，如温度、日照时间、降雨等。

对食品的质量要求因作物不同而不同，如对小麦品质来说最重要的指标就是谷蛋白，它与面包的焙烤质量和必需氨基酸含量呈正相关性。而栽培条件（如气候条件和氮元素平衡供应等）会影响谷蛋白质含量。再如油菜籽油中脂肪酸组成决定了油的营养价值，而脂肪酸组成是遗传决定的，生物技术可以大范围地控制菜籽油的质量。

收获条件、收获时间和收获期间的机械损伤会影响产品的质量。因为果蔬的生长和成熟过程中会发生许多生物化学变化，其中包括：①细胞壁组分的变化，会引起水果的软化。②淀粉和糖的转换，例如，香蕉成熟时淀粉转化为糖（使香蕉变甜），马铃薯、玉米、豌豆成熟时以淀粉的合成为主。③色素的变化，如叶绿素常在收获前消失，同时胡萝卜素和类黄酮等合成。④芳香类成分及其前体物质形成。这些生物化学变化严重影响果蔬的质量和货架期。这些过程的绝大部分在采后仍会继续，但收获时间可以影响这些生物化学变化过程的发展。例如红辣椒收获太早，就不会变红，而且也不会达到最终期望的质量要求。

机械损伤在收获和运输过程中都会发生，植物组织遭到破坏后，果蔬通过本身的生化机制，可以使创伤恢复，产生疮疤，影响产品质量。果蔬应激反应会产生对植物本身具有保护作用的代谢产物，对产品质量有负面作用。机械损伤后有利于酶和底物的接触，产生酶促褐变，导致新鲜产品发生不良的颜色变化。另外，植物伤口恢复时产生的乙烯可以促进植物呼吸，从而促进植物成熟和衰老，缩短其货架期。

（四）食品加工条件

食品加工条件对食品质量的影响极大。加工食品的性质是由配方的各个成分和农产品原料的性质（pH、原始污染、天然抗氧化剂含量等）、保鲜剂和加工条件（温度、压力等）来决定的。下面主要介绍食品加工中影响产品本身质量的主要因素。

1. 温度和时间

高温有利于减少微生物的数量，但促进（生物）化学反应。低温用来抑制微生物的生长，抑制生物化学和生理学反应。所有这些过程，温度水平和持续的时间都影响其作用效果。对于特定的反应，温度效应表现出不同的模式，例如细菌、酵母、真菌都是各自具有最佳生长温度，高于或低于最佳生长温度，它们的活力都受到抑制，生长缓慢。同样，酶有最适温度范围。在一定的温度范围内化学反应的速度随温度的升高而加快。但对于食品来说，温度的过度升高可能导致营养价值的下降（如维生素的破坏）、感官品质变劣（如风味的散失），但也有感官品质变优的例子（如面包皮的褐变和薯条变黄）。在食品加工业中，人们一直寻找最适的时间温度组合，以便可以生产出安全和稳定的食品，同时尽可能减少因加热对食品质量的破坏。

2. 水分活度

水分活度在调整微生物生长、酶活力和化学反应中也是一个重要因素。当水分活度低于 0.6 时微生物的生长停止。而油脂即使在低的水分活度时氧化反应速率也很快。在低水分组成的食品中，微生物破坏作用可以受到抑制，但却易受到某些酶反应的破坏。

3. 酸碱性（pH）

pH 是控制微生物、酶和化学反应的另一个因素。大部分微生物在 pH6.6 ~ 7.5 时生长最快，在 pH 4.0 以下仅少量生长。食品的 pH 范围从 1.8（酸橙） ~ 7.3（玉米）。一般细菌最适 pH 范围比真菌和酵母小，但微生物的最低和最高 pH 并不严格。此外，也依赖于酸的类型，例如柠檬酸、盐酸、磷酸和酒石酸允许微生物生长的 pH 比醋酸和乳酸低。总之，pH 小于 4.5 的酸性食品足以抑制大部分食品污染细菌。

4. 食品添加剂

为了延长食品的货架期、提高感官品质以及赋予其他食品功能等，在食品中可以添加特定的化学物质，这些添加剂有的是天然的，有的则是化学合成的。只有证明具有可行的和可接受的功能或特性，并且是安全的食品添加剂，才允许使用。其功能是指延长货架期、提高营养价值、简化加工过程或有利于食品的加工。食品中加入添加剂，可延长货架期。改变风味和调节营养成分的平衡以及调整食品的质构。但是，由于有些食品添加剂是化学合成的，添加过多会造成食品安全性问题，所以消费者希望食品中添加剂越少越好。

5. 多措施组合——栅栏技术

为确保食品安全性并维持感官品质和营养价值，人们发现单一或两种保藏技术难于达到期望的保鲜目的。而多种措施的相互组合，有较好的保鲜效果，同时保证食品的安全性。多种保藏措施相互组合的食品保藏技术称栅栏技术。典型的组合处理措施包括：降低 pH 可提高酸性抗菌剂的效果；降低温度可以大大提高气调成分中二氧化碳的抗菌效果；由于水分活度、pH 和温度之间有协同作用，具有低水分活度和低 pH 的食品要求更温和的加热处理；真空包装的食品温热处理与精确温度控制的冷藏处理相结合对保证食品质量是非常有效的。新型的保藏技术一般都是以组合的方式，例如压力和加热的协同作用适用于芽孢杆菌的杀灭，辐射和冷冻结合有利于微生物的杀灭但又不产生"辐照味"。

6. 气体组成

包装食品中空气的成分和包装材料通气性对食品的货架期和食品的安全性有很大的影响。食品包装盒中低浓度的氧可以延缓氧化反应（比如油脂氧化、退色等），抑制好氧菌的生长，降低呼吸率，从而延长食品的货架期。真空包装、气调、活性氧吸附等包装措施都可以达到低氧的目的，但低氧或无氧条件下有利于一些厌氧菌（如肉毒梭状杆菌、乳酸菌等）的生长，因而低氧条件必须同时采取配套措施（如适宜的加热处理、低 pH、低水分活度等）。目前，有一种新的保藏方法就是使用高浓度的氧来延长货架期。

7. 加工卫生

在食品加工过程中，初始的污染和交叉性的污染都严重影响产品的货架期和安全性。在收获期间的各种因素（如土壤残留、机械损伤等）和屠宰过程中的条件（如卫生条件）都可以影响原材料的原始污染程度。在加工过程中的污染起源于不当的个人卫生、没有过滤的空气、产品之间的交叉污染（如巴斯德消毒过的产品与原料的交叉污染）。

（五）储存和销售条件

储存和销售条件对食品质量有显著的影响，并且对新鲜产品和加工产品影响不同，因此要区别对待。在储藏和销售期间，影响新鲜产品和加工产品的因素如图 6－1 所示。新鲜产品（如水果和蔬菜）的特点是货架期受采后的呼吸作用所控制，大部分新鲜水果随着成熟过程的进展，呼吸速率逐渐增长，同时有色泽、风味、组织结构的改变等。温度和储存过程中气体的成分可以显著影响植物组织的呼吸作用。在生理温度的范围内，一般随着温度的下降呼吸作用下降。温度过低也会引起伤害以及品质下降和货架期的缩短，如冷伤害。冷伤害有显著的、可见的特征，如苹果组织坏死、香蕉推迟成熟、辣椒和茄子产生黑斑、桃的组织结构破坏。此外，储存气体中氧气和二氧化碳的适当比例也可以推迟果实成熟和抑制腐烂过程。对于新鲜食品来说，另一个重要因素就是相对湿度，适当的相对湿度可以阻止霉菌生长和防止产品失水。另外，化学物质可以用来抑制发芽或预防昆虫的破坏作用。对于包装的加工食品而言，主要因素就是储存温度和维持时间。另外，要选择具有阻止污染或氧气和水分的扩散的包装材料等。

第二节

质量管理体系

一、质量管理体系的基本术语

（1）组织　是指职责、权限和相互关系得到安排的一组人员及设施。

（2）顾客　是指接受产品的组织或个人。

（3）供方　是指提供产品的组织或个人。

（4）相关方　是指与组织的业绩或成就有利益关系的个人或团体。

（5）质量管理体系　是指在质量方面指挥和控制组织的管理体系。

二、质量管理体系基础

1. 质量管理体系的过程方法

为使组织的质量管理体系能够有效运行，必须识别和管理许多相互关联和相互作用的过程。通常，一个过程的输出将直接成为下一个过程的输入。系统地识别和管理组织所应用的过程，特别是这些过程之间的相互作用，称为过程方法。

一个组织要生产出满足顾客要求并使顾客满意的食品，就必须系统地识别各个必须的过程，特别是相互关联的过程和过程之间的接口，对这些过程切实加强组织和管理工作。

组织通过应用过程方法，可以促进质量管理体系的过程实现动态循环改进，从而不断提高效益；有利于组织了解所有过程和这些过程间的相互关系；过程方法还可以更加有效地分配和利用组织现有的资源。应用过程方法，组织可以将复杂的管理工作不断简化，管理者的主要任务是提出过程的输入要求，对过程的输出结果进行检查，提供必要的资源。而具体过程中各项活动的展开，应充分发挥参与这一过程的每一个人的作用，进而简化管理过程。通过识别组织内的关键过程，以及关键过程的后续开发和持续改进，还可提高顾客的满意程度。

2. 质量管理体系的过程策划

为使过程的结果满足要求，对过程所需要的活动、步骤、控制方法、设备、材料、人员及职责分工、信息、资料等进行综合考虑安排的活动，称为过程策划。

组织要在市场调查的基础上结合顾客的要求，确定实现具体过程或产品的质量目标。质量目标要包括产品目标要求，这些要求应该量化，便于测量、分析和比较。

　　过程策划还包括确定过程应开展的活动与相应资源（设备和材料）要求；配备能胜任工作的员工，明确职责和权限；准备执行的规范、验收标准和文件；对过程结果的测量、分析和改进的安排。

　　过程策划的结果通常要形成计划类文件，用于指导和控制过程的有效运行。例如，大型食品加工过程，项目经理依据加工原料的特点及各加工工艺过程的顺序和相互作用，对人员职责、加工设备、原材料、规范、各工艺文件、实施方案和实施进度协调后，做出统一安排，编写策划文件，指导实施运作。

　　3. 质量管理体系的过程控制

　　由于操作者之间技能的差异，设备状况的不同，每个人对加工工艺在理解和执行上存在着差别，又因加工工艺的不断更改以及上述因素随时间上的变化，造成产品质量特性产生波动性的变化。过程控制主要研究的是异常波动，针对异常波动采取纠正措施，消除或抑制引发异常波动的因素，确保过程质量特性值符合要求。

　　4. 质量管理体系的过程运行

　　为保证过程平稳运行，实现预定的目标，应注意以下几个问题：①选用合格人员，减少人为失误；②严格执行管理规范，保证过程稳定性；③及时发现异常波动，采取措施减少损失；④做好记录，为完善和改进过程提供依据。

三、质量管理体系评价

　　1. 质量管理体系过程的评价

　　为了保持和不断完善质量管理体系，应当定期客观地评价质量管理体系的现状，判定是否需要质量改进。在评价质量管理体系时，应当对每一被评价的过程提出以下 4 个基本问题：①过程是否予以识别和适当规定；②职责是否已被分配；③程序是否得到实施和保持；④在实现所要求的结果方面，过程是否有效。通过分析以上 4 个基本问题得到的信息可以评定质量管理体系的有效性。

　　2. 质量管理体系审核

　　质量管理体系审核，是通过检查组织质量管理体系运行中的信息和客观证据来评价对质量管理体系要求的符合性和满足组织质量目标和要求的有效性，以便识别改进质量管理体系。

　　质量管理体系审核可分为内部审核和外部审核。内部审核是由组织本身或者以组织的名义进行，又称为第一方审核，它是组织自我完善体系的必要手段，并且可以以组织名义声明符合质量管理体系要求的内容。外部审核包括第二方审核和第三方审核。

　　第二方审核是由一个组织为了自身的目的对另一组织进行审核，包括顾客对组织和组织对供方的审核，以便掌握被审核方质量管理体系的真实信息，评定能否满足本组织质量管理体系的要求。

第三方审核是由外部独立的审核服务组织进行，通常这类组织是经正式认可的认证团体。审核的依据是提供符合要求（如 ISO 9001 标准）的认证或注册，其目的是以公证的方式取得顾客对组织的信任。

3. 质量管理体系评审

质量管理体系评审是由组织最高管理者按照质量管理体系的现状对实现质量方针和质量目标的适宜性、充分性、有效性和效率进行定期的和系统性的评价，确定应采取的措施。评审后还应根据相关方的需要和期望的变化，做出修改或调整质量方针和目标的决定。这是组织最高管理者必须进行的重要活动之一，又称为管理评审。内部和外部审核的结果与其他信息一起用于管理评审。

4. 自我评定

自我评定是组织为了追求优秀的业绩所建立的自我评价的过程。它是以《ISO 9004质量管理体系业绩改进指南》或国家质量奖评定条件为基线，对本组织各项活动及其结果定期进行全面、系统的评价。其目的是对组织的业绩和质量管理体系的完善程度建立完整的概念，识别需要改进的领域和确定改进的项目。与质量管理体系审核和评审相比，其评价的范围和内容更为广泛和深入。目前，各个国家和不同行业存在许多根据质量管理体系准则进行组织自我评价的模式。ISO 9004标准提供了一种简单易行的方法，为指导组织如何开展自我评价给出了指南。

四、质量管理体系的建立和运行

质量管理体系是在质量方面指挥和控制组织的管理体系。组织为了建立质量方针和质量目标，并实现这些质量目标，经过质量策划将管理职责、资源管理、产品实现、测量、分析和改进等几个相互关联或相互作用的一组过程有机地组成一个整体，构成质量管理体系。组织的质量管理工作通过质量管理体系的运作来实现，而质量管理体系的有效运行又是质量管理的主要任务。

一个组织建立质量管理体系的目的，一方面是满足组织内部进行质量管理的要求，另一方面是满足顾客和市场的需求。所建立的质量管理体系是否完善，需要得到供需双方或第三方的认可，而且要依据供需双方或第三方共同认可的评价方法和标准。

（一）质量管理体系的特点

质量管理体系的特点主要表现在：①质量管理体系是客观存在的；②质量管理体系是由过程构成的；③质量管理体系是以文件为基础的；④质量管理体系是不断改进的。

（二）质量管理体系的建立

质量管理体系的建立，必须经过准备阶段、调查分析阶段、编制文件阶段以及质量管理体系建立阶段。

1. 准备阶段

建立质量管理体系涉及方方面面的工作。要确立目标，宣传教育，制订计划，充分地做好准备工作。

2. 调查分析阶段

对组织现状进行充分的调查分析是确保建立一个具有自身特色、有效性强和效率高的质量管理体系的重要阶段。本阶段是按 ISO 9000 族标准对质量管理体系进行初始设计的阶段。本阶段的主要工作包括：①收集有关资料；②调查相关规章制度；③对组织质量管理现状进行调查；④对产品实现过程进行调查分析；⑤确定组织质量方针和质量目标；⑥分析和确定组织结构；⑦质量职能分配；⑧评审调查结果。

3. 编制文件阶段

编制质量体系文件是将体系分析和策划的结果用书面形式确定下来，是质量管理体系的具体设计阶段，也是质量管理的立法过程。

编制文件阶段首先应制订文件编制计划。根据体系分析策划的结果，列出质量体系文件目录，识别各文件内容所涉及体系标准的相关条款号，区别各文件编制方式，如对原有文件进行修改、对原有文件重写和新编文件。确定每个文件的起草人、审核和批准的责任者，规定各文件的初稿、修改稿和报批稿的完成期限，以及全套体系文件最迟发布日期。

还要规定文件的体例和标志方法。质量体系文件在组织内应有统一的体制和格式。通常程序文件应包括：目的、范围、定义、职责、工作程序、质量记录、相关文件和附录等内容。文件的章节编排和字体变化可参照标准的格式。质量体系文件应有系统的标志方法，确保文件易于整理、检索和识别。文件的标志通常有文件类别的代号、编号和文件名称三部分组成。质量体系文件编制的顺序一般按文件的层次自上而下地进行，它是从整体到局部，由概略到详细的设计过程。在这逐步细化的设计过程中，往往会发现上一层次文件的不足，此时要做自下而上的修改，在编写过程中出现反复现象也是合乎情理的。当编写质量手册时，感到由于对体系的总体概念尚不清晰无从下手时，可先写程序文件，然后采用将程序文件内容加以提炼和概括的方法编写手册。

在文件编制过程中，各相关文件的起草人员应加强沟通，尽可能把文件与文件之间的矛盾消除在编写过程之中。管理者代表和各相关部门的领导应积极参与对编写人员的指导和协调工作。

在文件发布之前应对文件组织一次较严密的评审协调工作，确保文件的适合性、系统性、协调性、可行性和可操作性。评审的方法可视文件的复杂程度采用传阅会签或会议评审方式进行。评审中应特别注意各过程之间的接口及跨部门的交接关系。应严格执行文件的校对、审核和批准程序。审核人员应由最高管理者授权。

4. 质量管理体系建立阶段

从质量体系文件批准之后，到质量体系投入运行之前，称为质量管理体系建立阶段。该阶段的主要工作有：①完善必要的工作计划，配置必要的资源；②完善工作指导书，制备记录表格和识别标签。按本组织确保运行和控制的需要修改补充适应过程复杂程度和人员能力的作业指导文件及相关技术规程和准则，并正式发布。对运行过程所必需的印章、表卡、标签（牌）、单据、凭证等应在运行前制作备用；③发布质量体系文件。

（三）质量管理体系的运行

通过周密策划，建立一个完善的文件化的质量管理体系固然十分重要，但是要使所建立的体系发挥其实际效能，并持续地保持体系的适合性、充分性、有效性和不断优化，关键在于高素质的员工队伍，自觉执行体系程序，还要建立有效的运行监督和评审机制。

为了确保质量管理体系持续适应体系环境条件的种种变化，始终处于受控制的状态，做到有序地运行并持续改进，组织建立有效的运行机制十分重要。质量管理体系的运行机制一般由组织协调、质量监控、信息管理以及质量体系审核和评审等活动构成。

第三节
食品质量管理

一、技术 – 管理途径

食品质量管理学是质量管理学的原理、技术和方法在食品原料生产、储藏、加工和流通过程中的应用。食品是一种与人类健康有密切关系的特殊产品，它既具有一般有形产品的质量特性和质量管理特征，又具有其独有的特殊性和重要性。因此，食品质量管理具有特殊的复杂性。例如，食品质量管理在时间和空间上涉及从田间到餐桌的一系列过程，其中的任何一个环节中稍有疏忽，就会影响食品质量。同时，食品质量所涉及的面既广又很复杂，例如，涉及食品原料及其成分的复杂性、食品对人类健康的安全性、功能性和营养性以及食品成分检测的复杂性等。

戴明和朱兰被公认为质量管理之父，前者以所谓"渊博的知识（profound knowledge）"总结出质量管理的理论包括 14 点经验，分成四部分。

1. 系统思考

质量是一个系统，质量系统就像一张彼此联系的网络，它形成就是为了达到提高质量这一最终的目的，因此，质量管理是系统工程。戴明强调，管理工作就是要去优化这个系统。

2. 理解变化

要理解原料、工具、机器、工人、环境之间存在复杂的变化的确不易，任何一个独立变化都是随机的，但它们共同的作用却是稳定的并可以预料的。

3. 理论的应用

戴明又强调管理与预料关系密切，为了很好地做出计划，我们对不同管理方法实施后的效果必须做到心里有数，要预测这种效果就必须知道目前与过去应用管理理论的经验和教训。

4. 心理学知识

心理学知识非常有用，因为人们的行为会决定影响管理的水平和成效。心理学知识能帮助人们理解别人，理解人和环境间的相互作用，理解领导和雇员的关系，心理学知识涉及管理的方方面面，因此心理学知识有助于质量管理。

这种"渊博的知识"同样适用于食品质量管理，不过，食品质量分析与一般的商品质量分析有很大区别，食品和农产品的物理、化学和微生物状况甚至风味会不断地变化。食品成分的复杂多变，使得工程技术知识显得非常重要，对于诸如微生物、化学加工技术、物理、营养学、植物学、动物学之类的知识的掌握有助于理解这种复杂变化，并促进控制这种变化的技术和理论研究。

在食品质量管理中，既要用心理学知识来研究人的行为，又要运用技术知识来研究原料的变化。与心理学同等重要的还有社会学、经济学、数学和法律知识。

食品质量管理学包含加工技术原理的应用和管理科学的应用，两者有机结合，缺一不可。但是，技术和管理学的结合分别可以产生3种管理途径：管理学途径、技术途径和技术－管理学途径。管理学途径以管理学为主，以管理学的原理来管理质量。因此，管理方面能做得很好，但是，由于对技术参数和工艺了解不够，所以在质量管理方面就不能应用自如。反之，在传统的技术途径管理中，由于缺乏管理学知识，管理学方面考虑得很有限，因此在质量管理方面也有缺陷。而技术－管理学途径的重点是集合技术和管理学为一个系统，质量问题被认为是技术和管理学相互作用的结果。技术－管理学途径的核心同时使用了技术和管理学的理论和模型来预测食品生产体系的行为，并适当地改良这一体系。体现技术－管理学途径的最好例子便是HACCP体系，在HACCP体系中，关键的危害点通过人为的监控体系来控制，并通过公司内各部门合作使消费者期望得到实现。

二、食品质量管理的主要内容

食品关系到人们的健康和生命，因此对食品质量的要求比对一般日常用品质量的要求更高。在食品质量管理中，既要有充分的管理学知识，又要具备农产品生产和食品加工的知识。为了更好地保证食品的质量和安全性，在食品质量管理方面采用技术－管理途径。图6－2说明了技术－管理学途径是如何进行食品质量管理的，该模型包括5点：①环境内的组织。②管理和技术的相互作用，并为实现③的目标努力。③产品质量符合并超过顾客的期望。④技术被认为是一个能满足顾客对产品的要求的、能实现不同功能的、具有复杂相互作用的技术系统。⑤管理被认为是一个促进技术系统不断改良的、保证质量可以满足顾客期望的、能实现不同功能的、具有复杂相互作用的管理系统。

在长期的食品质量管理中，已经总结出较为完整的食品质量管理模式。从图 6 - 2 可以看到，食品质量管理模式主要内容包括了质量方针、质量设计、质量控制、质量改进、质量保证、质量教育等。

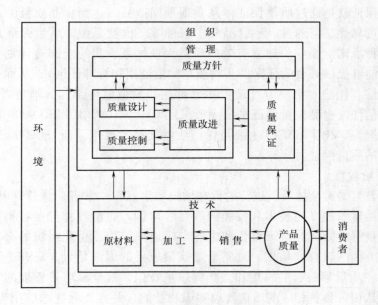

图 6 - 2　食品质量管理模式

1. 质量方针

质量方针是一个组织较长期的质量指导原则和行动指南，是各职能部门全体人员质量活动的根本准则，具有严肃性和相对稳定性。质量方针应当明确、重点突出、具有激励性。

2. 质量设计

优良的产品质量来源于整个产品的设计和生产过程。特别是食品的生产，在产品设计时就应该考虑到质量的设计，也就是说，质量建立在产品的设计阶段和相应的生产过程的基础上。因为产品生产工艺过程中任何一个过程都与质量密切相关。因此，质量设计过程贯穿于产品开发的始终，如食品原料的生产就应考虑到安全性、营养及感官品质，销售过程也要考虑到这些质量因素。

3. 质量控制

质量控制是质量管理的一个部分，主要是通过操作技术和工艺过程的控制，达到所规定的产品标准。质量控制包括了技术和管理学的内容。典型的技术领域是统计方法和仪器设备的应用。而管理学方面主要是质量控制的责任和质量控制方法。

4. 质量改进

质量是企业的生命。市场的竞争某种程度上是质量的竞争。质量改进是指通过计划、组织、分析诊断等提高质量的各种措施。质量改进包含了两个方面，一是在生产过程中有质量问题时的质量改进。另一种是为了满足消费者的要求，对质量必须不断改进，即质量设计时的质量改进。

5. 质量保证

质量保证就是通过质量保证体系实现预期产品，达到食品质量的要求，如安全性、可靠性、营养性、感官品质、服务等。也就是说，质量保证是对消费者提供一种承诺。企业应建立有效的质量保证体系，实施全部有计划、有系统的活动，能够提供必要的证据（实物质量测定证据和管理证据），从而得到本组织的管理层、用户、第三方（政府主管部门、质量监督部门、消费者协会等）的足够的信任。食品质量保证系统一般采用 GMP、HACCP、ISO 9000 系列的质量保证系统。GMP 和 HACCP 主要是保证质量的技术要求，而 ISO9000 侧重于管理学层面的质量保证。

6. 质量教育

质量教育是对全体员工进行的旨在增强质量意识、掌握质量管理基本知识、提高员工质量管理专门技术和技能的教育和培训。质量教育包括各类高等院校的食品质量管理方面的学历教育和由各专门培训结构或企业组织的有针对性的质量管理方面的教育和培训。对质量影响最重要的因素是人，只有广大员工牢固地树立"质量第一"的思想和强烈的质量意识，对全面质量管理的重要性有了充分的认识，具备相应的质量管理知识和技能，并且能熟练地应用先进技术，才能保证和提高产品质量。

思 考 题

1. 如何理解质量的含义？
2. 食品质量特性包含哪些内容？
3. 影响食品质量的因素有哪些？
4. 影响食品安全性的因素有哪些？
5. 食品质量管理的主要内容有哪些？

实训　食品企业质量与质量意识调查

一、实训目的

1. 了解食品企业员工的质量意识。

2. 了解食品企业员工的职业素养（包括学历、职业培训等）。

二、实训场所

食品加工企业。

三、内容与方法

1. 选择当地较典型的劳动密集型食品企业（如食品焙烤企业、肉制品加工企业等）。

2. 企业中职工的组成（男女比例、年龄比例）、受教育情况、岗前培训、职业培训。

3. 培训的形式。

4. 采用调查问卷或座谈的形式。

四、思考与练习

1. 食品企业职工的职业素质与企业质量方针是否匹配？

2. 对该食品企业职工的质量意识做出评价。

第七章
良好操作规范（GMP）

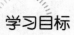
学习目标
1. 了解 GMP 的发展历程。
2. 掌握食品 GMP 管理的主要内容。

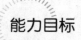
能力目标
把 GMP 的有关知识应用在食品生产过程中。

第一节
GMP 简介

一、良好操作规范概述

（一）定义

良好操作规范（good manufacturing practice，GMP）是一种注重制造加工过程中产品质量与卫生的自主性管理制度，是为保障食品质量而制定食品生产全过程的一系列措施、方法和技术要求，其主要内容是要求生产企业具备合理的生产过程和控制方法、精良的生产设备、合格的作业人员和优质的原料，防止出现质量低劣的产品，保证产品的质量。GMP 以科学为基础，规定了食品生产过程中的加工、包装、储存、运输和销售等各项技术标准，是国际上普遍采用的食品生产管理系统。

GMP 具体涉及到厂区、车间、库房和实验室等与食品相关区域设施、行为的规范要求，主要包括个人卫生规范、工厂卫生清洁规范、工厂设备卫生规范、工厂虫害控制等方面，分为生产加工环境、加工设备与设置，质量检验、包装与运输、产品标识、缺陷产品回收、质量检验记录等 GMP 环节内容。

（二）GMP 产生的历史背景

GMP 是从药品生产实践中获取经验教训的总结。人类社会在经历了 12 次较大的药物灾难，特别是 20 世纪出现了最大的药物灾难"反应停"事件后，公众要求对药品生产制定严格监督的法律。在此背景下，美国于 1962 年修订了《联邦食品药品化妆品法》（Federal Food Drug Cosmetic Act）。

最早的 GMP 是美国坦普尔大学 6 名教授编写制订的，1963 年美国国会第一次颁布了第一部 GMP，美国 FDA 经过实施 GMP，确实收到实效。

1967 年 WHO 在《国际药典》（1967 年版）的附录中收载了 GMP。1969 年第 22 届世界卫生大会，WHO 建议各成员国的药品生产采用 GMP 制度，以确保药品质量和参加"国际贸易药品质量签证体制"（Certification Scheme on the Quality of Pharmaceutical Products Moving in International Commerce，简称"签证体制"）。1975 年 11 月 WHO 正式公布 GMP。1977 年第 28 届世界卫生大会时，WHO 开始向成员国推荐 GMP，并确定为 WHO 的法规之一。GMP 经过修订后，收载于《世界卫生组织正式记录》第 226 号附件 12 条中。从此，GMP 正式进入世界，成为全世界公认的药品生产必须遵照执行的法规。此后，美国、日本和大多数欧洲国家开始宣传、组织、起草本国的 GMP，欧洲共同体委员会颁布了欧共体的 GMP。迄今为止，全世界已有 100 多个国家实施了 GMP 制度。

（三）食品 GMP 的发展历程

GMP 的发展历程见表 7-1。

表 7-1　　　　　　　　　　　　　GMP 的发展历程

时间	历史沿革和研究进展
1906 年	美国化学品局通过了纯净食品药品法案
1933 年	美国 FDA 推荐修改 1906 年法案
1938 年	美国 FDA 通过联邦食品药品化妆品法案
1968 年	美国 FDA 提出食品 GMP 草案
1969 年	美国 FDA 完成食品 GMP。美国食品与药物管理局将 GMP 的观点引用到食品的生产法规中
1975 年	WHO 向各成员国公布了实施 GMP 的指导方针。国际食品法典委员会制定的许多国际标准中都有 GMP 的内容
1986 年	美国 FDA 公布了修订后的 GMPs，广泛应用于各类食品加工过程
1985 年	CAC 制定《食品卫生通则》。一些发达国家，如加拿大、澳大利亚、日本、英国等都相继借鉴了 GMP 的原则和管理模式，制定了某类食品企业的 GMP
1998 年	我国在保健食品行业和膨化食品行业首次制定并颁布 GMP，如国家标准《保健食品良好生产规范（GMP）》和《膨化食品良好生产规范（GMP）》。首批全面体现了 GMP 的完整内容
2002 年	我国政府正式启动食品 GMP 体系的基础研究和全面建设
2004 年	美国宣布对食品 GMP 进行现代化意义上的修订

二、国内外的食品 GMP 及其实施概况

（一）国外食品生产的 GMP 及其实施概况

1963 年美国 FDA 制订了药品 GMP，并于第二年开始实施。1969 年，美国制订了《食品制造、加工、包装储存的现行良好制造规范》（Current Good Manufacture Practice：Manufacture，Processing，Packing or Holding Human Food，Code of Federal Regulation，Part128），简称 CGMP 或食品 GMP（FGMP）基本法。

20 世纪 70 年代初期，美国 FDA 为了加强、改善对食品的监管，根据美国食品、药物化妆品法第 402（a）的规定，凡在不卫生的条件下生产、包装或储存的食品或不符合生产食品条件下生产的食品视为不卫生、不安全的，因此制定了食品生产的现行良好操作规范（21CFR Part110）。这一法规适用于一切食品的加工生产和储存，随之 FDA 相继制定了如下各类食品的操作规范：

21CFR Part 106　适用于婴儿食品的营养品质控制；

21CFR Part 113　适用于低酸罐头食品加工企业；

21CFR Part 114　适用于酸化食品加工企业；

21CFR Part 129　适用于瓶装饮料。

加拿大政府制定本国的 GMP 和采纳一些国际组织的 GMP，鼓励本国食品企业自愿遵守。一些 GMP 的内容被列入法律条文，要求强制执行。卫生部（HPB）按照《食品和药物法》制定了《食品良好制造法规》（GMRF）。

欧盟的食品卫生规范和要求包括六类：对疾病实施控制的规定；对农、兽药残留实施控制的规定；对食品生产、投放市场的卫生规定；对检验实施控制的规定；对第三国食品准入的控制规定；对出口国当局卫生证书的规定。

日本政府各部门制定了《食品制造流通基准》、《卫生规范》、《卫生管理要领》等指导性条例，鼓励食品企业自愿遵守。涉及的食品有食用植物油、罐头食品、豆腐、腌制蔬菜、海苔、碳酸饮料、番茄、汉堡包、水产制品、味精、面包、酱油、冷食、饼干、通心粉、油炸食品、冰淇淋等。

（二）我国食品生产的 GMP 及其实施概况

1. 卫生部颁布的 GMP（国标 GMP）

1988 年至今，卫生部共颁布 20 个国标 GMP。其中 1 个通用 GMP 和 19 个专用 GMP，并作为强制性标准予以发布。《GB 14881—1994 食品企业通用卫生规范》的主要内容包括：主题内容与适应范围、引用标准、原材料采购、运输的卫生要求、工厂设计与设施的卫生要求、工厂的卫生管理、生产过程的卫生要求、卫生和质量检验的管理、成品储存、运输的卫生要求、个人卫生与健康的要求。

19 个专用 GMP 是罐头、白酒、啤酒、酱油、食醋、食用植物油、蜜饯、糕点、乳品、肉类加工、饮料、葡萄酒、果酒、黄酒、面粉、饮用天然矿泉水、

巧克力、膨化食品、保健食品、速冻食品良好生产规范。

2. 原国家商检局和国家质量监督检疫总局颁布的 GMP

1984 年由原国家商检局制定了类似 GMP 的卫生法规《出口食品厂、库最低卫生要求》，对出口食品生产企业提出了强制性的卫生要求。后经过修改，于 1994 年 11 月由原国家进出口商品检验局发布了《出口食品厂、库卫生要求》。在此基础上，又陆续发布了 9 个专业卫生规范。共同构成了我国出口食品 GMP 体系。

国家质量监督检验检疫总局于 2002 年 4 月 19 日第 20 号文颁布《出口食品生产企业卫生注册登记管理规定》，自 2002 年 5 月 20 日起施行。同时废止原国家进出口商品检验局 1994 年 11 月 14 日发布的《出口食品厂、库卫生注册细则》和《出口食品厂、库卫生要求》。

《出口食品生产企业卫生注册登记管理规定》相当于我国最新的出口食品 GMP，其主要内容共 19 条，其核心是"卫生质量体系"的建立和有效运行。而"卫生质量体系"包括下列基本内容：卫生质量方针和目标组织机构及其职责；生产、质量管理人员的要求环境卫生的要求；车间及设施卫生的要求；原料、辅料卫生的要求；生产、加工卫生的要求；包装、储存、运输卫生的要求；有毒有害物品的控制；检验的要求；保证卫生质量体系有效运行的要求。

3. 国家环保总局发布的有机食品 GMP

国家环保总局颁布的《有机（天然）食品生产的加工技术规范》共有 8 个部分：有机农业生产的环境；有机（天然）农产品生产技术规范；有机（天然）食品加工技术规范；有机（天然）食品贮藏技术规范；有机（天然）食品运输技术规范；有机（天然）食品销售技术规范；有机（天然）食品检测技术规范；有机农业转变技术规范。

4. 农业部发布的 GMP

到目前为止，农业部颁布的 GMP 有《SC/T 3009—1999 水产品加工质量管理规范》（1999 年颁布，2001 年 1 月生效）；绿色食品生产技术规程；无公害食品生产规程；一些农产品生产技术规程（财政部与农业部"农业行业标准"制订计划）等。

三、食品企业推行 GMP 的主要目的

世界的实践证实，GMP 能有效地提高食品行业的整体素质，确保食品的卫生质量，保障消费者的利益。GMP 要求食品企业必须具备良好的生产设备，科学合理的生产工艺，完善先进的检测手段，高水平的人员素质，严格的管理体系和制度。因此食品企业在推广和实施 GMP 的过程中必然要对原有的落后的生产工艺、设备进行改造，对操作人员、管理人员和领导干部进行重新培训，无疑对食品企业的整体素质的提高有极大的推动作用。食品良好操作规范充分体

现了保障消费者权利的观念，保证食品安全也就是保障消费者的安全权利。有明确 GMP 标志，保障了消费者的认知权利和选择权利。同时该制度提供了消费者申述意见的途径，保障了消费者表达意见的权利，推广和实施 GMP 在国际食品贸易中是必备条件，因此实施 GMP 能提高食品产品在全球贸易的竞争力。实施 GMP 也有助于政府和行业对食品企业的监管，强制性和指导性 GMP 中确定的操作规程和要求可以作为评价、考核食品企业的科学标准。

四、食品 GMP 的主要管理内容

GMP 要求生产企业应具有良好的生产设备，合理的生产过程，完善的质量管理和严格的检测系统。其主要内容包括以下几点。

（一）先决条件

先决条件包括合适的加工环境、工厂建筑、道路、行政、地表供水系统、废物处理等。

（二）设施

设施包括：①制作空间、储藏空间、冷藏空间、冷冻空间的供给。②排风、供水、排污、照明等设施。③合适的人员组成等。

（三）加工、储藏、分配操作

加工、储藏、分配操作包括：①物料购买和储藏。②机器、机器配件、配料、包装材料、添加剂、加工辅助品的使用及合理性。③成品外观、包装、标签和成品保存。④成品仓库、运输和分配。⑤成品的再加工。⑥成品的抽检，良好的实验室操作等。

（四）卫生和食品安全

卫生和食品安全包括：①特殊的储藏条件——热处理、冷藏、冷冻、脱水、化学保藏。②清洗计划、清洗操作、污水管理、害虫控制。③个人卫生和操作。④外来物控制、残存金属检测、碎玻璃检测以及化学物质检测等。

（五）管理职责

管理职责包括：①提供资源、管理和监督、质量保证和技术人员。②人员培训。③提供卫生监督管理程序。④满意程度。⑤产品撤消等。

第二节

CAC《食品卫生通则》简介

CAC 即国际食品法典委员会，隶属于 FAO 和 WHO。CAC 一直致力于制定一系列的食品卫生规范、标准，以促进国际食品贸易的发展。这些规范或标准是推荐性的，一旦被进口国采纳，那么这些国家就会要求出口国的产品达到此规范要求或标准规定。

通则为保证食品卫生奠定了坚实的基础，重点介绍如下。

一、目标

明确可用于整个食品链的必要卫生原则，以达到保证食品安全和适宜消费的目的；推荐采用 HACCP 体系提高食品的安全性。

二、范围、使用和定义

范围：由最初生产到最终消费者的食品链制定食品生产必要的卫生条件。政府可参考执行以达到确保企业生产食品适于人类食用、保护消费者健康，维护国际贸易食品的信誉。

三、初级生产

最初生产的管理应根据食品的用途，保证食品的安全性和适宜性。

食品生产加工应避免在有潜在有害物的场所进行。生产采用 HACCP 体系预防危害，为此生产者要实行避免由空气、泥土、水、饮料、化肥、农兽药等的污染，保护不受粪便或其他污染。在搬运、储藏和运输期间保护食品及配料免受化学、物理及微生物污染物的污染，并注意温度、湿度控制，防止食品变质、腐败。

设备清洁和养护工作能有效进行，个人卫生能保持。

四、加工厂设计与设施

加工厂设计目标是使污染降到最低；厂库设备的清洁和消毒；与食品接触表面无毒；防止害虫。

本部分对加工工厂选址；厂房和车间（设计与布局、内部结构及装修）；设备（控制与监测设备、废弃物及不可食用品容器）；设施（供水、排水和废物处理、清洁、个人卫生设施和卫生间、温度控制、通风、照明、储藏等设施）规定了要求选址远离污染区。厂房和车间设计布局满足良好食品卫生操作要求。设备保证在需要时可以进行充分的清理、消毒及养护。废弃物、不可食用品及危险品容器结构合理、不渗漏、醒目。供水达到 WHO "饮用水质量指南" 标准。供水系统易识别。排水和废物处理避免污染食品。清洁设备完善。配有个人卫生设施，保证个人卫生，保持并避免污染食品。有完善的更衣设施和满足卫生要求的卫生间。温度控制满足要求。通风（自然和机械）保证空气质量。照明色彩不应产生误导。储藏设施设计与建造可避免害虫侵入，易于清洁，保护食品免受污染。

五、生产控制

目标是通过食品危害的控制、卫生控制等生产安全的和适宜人们消费的食品。食品危害的控制采用 HACCP 体系。卫生控制体系关键是时间和温度。为防止微生物交叉感染，原料、未加工食品与即食食品要有效地分离，加工区域进出的控制，人员卫生保持，工器具的清洁消毒要求等。物理和化学污染的防止，必要时要配备探测仪，扫描仪等。包装设计和材料能为产品提供可靠的保护，以尽量减少污染，并提供适当的标识。水的控制，在食品加工和处理中都应采用饮用水。生产蒸汽、消防及其他不与食品直接相关场合用水除外。管理与监督工作应有效进行。文件与记录应当保留超过产品保质期。建立撤回产品程序，以便处理食品安全问题，并在发现问题时能完全、迅速地从市场将该批食品撤回。

六、工厂养护与卫生

本部分目标是通过建立有效程序达到适当养护和清洁；控制害虫；管理废弃物；监测养护和卫生有效性。

本部分包括：清洁程序和方法；清洁计划；害虫控制（防止进入、栖身和出没、消除隐患、监测）；废弃物管理等。

七、个人卫生

本部分目标是通过保持适当水平的个人清洁及适当的工作方法，保证生产人员不污染食品。人员健康状况，不携带通过食品将疾病传给他人的疾病。患疾病与受伤者调离食品加工岗位（黄胆、腹泻、呕吐、发烧、耳眼或鼻中有流出物、外伤等）。

个人清洁：应保持良好的个人清洁卫生，在食品处理开始，去卫生间后、接触污染材料后均要洗手。

个人行为：生产时抑制可能导致食品污染的行为，例如吸烟、吐痰、吃东西、在无保护食品前咳嗽等；不佩戴饰物进入食品加工区。

参观者进入食品加工区按食品生产人员要求办。

八、运输

本部分目标是为食品提供一个良好环境，保护食品不受潜在污染危害、不受损伤，有效控制食品病原菌或毒素产生。

运输工具的设计和制造达到：

不对食品和包装造成污染；可进行有效消毒；有效保护食品避免污染；有效保持食品温度、湿度等。

九、产品信息和消费者的意识

产品应具有适当的信息以保证：为食品链中的下一个经营者提供充分、易懂的产品信息，以使他们能够安全、正确地对食品进行处理、储存、加工、制作和展示；对同一批或同一宗产品应易于辨认或者必要时易于撤回；消费者应对食品卫生知识更新足够的了解，以保证消费者：认识到产品信息的重要性；做出适合消费者的明智选择；正确存放、烹饪和食用食品，防止食品污染和变质，引发病菌的残存或滋生。

本部分包括：不同批产品的标识；产品信息（正确对食品进行处理）；标识（预包装食品）；对消费者的教育（健康教育、食品卫生常识等）。

十、培训

1. 目标

对于从事食品生产与经营，直接或间接与食品接触的人员应进行食品卫生知识培训和（或）指导，以使他们达到其职责范围内的食品卫生标准要求。

2. 意识与责任

每个人都应该认识到自己在防止食品污染和变质中的任务和责任。食品加工处理者应有必要的知识和技能，以保证食品的加工处理符合卫生要求。

3. 培训计划

要求达到的培训水平包括：食品的性质，尤其是控制病原微生物和致病微生物滋生的条件；食品加工处理和包装的方式，包括造成食品污染的可能性。加工的深度和性质或者在最终消费前还要进行烹调；食品储存的条件；食品的保持期限。

4. 指导与监督

做好日常的监督和检查工作，以保证卫生程序得以有效的贯彻和执行。

食品加工厂的管理人员和监督人员应具有必要的食品卫生原则和规范知识。

5. 回顾性培训

对培训计划应进行常规性复查，必要时可作修订，培训制度应正常运作以保证食品操作者在工作中始终注意保证食品的安全性和适宜性所必需的操作程序。

第三节

我国的良好操作规范

一、卫生质量方针和目标

GMP 的质量方针体现在：用一流的原料、一流的技术制造一流的产品；用一流的管理、一流的服务铸造具有稳固国际市场的一流的企业。

GMP 的质量目标是：依据 HACCP 体系，不断完善企业的质量管理，提高企业的竞争力和知名度，使产品的出厂合格率为 100%，顾客满意率力争达到 100%。

二、组织机构及其职责

根据企业的实际情况和产品特点，设立与卫生质量体系相适应的管理机构，其卫生质量管理组织机构及其职责如下。

1. 总经理

负责贯彻执行国家和上级有关技术质量的政策、法令法规，组织指定和实施本公司的质量方针和质量目标，对本公司的产品质量和质量管理负领导责任，负责管理评审会议的召开，并落实质量责任，负责各种规章制度的批准和发布工作，负责规章制度、HACCP 文件的审批及物资计划申请表的审批。

2. 副总经理

协助经理做好公司的各项工作，经过经理授权，组织实施工作计划，落实工作方针和实施工作目标；并监督各部门工作管理职能的落实情况。

3. 质检部长

负责生产工艺质量标准的制定，对原料接收、加工过程的卫生质量进行监督控制，对产品质量存在潜在的不合格品进行评估处理，并协助 HACCP 管理小组搞好有关质量检验方面的培训工作。

4. 经营部

负责原材料的采购和产品的销售，保质保量完成采购计划和销售计划。

5. 财务总监

参与特殊合同的评审工作，以保证质量成本的可控制性。

6. 化验室职责

负责水质微生物的检测报告，并出具化验结果。负责定期检验加工案台、工器具及加工员工的卫生情况。负责对每天生产的产品进行微生物检验，对化验结果记录并存档。

7. 生产部长

负责生产过程中质量活动的管理，确保质量方针和质量目标的贯彻实施，并通过过程控制得到充分体现和落实，负责生产计划的制订与落实，组织好均衡生产和安全、环境卫生工作，负责监督检查生产车间、仓库的生产管理工作。

8. 机电部

负责厂内的设施、设备的日常维护，确保生产的正常运转，对检验、测量等设备进行控制。

三、对生产、质量管理人员的要求

（一）对人员健康的控制

（1）加工、检验、管理人员每年至少进行一次健康检查，必要时作临时健康检查，并设有健康档案，对新进厂的职工必须经体检合格后方可上岗。

（2）凡患有以下疾病的人员，必须调离加工、检验岗位。

①传染性肝炎。

②细菌性痢疾及其带菌者。

③活动性肺结核。

④化脓性或渗出性脱屑皮肤病。

⑤肠伤寒及其带菌者。

⑥手外伤未愈合者。

（二）卫生要求

（1）生产、管理人员进入车间前都应穿戴清洁的工作服，更换工作鞋，戴好口罩、工作帽，头发不得外露。

（2）生产、管理人员不得将与生产无关的个人物品带入车间，不得戴手表、首饰（如耳环、项链、戒指等），不得涂抹化妆品。

（3）生产、管理人员进车间时要按程序进行洗手消毒。

（4）生产、管理人员要勤理发、洗澡、剪指甲，保持良好个人卫生。

（5）加工人员工作前及便后应按洗手消毒程序及入厕程序进行彻底的清洗消毒，加工过程中按要求进行清洗消毒，消毒后手不得乱动与工作无关的地方。

（6）车间内严禁喧哗、饮食、吸烟等与工作无关的一切活动，严禁穿工作服上卫生间或外出，不得面对食品打喷嚏、咳嗽等。

（7）清洁区与非清洁区的人员要穿戴不同颜色的或标志的工作服或帽，不同加工区的人员禁止串岗。

（8）定期对生产、管理人员进行食品卫生知识培训，使其具备相当的食品卫生知识及卫生质量意识。

（9）进车间参观人员进入车间时必须遵守本公司进入车间的卫生管理制度及要求。

（三）资格要求

（1）生产、管理人员要定期培训，并经过考试合格。

（2）新入厂的加工人员要经过卫生知识的培训，合格后方可上岗。

（3）从事检验的人员要经过培训，要有一定的实践经验。

（4）生产部门负责人要有丰富的加工技术及生产卫生管理经验。

（5）质检部门负责人要有丰富的质量管理经验和技术。

（6）化验员要经过检验检疫局培训，并考试合格，实行持证上岗。

四、环境卫生要求

（一）厂区的卫生要求

（1）工厂厂区周围环境卫生清洁，无化学、放射性污染源。

（2）厂区道路用水泥铺设，路面平整，无积水，每天由专人清扫，保持清洁。

（3）厂区卫生间设有冲水、洗手、防蝇、防虫、防鼠设施，墙裙以浅色、平滑、不透水、无毒、耐腐蚀的材料修建，由专人负责清洗、消毒，保持清洁卫生、无异味。

（4）厂区有良好的排水系统，且排水畅通，所有排放的污水符合国家规定的污水排放标准。

（5）车间的生产废料和垃圾每天由专人运出并及时清理出厂，消除造成昆虫和其他害虫繁衍、栖息的污染源。

（6）厂区内禁养猫、狗等动物，任何人不得把宠物带入厂区。

（7）厂区建有与生产能力相适应的符合卫生要求的原辅料库、成品库和包装物料库、化学药品库，以及废料间、垃圾暂存处等设施。

（8）生产区和生活区已严格分开。

（9）厂区不得兼营、生产、存放有碍食品卫生的其他产品。

（二）车间的卫生要求

（1）车间布局合理，设立相对独立的粗、精加工间，防止交叉污染，符合所加工的产品工艺流程和加工卫生要求。

（2）车间的墙壁用无毒无害、易于清洗的瓷砖修建，地面是水磨石，并设有一定的坡度，易于清洗及排水。地面和墙壁之间的连接采用弧度连接，易于清洗。天花板采用无毒、防水、防霉、不脱落、易于清洗材料修建，能防止灰尘和冷凝水的形成以及杂物的脱落。

（3）车间的门、窗用浅色、平滑、易清洗消毒、不透水、耐腐蚀的坚固材料制作，结构严密。车间出口及与外界相连的排水口、通风处安装防鼠、防蝇、防虫及防尘等设施。

（4）车间设能满足工器具清洗消毒的清洗消毒间。

（5）排水系统有防止固体废弃物进入的装置，排水沟底呈弧形，易于清洗，排水通畅，不积水。排水管设立反水弯及防鼠网。污水由清洁区向非清洁区排放。

（6）车间设有单独的物料间以防止污染。

（三）设施的卫生要求

（1）所有设施要保持良好的工作状况。

（2）设施定期检查，按时保养，及时维修，保持良好的卫生状况。

（3）车间装有充足的照明设施，满足产品加工及检验的需要，光源备有防护灯罩，以防破裂时污染食品，照明设施的设置不能妨碍正常的加工及卫生清洁工作。

（4）加工用水的管道用无毒、无害、防腐蚀的材料制成，有防止产生回流现象的装置，不得与非饮用水的管道相连接，饮用水与非饮用水的管道应有标识加以区分。

（5）在车间入口处、卫生间及车间内适当的位置应设置与生产能力相适应的洗手消毒和干手设施、鞋靴消毒设施。洗手水龙头为非手动开关，排水直接接入下水管道。

（6）粗、精车间设有适宜的更衣室、卫生间，布局合理，不会对产品造成污染。更衣室设有挂衣装置，个人衣物与工作服分开存放，有适当的照明，且通风良好，备有更衣镜；卫生间为水冲式，并装有洗手消毒设施，设有排气通风设施和防蝇防虫设施，保持清洁卫生。

（四）设备和工器具的卫生要求

（1）设备和工器具的设计合理，易拆卸清洗。设备的安装符合工艺卫生要求，与地面、屋顶、墙壁保持一定的距离，以便进行维护保养、清洁消毒和卫生监控。

（2）专用容器有明显的标识，废弃物容器和可食产品容器不得混用。废弃物容器应防水、防渗漏。

（五）原料和辅料的卫生要求

（1）质检部门要做好原料的验收记录，原料要求来自无污染地区；化验室对收购的原料、辅料进行检测，必要时委托检验检疫局对原料、辅料进行重金属、微生物等项目的检测，经检测合格后方可使用，并定期对原料进行抽样化验。

（2）对原料、辅料进行卫生控制，分析可能存在的危害，制订控制的方法。

（3）原料、辅料的储存应根据原料批次的不同分开存放。并对库房、库内原料、辅料进行标识，不同时间入库的原料应分开存放，并有清晰的标识、保证原料、辅料先入先出先使用。设有防蝇虫、防尘、防潮设施。

（4）超过保质期的原料、辅料或受到污染的原料不得用于食品的生产。

（5）加工用水（冰）符合《GB 5749—2006 生活饮用水水质标准》的要求。

（六）生产和加工的卫生要求

（1）不同清洁卫生要求的区域分开设置，各区域的产品分别存放，各区域的人员禁止串岗，防止人流物流交叉污染。

（2）操作台、加工用具及容器应严格执行清洗消毒制度，盛放食品的容器不得直接接触地面。

（3）设备维修时要使产品远离维修现场，维修后维修工具要及时带出车间，按要求对设备进行彻底消毒后再使用。

（4）有专门存放不合格品、跌落地面的产品和废弃物的标记容器，并在检验人员监督下及时处理，其容器和运输工具及时消毒。对产生不合格产品进行原因分析并采取纠正措施。

（5）更衣室、卫生间由专人负责，保持清洁卫生，定期消毒。

（6）工作服、车间所用工器具由专人负责，统发统收。

（7）班前、班后必须进行卫生清洁工作，由专人负责检查并做好记录。

（8）加工过程中要按照规定的频率对食品接触表面进行清洗、消毒。

（9）原料、半成品、成品应分别存放；容器、运输工器具应定时清洗消毒。

（10）包装食品的材料必须符合卫生标准，存放地点清洁卫生，干燥通风，不得污染食品。

（11）冷库符合工艺要求，配有自动温度记录装置，库内要保持清洁，并定期进行杀菌消毒，有防虫、防鼠设施。

（12）车间要采用物理方法防止虫鼠进入车间，车间加工区域的上方不能设置诱杀昆虫的设施。

（七）包装、储存和运输的卫生要求

（1）用于包装食品的材料必须来自经检验检疫部门卫生注册的公司，且符合卫生标准，并保持清洁卫生，不得含有有毒、有害物质，且不易褪色。

（2）包装材料的存放、保管要设置专用的储存间，储存间要保持清洁、干燥，有防蝇虫和防鼠设施，内外包装材料要分开存放。材料堆垛与地面、墙壁要保持一定的距离，并加盖防尘罩。

（3）包装容器与包装物料的强度要以在运输和搬运过程中不破损为标准。

（4）外包装要按产品追溯要求标识清楚。

（5）库内产品要堆放整齐，标识清楚，堆垛与地面的距离不少于10cm，与墙面、顶面之间要留有不少于30cm的距离。

（6）主要原料设有专库存放，冷库的温度要达到工艺要求，并配有温度记录仪，加工过程使用的辅料，也设有专库存放，库房保持干燥，有完善的防虫、防鼠、防尘设施。

（7）成品库的温度要符合工艺要求，并配有温度自动记录装置，库内不得存放有碍食品卫生的物品，同一库内不得存放相互串味的食品。库内的产品要按产品品种、规格、生产时间分垛堆放，并加挂相应的标识牌，牌上注明产品的品种、规格、批次和数量等。

（8）冷库与速冻库要定期除霜，冷库与速冻库每周除霜一次。

（9）运输食品的运输工具必须保持良好的清洁卫生状况，冷冻产品要用制冷或保温条件符合要求的车、船运输。

五、有毒和有害物质的控制

（1）所用化学试剂、消毒剂、洗涤剂必须从国家主管部门批准生产经销的供货厂商处采购。

（2）生产用的消毒剂、洗涤剂等要有专人负责验收、专库储存、专人管理；

验收时要检查所购物品的标识资料。

（3）车间使用的消毒剂、洗涤剂必须单独加锁存放、专人保管配制和使用。

（4）化学物品必须标识完整、清楚，对标记不清的拒收。

（5）质检部负责编制有毒有害物质一览表。

（6）化学药品入库和领用要有记录，要求真实、规范。如表7-2所示。

表7-2　　　　　　　　　　　　化学药品入库和领用一览表

类别	名称	用途	使用部门
洗涤剂	洗洁净	清洗	生产车间、化验室
消毒剂	次氯酸钠	消毒	生产车间、洗衣房
消毒剂	食品级酒精	消毒	化验室、生产车间

六、检验要求

（1）应设立与生产能力相适应的独立的检验机构——质检部和化验室，并配备具有资格证的检验和化验人员。

（2）质检部和化验室应具备检验工作所需的标准资料、检验设施和仪器设备。仪器设备按规定进行计量校准并记录。

（3）化验室对入厂的原料，加工生产的半成品、成品进行卫生安全质量检验，对各道工序的食品接触面的卫生质量进行检查，质检部负责制定各种产品监控的检验规程和程序，并有效的执行。

（4）各道工序的检验由操作工自检和质检部专职检验人员根据工艺要求和检验标准进行检验，对未经检验和检验不合格的产品要严格分开，并做好标记，将其隔离。在检验时，如果发现质量问题，及时上报有关部门，查找原因。

（5）在进货检验、工序检验均已完成且符合规定的要求后，由质检部专职检验员根据产品标准和合同要求对交付前的产品进行检验，对出厂前的产品由化验室负责进行抽样化验，各项卫生指标与质量要求均符合要求时才能出厂，各种检验结果均有记录保存。

七、保证卫生质量体系有效运行的要求

（1）制订并有效执行原料、半成品、成品及生产过程卫生控制程序，做好记录。

（2）建立并执行卫生标准操作程序并做好记录，确保加工用水（冰）、食品接触表面、有毒有害物质、虫害防治等处于受控状态。

（3）对影响食品卫生的关键工序，制定明确的操作规程并得到连续的监控，同时必须有监控记录。

（4）制订并执行对不合格品的控制制度，包括不合格品的标识、记录、评

估、隔离处置和可追溯性等内容。

（5）制订产品标识、质量追踪和产品召回制度，确保出厂产品在出现安全卫生质量问题时能够及时召回。

（6）制订并执行加工设备、设施的维护程序，保证加工设备、设施满足生产加工的需要。

（7）制订并实施职工培训计划并做好培训记录，保证不同岗位的人员熟练完成本职工作。

（8）建立内部审核制度，一般每年至少进行两次内部审核，每年进行一次管理评审，并做好记录。

（9）对反映产品卫生质量情况的相关记录，应当制定并执行收集、归档、保存等管理规定。所有质量记录必须真实、准确、规范并具有卫生质量的可追溯性，保存期为 3 年。

思 考 题

1. 什么是 GMP？
2. 食品 GMP 管理的主要内容是什么？
3. 我国的良好操作规范包含哪些内容？

实训　食品企业卫生管理状况的调查

一、实训目的

1. 掌握食品企业卫生管理的主要内容。

2. 掌握食品企业卫生要求和规范。

3. 运用所学知识分析被调查企业食品卫生管理现状，并能有针对性地提出合理改进意见。

二、实训场所

当地的食品企业。

三、内容与方法

1. 食品企业的一般情况调查：包括企业名称、场址、员工人数、员工构成结构，企业的组织结构、产品、产量等。

2. 食品企业环境卫生状况调查：包括厂区周边环境，企业是否有防护带，厂区内绿化面积及道路铺砌情况是否合理，企业内外环境是否整洁。

3. 食品企业加工过程中的卫生状况调查：包括食品加工工艺流程是否合理，生产自动化、机械化程度如何，车间设备布置及条件是否符合卫生要求，有无成品与半成品交叉污染的情况，与物料接触的设备是否容易清洁与消毒，加工过程中的工艺参数是否能保证产品的卫生质量。

4. 原料、半成品和成品储存的卫生状况调查：主要是仓库是否符合卫生要求，是否具有通风、控温、控湿、防虫、防害的措施，是否具有有效的食品保鲜措施等。

5. 食品企业卫生管理制度调查：包括卫生管理制度是否健全，所执行的卫生质量标准及卫生检查制度，食品企业的消毒制度等。

6. 食品企业员工个人卫生管理状况调查：员工上岗前是否进行健康体检和卫生知识培训，企业对员工是否进行定期健康检查和培训，员工是否遵守个人卫生要求。

7. 采用实地查看或问答的形式调查。

四、思考与练习

1. 该企业职工的素质与 GMP 要求是否匹配？

2. 根据调查的结果，综合分析该企业的卫生状况，找出存在的主要卫生问题及其原因，提出整改的措施，并撰写出调查报告。

第八章
卫生标准操作程序（SSOP）

学习目标
1. 了解 SSOP 的起源、发展及现状。
2. 掌握 SSOP 的 8 项基本内容。

能力目标
在实际工作中能够灵活运用 SSOP。

第一节
SSOP 简介

一、SSOP 的定义

SSOP（Sanitation Standard Operation Procedures）是卫生标准操作程序的简称。是食品企业为了满足食品安全的要求，在卫生环境和加工要求等方面所需实施的具体程序。它和 GMP 是进行 HACCP 认证的基础。

二、SSOP 的起源、发展及现状

20 世纪 90 年代，美国频繁爆发食源性疾病，造成每年 700 万人次感染和 7000 人死亡。调查数据显示，其中有大半感染或死亡的原因与肉、禽产品有关。这一结果促使美国农业部（USDA）重视肉、禽产品的生产状况，并决心建立一套涵盖生产、加工、运输、销售所有环节在内的肉、禽产品生产安全措施，从而保障公众的健康。

1995 年 2 月颁布的《美国肉、禽产品 HACCP 法规》中第一次提出了要求建立一种书面的常规可行程序——卫生标准操作程序（SSOP），确保生产出安全的食品。同年 12 月，美国 FDA 颁布的《美国水产品 HACCP 法规》中进一步明确了 SSOP 必须包括的 8 个方面及验证等相关程序，从而建立了 SSOP 的完整

体系。

从此，SSOP一直作为GMP和HACCP的基础程序加以实施，成为完成HACCP体系的重要前提条件。

三、SSOP的基本内容

SSOP至少包括以下8项内容。

（1）与食品接触或与食品接触物表面接触的水（冰）的安全。

（2）与食品接触的表面（包括设备、手套、工作服）的清洁度。

（3）防止交叉污染。

（4）手的清洗与消毒，厕所设施的维护与卫生的保持。

（5）外部污染物的检控。

（6）有毒化学物质的标记、储存和使用。

（7）食品加工人员的健康与卫生控制。

（8）虫害的防治。

四、实施SSOP的意义

SSOP可以减少在HACCP计划中关键控制点的数量，使用SSOP减少危害控制而不是HACCP计划，不减少其重要性或显示更低的优先权。实际上危害是通过SSOP和HACCP关键控制点的组合来控制的。一般来说，涉及产品本身或某一加工工艺、步骤的危害是由CCP来控制，而涉及加工环境或人员等有关的危害通常是由SSOP来控制比较合适。在有些情况下，一个产品加工操作可以不需要一个特定的HACCP计划，这是因为危害分析（HA）显示没有显著危害，但是所有的加工厂都必须对卫生状况和操作进行监测。建立和维护一个良好的"卫生计划"是实施HACCP计划的基础和前提。无论是从人类健康的角度来看，还是从食品国际贸易要求来看，都需要食品的生产者在建立一个良好的卫生条件下生产食品。无论企业的大与小、生产的复杂与否，卫生标准操作程序都要起这样的作用。

第二节

详解SSOP的8项基本内容

一、水（冰）的安全

生产用水（冰）的卫生质量是影响食品卫生的关键因素。对于任何食品加工，首要的一点就是要保证水的安全。食品加工企业一个完整的SSOP计划，首先要考虑与食品接触或与食品表面接触用水（冰）的来源与处理应符合有关规定，并要考虑生产用水及污水处理的交叉污染问题。水（冰）的安全问题，是

FDA 关注的 8 个关键卫生条件的第 1 个。

1. 生产加工用水的要求

水在食品加工中具有广泛的用途，起到非常重要的作用，它是食品加工厂的一个最重要的组成部分之一。水不仅是食品生产必需的原料，而且食品的清洗，设施、设备、工器具的清洗和消毒等都离不开安全卫生的水。通常情况下，安全卫生的水是指符合国家饮用水标准的水。

在食品加工中使用的水应符合《GB 5749—2006 生活饮用水卫生标准》的规定。水产品加工中原料冲洗使用的海水应符合《GB 3097—1997 海水水质标准》，软饮料用水应符合标准《GB 10789—2007 饮料通则》。

按照《GB 5749—2006 生活饮用水卫生标准》的规定，微生物指标应满足如下指标：细菌总数小于 100 个/mL，培养温度为 37℃；大肠菌群小于 3 个/L；致病菌不得检出。

2. 生产加工用水可能被污染的因素

在加工操作中易产生交叉污染的关键区域包括以下几点。

（1）水管龙头需要一个典型的真空中断器或其他阻止回流装置以避免产生负压情况。如果水管中浸满水，而水管没有防止回流装置保护，脏水可能被吸入饮用水中。

（2）清洗/解冻/漂洗槽：水管离水面距离 2 倍于进水管的直径，以防止回吸。

（3）要定期对大肠菌群和其他影响水质的成分进行分析。企业至少每月 1 次进行微生物监测，每天对水的 pH 和余氯进行监测，当地主管部门对水的全项目监测报告每年 2 次。水的监测取样，每次必须包括总的出水口，一年内做完所有的出水口。取样方法：先进行消毒并放水 5min。

（4）对于废水排放，要求地面有一定坡度易于排水，加工用水、台案或清洗消毒池的水不能直接流到地面，地沟（明沟、暗沟）要加箅子（易于清洗、不生锈），水流向要从清洁区到非清洁区，与外界接口采取防异味、防蚊蝇措施。

二、与食品接触的表面（包括设备、手套、工作服）的清洁度

接触食品的表面及在正常加工过程中会将水溅在食品或食品接触面上的那些表面，为食品接触面。食品加工过程中的食品接触面包括加工过程中使用的所有设备、工器具和设施，以及工作服、手和包装材料等。

（一）食品接触面的材料要求

食品接触面的选材适当，设计合理，有利于防止潜在的食品污染，应选用安全、无腐蚀、易于清洁和消毒的材料。安全的材料是指无毒、不吸水、抗腐蚀，不与清洁剂和消毒剂产生化学反应，在设计制造方面要求表面光滑（包括

缝、角和边在内），易于清洗和消毒。目前，不锈钢是最常用的比较好的食品接触面，因其能制成光滑的表面且耐用。

我国出口食品生产企业卫生要求规定，车间内禁止使用竹木器具、易生锈的材料。

对于手套、围裙、工作服等应根据用途采用耐用材料合理设计和制造，禁止使用布手套。手套、围裙、工作服等要定期清洗、消毒，存放于干净和干燥的场所。

（二）设备的设计、安装要求

食品接触面的制造和设计应本着便于清洗和消毒的原则，制作要精细、无缝隙、无粗糙焊接、凹陷、破裂、表面平滑等。固定的设备安装时应离墙一定的距离，并高于地面，以便于清洗、消毒和维修。

（三）食品接触面的清洁和消毒

食品接触面的清洁和消毒是控制病原微生物污染的基础，良好的清洗和消毒通常包括以下步骤：

（1）清扫　用刷子、扫帚等清除设备、工器具表面的食品颗粒和污物。

（2）预冲洗　用洁净的水冲洗被清洗器具的表面，除去清扫后遗留微小颗粒。

（3）用清洁剂　清洁剂类型主要有普通清洁剂、碱、含氯清洁剂、酸、酶。根据清洁对象的不同，选用不同类型的清洁剂。目前多数工厂使用普通清洁剂（手）和含氯清洁剂（工器具）。

清洁剂的清洁效果与接触时间、温度、物理擦洗、水化学有关。一般来讲，清洁剂与被清洁对象接触时间越长，温度越高，清洁对象表面擦洗的越干净，水中 Ca^{2+}、Mg^{2+} 越低，清洁的效果越好。如果擦洗不干净，残留有机物首先与清洁剂发生反应，进而降低其效力。水中 Ca^{2+}、Mg^{2+} 也可与清洁剂发生反应，产生矿物质复合物的残留沉淀能固化食品污染物，变得更加难以除去，进而影响清洁效果。

①冲洗：用流动的洁净的水冲去食品接触面上清洁剂和污物，要求接触面要冲洗干净，不残留清洁剂和污物，为消毒提供良好的表面。

②消毒：应用允许使用的消毒剂，杀死和清除物品上存在的病原微生物。在食品接触面清洁以后，必须进行消毒除去或至少抑制潜在的病原微生物。消毒剂的种类很多，有含氯消毒剂、过氧乙酸、醋酸、乳酸等。目前，食品加工厂常用的是含氯消毒剂，如次氯酸钠溶液，消毒的方法通常为：浸泡、喷洒等。消毒的效果与食品接触表面的清洁度，温度、pH、消毒剂的浓度和时间有关。

③清洗：消毒结束后，应用符合卫生要求的水对被消毒对象进行清洗，尽可能减少消毒剂的残留。

（四）常用消毒剂的类型及影响消毒效果的因素

凡能杀死致病菌和有害微生物的化学药物称化学消毒剂。能抑制微生物活动的药物称防腐剂。

1. 季铵盐化合物

季铵盐化合物，有时称为 Quats 或者 QACS，最近几年又引起了微生物学家的关注。它们需要相对较长的暴露时间来达到显著的杀菌力。虽然时间较长，但它们很稳定，在大多数消毒剂失效后仍能继续杀菌。它们经常被选做靴鞋、地板和冷却器表面的消毒。因此即使某些污物存在，它们的残留液还具有杀菌效果，对于致病菌李斯特氏菌特别有效。它们通常用于生产即食食品的设备，例如蟹肉、熏鱼和蒸煮虾。但是，季铵盐化合物在杀灭微生物时有选择性，食品加工者遇到过使用季铵盐化合物的环境中有大肠菌或腐败菌存在的问题，这些菌可能会转移到产品里。每星期一次至两次换成另一种消毒剂可以避免此问题。在使用季铵盐化合物之前必须完全冲洗掉清洁剂，否则将会发生化学反应将消毒剂中和。

2. 氯消毒剂

消毒剂溶于水中能产生次氯酸者，称为含氯消毒剂。含氯消毒剂是目前在食品加工行业应用最为广泛的消毒剂。主要品种有漂白粉、次氯酸盐、漂白粉精等各种含氯制剂。

含氯消毒剂的杀菌机理：主要是次氯酸的氧化作用，新生氧作用和氯化作用，其中主要是次氯酸的氧化作用。含氯消毒剂在水溶液中形成次氯酸，作用于菌体蛋白，次氯酸不仅可以与细胞壁发生作用，而且分子质量小，又不带电荷，很容易侵入细胞内与蛋白质发生氧化作用或破坏菌体的酶，使代谢失调而导致细菌死亡。

$$R—NH—R + HOCl \rightarrow R—NCl—R + HCl + [O]$$
（细菌蛋白质）

新生氯的作用表现在次氯酸分解形成新生态氧，将菌体蛋白质氧化，从而起到杀菌作用。

$$HOCl \rightarrow HCl + [O]$$

氯化作用是消毒剂中含有的氯直接作用菌体蛋白质，干扰细菌体的代谢，致细菌死亡。

$$R—NH—R + Cl_2 \rightarrow R—NCl—R + HCl$$
（菌体蛋白质）

影响含氯消毒剂消毒效果的因素主要有：pH、温度、浓度和有机物等。含氯消毒剂的杀菌能力与溶液中次氯酸的浓度成正比，与溶液的 pH 大小成反比。次氯酸的浓度越高，pH 越小，杀菌能力越强。反之，杀菌能力就弱。温度对杀菌效果影响较大，有人用假单胞菌作实验，0.3mg/L 有效氯的次氯酸钙溶液，21℃时，杀灭 99.9% 的细菌需 4min；4℃时平均为 10min。在一定的范围内，温度的升高能增强杀菌作用。有机物由于能消耗有效氯含量，并能降低含氯杀菌剂的效能，故当有机物大量存在时，消毒效果较差，特别是在使用含氯量浓度较低的情况下，影响尤为明显。

实际工作中常用含氯消毒剂消毒饮用水、加工用水、污染的食品、加工器具及污水或废水等。消毒饮用水或生产加工用水的浓度以管网末梢水中游离余氯浓度不低于 0.05mg/L 为宜。

含氯消毒剂的优点是：可杀灭所有类型的微生物，用于食品加工无残留，使用方便，价格便宜。缺点是：易受有机物及 pH 的影响，有漂白、腐蚀作用；有的种类不够稳定，易挥发。

3. 过氧乙酸

过氧乙酸是一种高效广谱的杀菌剂，能迅速杀死细菌、酵母、霉菌和病毒。具有杀菌力强、无毒、高效及低温下仍有良效等特点，常用来作为食品、肉类加工，畜牧业消毒。0.1% ~ 0.5% 溶液可用来做洗手、食品表面、车间地面及工具的消毒。0.2% 浓度溶液将罐头浸泡 15min 用于罐头成品致病菌检验、开罐前的罐外消毒。0.1% 浓度用于出口肉食兔控制大肠杆菌和沙门氏菌污染，效果良好。

缺点是：有较强的刺激性气味，且极不稳定，对物品有腐蚀性，故其使用范围受限制。

（五）工作服、手套、车间空气的消毒

工作服、手套等集中由洗衣房清洗消毒，需要注意的是不同清洁区的工作服应分别清洗消毒，清洁工作服与脏工作服要分区域存放，存放工作服的房间应设臭氧消毒器，定期对工作服进行消毒。

车间空气消毒一般用臭氧发生器产生的臭氧进行消毒。紫外线灯由于所产生的紫外线穿透能力差，车间内一般不使用紫外线灯。

（六）食品接触表面的监测

为确保食品接触面（包括手套、外衣）的设计、安装、便于卫生操作，维护、保养符合卫生要求，以及能及时充分地进行清洁和消毒，必须对食品接触面进行监测。

监测的内容：加工设备和工器具的条件状态适合卫生操作，设备和工器具被适当地清洁和消毒，使用消毒剂的类型和浓度是可接受的，可能接触食品的手套和外衣清洁并且状况良好。

监测的方法如下。

（1）视觉检查 感官检查接触表面是否清洁卫生，有无残留物。工作服是否清洁卫生，有无卫生死角等。

（2）化学检查 主要检查消毒剂的浓度，消毒后的残留浓度。我国生活饮用水卫生标准中规定集中式给水出厂水中游离性余氯含量不得低于 0.3mg/L。

（3）表面微生物检查 推荐使用平板计数，一般检查时间较长，可用来对消毒效果进行检查和评估。

监测的频率：取决于被监测的对象，如设备是否锈蚀，设计是否合理，应每月检查一次，消毒剂的浓度应在使用前进行检查，视觉检查应在每天班前（工作服、手套）、班后清洗消毒后进行。

（七）纠正措施

在检查发现问题时，应采取适当的方法及时纠正，如再清洁、消毒、检查消毒剂浓度，对员工进行培训等。

（八）记录

包括卫生消毒记录、个人卫生控制记录、微生物检测结果报告、臭氧消毒记录、员工消毒记录。

三、防止交叉污染

交叉污染是通过生的食品、食品加工者或食品加工环境把生物或化学的污染物转移到食品的过程。当致病菌或病毒被转移到即食食品上时，通常意味着导致食源性疾病的交叉污染的产生。

（一）交叉污染的来源

1. 工厂选址、设计、车间工艺布局不合理

企业由于选址、设计上的失误，建在环境有污染的地方，如厂区附近有医院、制药厂、水泥厂等污染源，地下水可能被污染。工厂建在低洼处，雨季地面污水可能倒灌进而污染水源。如果车间设计不合理可造成工艺倒流，清洁区与非清洁区界限不明确，造成产品交叉污染。

2. 生熟产品未严格分开，原料和成品未隔离

生的食品含有引起食品腐败的微生物，也可能含有致病的病原微生物，可能是细菌和病毒，导致人类患病，这些微生物可以直接来自于动植物生长过程，也可能是初加工后发生的污染。加工中如果生的产品与熟的产品不能严格分开，生的食品上所带的病原微生物就有可能污染熟的食品，所以要采取措施防止熟的或即食的产品被生的产品、加工生的产品的食品接触面、加工生的产品的员工污染。同样原料和成品未能进行有效的隔离，也是造成交叉污染的原因之一。

3. 加工人员个人卫生不良及卫生操作不当

食品加工操作人员的皮肤以及他们的消化系统或呼吸系统中会暗藏着致病菌。这些致病菌会因员工操作不当污染食品。

手、手套、外衣、工器具、设备的食品接触面若与污水、地面或其他不清洁物品相接触，都能导致产品污染。同样加工人员的手、工作服不清洁，可能导致污染产品。员工的不良习惯，如随地吐痰、对产品打喷嚏、吃零食、戴首饰进车间、入厕后不按规定程序洗手消毒，接触了生的产品的手，又去摸熟的产品，生区和熟区人员来回串岗等都可能对产品造成污染。

（二）交叉污染的预防

1. 工厂的选址、设计、建筑应符合出口食品加工企业卫生要求

周围环境无污染，锅炉房设在厂区下风处，厂区厕所、垃圾箱远离车间。在车间设计上应根据不同的产品，不同的生产加工工艺，本着从原料到初级加工、精加工、冷冻、包装储存等一环扣一环的原则，由非清洁区到准清洁区，合理安排车间布局。工艺流程不能倒流，初加工、精加工、成品包装分开，清洗消毒与加工车间分开，原料库与成品库分开，车间内所用材料易于清洗消毒，材料本身无毒。

2. 生熟要严格分开

对于生产即食食品、油炸食品、熟的肉品加工厂，这一点尤为重要。做到人流、物流、气流、水流严格分开，不能相互交叉。对双向开门的加热设备应具有机械联动的装置，确保两边不能同时开门。水煮的产品由生区向熟区传递时，必须通过可关闭的窗口及滑道进入熟区水煮锅，防止气流交叉。

对于生产其他产品的企业，也要明确人流、物流、水流、气流的方向。

（1）人流 从高清洁区到低清洁区，且不能来回串岗。

（2）物流 不造成交叉污染、可用时间、空间分隔。

（3）水流 从高清洁区到低清洁区。

（4）气流 从高清洁区到低清洁区，正压排气。

3. 加工人员的卫生控制

生产加工人员应具有良好的卫生习惯，进入车间、入厕后应严格按照洗手消毒程序进行洗手消毒。所有直接与食品、食品接触面及食品包装物料接触的人都应遵守卫生规范，工作中应尽可能地避免食品污染。

保持食品清洁的方法包括以下几方面，但并不局限于此。

（1）开工前或离开车间后或每当手被弄脏或污染时，都要在指定的洗手设施彻底洗手（如果有必要，要消毒以清除不良的微生物）。

（2）摘掉所有不安全的首饰及其他可能落入食品、设备或容器中的物品，因这些首饰在用手工操作加工食品期间不能被充分地消毒。

（3）食品加工者需要保持头发清洁，留长度适中的头发和胡须。

（4）因为鞋可能把污物传到员工的手上。理想的状态是员工在开工前换上靴子。在一些工厂里，员工在厂内、厂外环境穿同样的鞋子。在这种状况下，加工熟食品的加工者必须采取控制措施，强调使用消毒剂消毒鞋靴。

（5）不应该在食品暴露处、设备、工器具清洗处吃东西，嚼口香糖，喝饮料或吸烟，因为健康的人的口腔或呼吸道中经常暗藏致病菌。当吃东西、喝饮料或吸烟时都涉及手与口的接触，致病菌便会传染到员工的手上，然后通过整理食品传播到食品上。这些活动不应该在食品加工区域中进行，当员工在进行这些活动后重新工作时应洗手。

（三）交叉污染的监测

预防来自不卫生的物体污染食品、食品包装材料和其他食品接触面，导致的交叉污染，其范围包括从工器具、手套、外衣和生的食品到熟食品或即食食品。

为了有效地控制交叉污染，需要评估和监测各个加工环节和食品加工环境，从而确保生的产品在整理、储存或加工过程中不会污染熟的、即食的或需进一步加热的半成品。

（1）指定人员应在开工时或交班时进行检查。确保所有卫生控制计划中的加工整理活动，包括生的产品加工区域与煮熟或即食食品的分离，而且此员工在工作期间还应定期检查，从而确保这些活动的独立性。

（2）如果员工在生的加工区域活动，那么他们在加工煮熟或即食产品前，必须清洗和消毒手。

（3）当员工由一个区域到另一个区域时，还应当清洗靴鞋或进行其他的控制措施。

（4）当移动的设备、工器具或运输工器具由生的产品加工区移向熟制的或即食产品的加工区域时，也应被清洁、消毒。

（5）产品储存区域如冷库应每日检查，以确保煮熟和即食食品与生的产品完全分开。通常可在生产过程中（开工一半时或收工后）进行检查。

（6）卫生监督员应在开工时或交班时以及工作期间定期地监测员工的卫生，确保员工个人清洁卫生，衣着适当。在加工期间应该定时地监测员工操作以确保不发生交叉污染。监测员工操作应该包括：恰当使用手套，严格手部清洗和消毒过程，在食品加工区域不得饮酒、吃饭和吸烟，生的产品的加工员工不能随意去或移动设备到加工熟制或即食产品的区域。

员工常见的不良操作事例如：整理生的产品，然后整理熟制的产品；靠近或在地板上工作，然后整理产品；处理完垃圾桶，然后整理产品；从休息室返回，没有洗手；用来处理地面废弃物的铲子，也用来整理产品；擦完脸，然后去整理产品；接触不清洁的冷库门，然后整理产品。

（四）纠正措施

（1）如果有必要，停产，直到问题被纠正。

（2）采取步骤防止再发生污染。

（3）评估产品的安全性，如有必要，改用、再加工或弃用受影响的产品。

（4）记录采取的改正措施。

（5）加强员工的培训。

（五）记录

包括培训记录，员工卫生检查记录，纠正措施记录。

四、手的清洗与消毒、厕所设备的维护与卫生保持

（一）洗手消毒与厕所设施

1. 洗手消毒设施

车间入口处设有与车间内人员数量相适应的洗手消毒设施，洗手龙头所需配置的比例应为每10人1个，200人以上的每增加20人增设1个。

洗手龙头必须为非手动开关，洗手处有皂液盒，在冬季应有热水供应，水温43℃为宜。盛放消毒液的容器，在数量上也要与使用人数相适应并合理放置，以方便使用。

干手用具必须是不导致交叉污染的物品，如一次性纸巾、干手器等。

车间内适当的位置应设足够数量的洗手消毒设施，以便于员工在操作过程中定时洗手、消毒，或在弄脏手后能及时洗手。

2. 厕所设施

厕所的位置应设在卫生设施区域内并尽可能离开作业区远一些，厕所的门、窗不能直接开向加工作业区，卫生间的墙壁、地面和门窗应该用浅色、易清洗消毒、耐腐蚀、不渗水的材料建造，并配有冲水、洗手消毒设施，防蝇设施齐全、通风良好。

（二）洗手消毒程序

洗手的培训是卫生计划中一个重要的部分，工人的手洗的不干净，特别是入厕后不洗手就接触食品，是导致产品污染的一个重要原因。因此，员工在进入生产车间，或入厕后必须严格按程序进行洗手消毒。正确的洗手程序如图8-1所示。

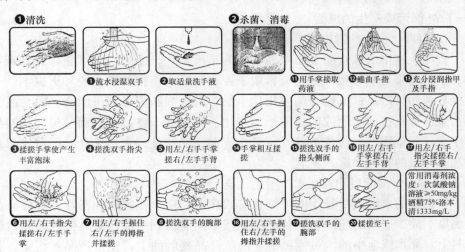

图8-1　正确的洗手程序

进车间洗手的程序为：工人更换工作服→换鞋→清水洗手→用皂液或无菌皂洗手，清水冲净皂液，50mg/L的次氯酸钠溶液浸30s→用清水冲洗→干手

（干手器或一次性纸巾）→75% 食用酒精喷。

良好的入厕洗手程序为：更换工作服→换鞋→入厕→冲厕→皂液洗手→清水冲洗→干手→消毒→换工作服→换鞋→洗手消毒进入工作区域。

（三）手清洗消毒与厕所设备维护的监测

员工进入车间，入厕后应设专人随时监督检查洗手消毒情况。车间内操作人员应定时进行洗手消毒。生产区域、卫生间和洗手间的洗手设备每天至少检查一次，确保处于正常使用状态，并配备有热水、皂液、一次性纸巾等设施。消毒液的浓度应每小时检测一次。

对于厕所设施状况的检查，要求每天开工前至少检查一次，保证厕所设施一直处于一种完好状态，并经常打扫保持清洁卫生，以免造成污染。

（四）纠正措施

当厕所和洗手设施卫生用品缺少或使用不当时，应马上修理或补充卫生用品；若手部消毒液浓度不适宜，则将其倒掉并配制新消毒液；修理不能正常使用的厕所；当发现令人不满意的条件出现时，记录所进行的纠正措施。

（五）记录

包括每日卫生控制记录，消毒液浓度记录。

五、外部污染物的监控

在加工过程中，食品、食品包装材料和食品接触面被各种微生物的、化学的和物理的（如润滑剂、燃料、杀虫剂、清洁剂、消毒剂、冷凝物）物质污染，即被认为"外部污染"。

（一）外部污染产生的原因

1. 有毒化合物的污染

食品生产中的非食品级润滑油被认为是污染物，因为它们可能含有有毒物质；燃料污染可能导致产品污染；用来控制工厂内害虫的杀虫剂和灭鼠剂，有可能导致污染产品；不恰当的使用化学品、清洗剂和消毒剂可能会导致食品外部污染，如直接的喷洒或间接的烟雾作用。当食品、食品接触面、包装材料暴露于上述污染物时，应该被移开、盖住或彻底的清洗；来自非食品区域或邻近的加工区域的有毒烟雾、灰尘。

2. 不卫生的冷凝物和死水产生的污染

被污染的水滴或冷凝物中可能含有致病菌、化学残留物和污物，导致产品被污染。缺少适当的通风会导致冷凝物或水滴滴落到产品、食品接触面和包装材料上。死水或池中的水可能溅到产品、产品接触面上，使得产品被污染。脚或交通工具通过死水时会产生喷溅。

应该注意，在干净卫生的表面聚集的冷凝物（如干净水壶盖的内表面）或在不可能接触到食品的区域（如已包装好产品的冷库）里的冷凝物，没有列入卫生监测的问题中。

3. 无保护装置的照明设备，不卫生的包装材料可致产品被污染

（二）如何控制外部污染

1. 工厂在最初的设计上应考虑外部污染问题

车间对外要相对封闭，正压排气，加工状况应该考虑人流方向、设备的布局设计、物流方向以及影响表面凝结、水与废物处理的通风控制问题，地面平整不积水，车间使用防爆灯，对外的门设挡鼠板，车间内使用臭氧发生器消毒等。

2. 冷凝水问题

冷凝水是多数厂普遍存在的问题，它可以导致外部污染。

解决的办法：

（1）良好的通风，进风量要大于排风量。

（2）车间温度控制尽量缩小温差，如冬天应将送进车间的空气升温。

（3）将热源如蒸柜、漂烫、杀菌等单独设房间，集中排气。

（4）顶棚呈圆弧形。

3. 包装物料与储存库

包装物料要专库存放，干燥清洁、通风、防霉，内外包装要分别存放，上有盖布下有垫板，并设有防虫鼠设施。内包装进厂要进行微生物检测。

储存库要保持卫生，异味产品、原料与成品要专库存放。车间内使用的消毒剂要专柜存放，专人保管并做好标识，对工器具消毒后要用清水冲洗干净，以防消毒药物残留。

（三）外部污染的监测

任何可能污染食品或食品接触面的外部污染物，如潜在的有毒化合物、不卫生的水（包括不流动的水）和不卫生的表面所形成的冷凝物。建议开始生产及工作时每 4h 检查一次。

（四）纠正措施

对于任何可能导致产品污染的行为应该及时加以纠正，从而避免对食品、食品接触面或食品包装材料造成污染。下面列出对不恰当活动可能采取的一些纠正措施：

（1）除去不卫生表面的冷凝物。

（2）调节空气流通和房间温度以减少凝结。

（3）安装遮盖物防止冷凝物落到食品、包装材料或食品接触面上。

（4）清扫地板，清除地面上的积水。

（5）在有死水的周边地带，疏通行人和交通工具。

（6）清洗容易被化学外部污染物污染的食品接触面。

（7）在非产品区域操作有毒化合物时，设立遮蔽物以保护产品。

（8）测算由于不恰当使用有毒化合物所产生的影响，以评估食品是否被污染。

（9）加强对员工的培训，纠正不正确的操作。

（10）丢弃没有标签的化学品。

（五）记录

每日都必须有卫生控制记录。

六、有毒化学物质的标记、储存和使用

有毒化学物质不正确的使用是导致产品外部污染的一个常见原因。大多数的食品加工企业使用的化学物质包括清洁剂、灭鼠剂、杀虫剂、机械润滑剂、食品添加剂等，没有它们工厂无法运转，使用这些化学物质时必须小心谨慎，按产品说明书使用，做到正确标记、安全储藏，否则会导致企业加工的食品被污染的风险。

1. 食品加工厂有毒化合物的种类、标记

清洗剂、消毒剂：如洗洁净、次氯酸钠、95% 酒精、过氧乙酸等。

灭鼠剂、杀虫剂：如灭害灵、"一步倒"等。

润滑剂：润滑油。

化验室用药：甲醇、氰化钾。

添加剂：亚硝酸钠。

以上所列化学物质的原包装容器的标签必须标明制造商、使用说明和批准文号、容器的试剂或溶液名称。工作容器标签必须标明容器中试剂或溶液名称、浓度、使用说明，并注明有效期。

2. 有毒化合物的储存和使用

工厂要编写本企业有毒化学物质一览表，所使用的化合物要有主管部门批准生产、销售、使用证明、主要成分、毒性、使用浓度和注意事项，做到正确使用。建立有毒化合物的领用、配制、使用制度、有使用登记记录，由经过培训的专人负责配制和领用。健全有毒化学药品的购买、领用、配制、使用记录，使全过程处在受控状态。

有毒化合物品的贮存要设单独的区域，带锁的柜子，储存于不易接近的场所，食品级化合物应与非食品级化合物分开存放，有毒化学物品应远离食品设备、工器具和其他易接触食品的地方。

需特别说明的是，严禁使用曾存放过清洁剂、消毒剂的容器再存放食品。

3. 有毒化合物的监测

监测的目的是确保有毒化合物的标记、储藏和使用能使食品免遭污染，监测的区域主要包括食品接触面、包装材料，用于加工过程和包含在成品内的辅料。监测有毒化合物是否被正确标记、正确储藏、正确使用。企业要以足

够的监测频率来检查是否符合要求，一般每天至少检查一次，全天都应注意观察实施情况。

4. 纠正措施

对不满意情况的纠正措施，包括有毒化合物的及时处理以避免其对食品、辅料、食品接触面或包装材料的潜在污染。

下面列出了对不正确操作可采取的几种纠正措施：将存放不正确的有毒物转移到合适的地方；将标签不全的化合物退还给供货商；对于不能正确辨认内容物的工作容器应重新标记；不合适或已损坏的工作容器弃之不用或销毁；评价不正确使用有毒化合物所造成的影响，判断食品是否已遭污染（有些情况必须销毁食品）；加强员工培训以纠正不正确的操作。

5. 记录

化学物质使用控制记录，消毒液浓度配制记录，清洗消毒剂领用记录，实验室培养基配制记录。

七、食品加工人员的健康与卫生控制

1. 食品加工人员的健康卫生要求

食品生产企业应制定员工健康体检计划，并设有健康档案，凡查有下列疾病的不得从事食品加工或接触食品接触面：病毒性肝炎，活动性肺结核，肠伤寒及其带菌者，化脓性或渗出性脱屑、皮肤病患者，手外伤未愈合者。

生产人员要养成良好的卫生习惯，如有疾病应及时向领导汇报，进入车间要更换清洁的工作服、帽、口罩、鞋等，不得化妆、戴首饰、手表等。尽量避免咳嗽、打喷嚏等会污染食品的行为。

2. 员工健康状况的监测

监测员工健康的主要目的是控制可能导致食品、食品包装和食品接触面的微生物污染状况。应在上班前或换班时观察员工是否患病或有外伤感染的情况，可疑的应立即报告处理。

3. 纠正措施

确诊已患病的应重新分配工作，到非食品加工区或回家休养，手有外伤的应包扎后重新安排工作。

4. 记录

包括每日卫生检查记录，健康检查记录。

八、虫害的防治

虫害的防治对食品加工厂而言是非常重要的，若食品加工设施中有害虫会损害食品的安全卫生，害虫也会造成致病菌的传播，可能对人体健康构成威胁。如苍蝇和蟑螂可传播沙门氏菌、葡萄球菌、产气荚膜梭菌、肉毒梭菌、志贺氏菌、链球菌及其他病菌；啮齿类动物是沙门氏菌和寄生虫的来源；鸟类是多种病原菌寄主如沙门氏菌和李斯特菌。

1. 厂区环境应保持清洁卫生

企业要制定详细的厂区环境卫生计划，定期对厂区环境卫生进行清扫，特别注意不留卫生死角。清除杂草、厂区平整、不积水，清除蚊蝇的孳生地，生活垃圾要及时清理，厂区厕所专人负责，每天清扫，不准在厂内养狗、猪等活的动物。

2. 必要的防范措施

工厂要有灭鼠网络图，有灭鼠设备和措施，灭鼠的重点应设在锅炉房、餐厅、垃圾箱、厕所等处。生产车间对外的口应设挡鼠板和防蝇虫设施，如风帘、水帘、翻水弯、纱网、暗室等。车间更衣室、柜要定期清扫，保持清洁卫生。

3. 使用杀虫剂和灭鼠器

厂区设足够的捕虫器，同时定期使用杀虫剂喷洒，车间入口使用灭蝇灯。在仓库、食堂、垃圾场等处使用粘鼠板和鼠笼，不能使用灭鼠药。

4. 监测

应对加工区域、包装区域和贮存区域进行监测，检查害虫是否存在（包括饲养动物、昆虫、啮齿类动物、鸟类）和害虫最近留下的痕迹（如粪便、啃咬痕迹和造巢材料等）。

5. 纠正措施

根据实际情况，及时调整灭鼠、除虫方案。

6. 记录

害虫、鼠控制记录表。

在建立 SSOP 之后，企业还必须设定监控程序，实施检查、记录和纠正措施。企业要在设定监控程序时描述如何对 SSOP 的卫生操作实施监控。它们必须指定何人、何时及如何完成监控。对监控结果要检查，对检查结果不合格的还必须要采取措施加以纠正。对以上所有的监控行动、检查结果和纠正措施都要记录，通过这些记录说明企业不仅制订并实行了 SSOP，而且行之有效。

卫生计划中的监控和纠正措施的记录，将说明卫生计划运转在控制之下。另外，记录也可以帮助指出存在的问题和发展的趋势，还可以显示出卫生计划中需要改进的地方。

思 考 题

1. SSOP 的 8 项基本内容。

2. 手的清洗程序。

3. 你对企业实行的 SSOP 了解吗？有何建议？

实训　实施 SSOP 食品企业的卫生状况调查

一、实训目的

1. 了解食品企业员工对 SSOP 内容的实际运用情况。

2. 了解食品企业实施 SSOP 的情况及 SSOP 管理对食品微生物防止的作用。

二、实训场所

实施 SSOP 的食品企业。

三、内容与方法

1. 选择当地已经实施 SSOP 管理的食品企业。

2. 企业职工对 SSOP 的学习掌握及运用情况。

3. 企业质管部门对实施 SSOP 的检查记录完整情况。

4. 采用实地查看或问答的形式。

四、思考与练习

1. 食品企业职工对实施 SSOP 管理的态度认识。

2. 对该食品企业实施 SSOP 情况做出全面评价。

第九章
ISO 22000 食品安全管理体系

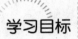 **学习目标**

1. 了解 ISO 22000 的起源和原理。
2. 掌握 ISO 22000：2005 核心标准。

能力目标

ISO 22000 的应用策划。

第一节
ISO 22000 食品安全管理体系介绍

一、ISO 22000 食品安全管理体系简介

近年来，食品安全一直受到各国政府和消费者的关注。作为食品企业，也迫切需要一个科学、规范和有效的管理体系标准来指导保障食品安全，以满足各方面的要求。因此，各种食品安全标准应运而生，如 HACCP、英国零售业联盟审核标准（BRC）、国际食品标准（IFC）、欧盟食品零售组织良好操作规范（EUREP-GAP）、食品质量与安全标准（SOF2000CM）和荷兰饲料生产安全与质量管理标准（PDGMP）等。面对如此众多的标准，不仅消费者难以分辨通过不同标准认证的食品之间的差异，生产企业也对此无所适从，只好根据不同零售商和市场的要求，按照不同的标准进行多次认证，从而造成不必要的花费和重复劳动。由于这些法规和标准的不尽统一，给各国食品生产者和出口商带来了极大的困扰并在一定程度上影响了国际食品贸易。

为了统一食品安全标准，在丹麦标准协会的倡导下，国际标准化组织（ISO）自 2001 年起就着手开发一个进一步定义 HACCP 在食品安全体系中的作用的审核标准，即 ISO 22000 国际标准。ISO 22000 于 2005 年 9 月 1 日正式发布。

ISO 22000 是一个适合审核的食品安全管理体系，共分 8 章 32 节，分别对标准引用的术语和定义、食品安全管理体系文件要求、管理职责、资源管理、安全产品的策划和实现、体系的确认验证和改进作出要求。

二、ISO 22000 标准制定的原则、特点和目标

（一）ISO 22000 标准制定的原则

一般来说，制定标准应遵循的指导原则是：从全局利益出发；充分满足使用要求；有利于促进科学技术发展。从实施的角度来说，一项具体标准制定时需重点考虑两个原则：目的性原则和性能特性原则。此外还应该考虑：保证标准的适用性；保持标准的先进性；注意标准的统一性和协调性；注意标准的经济性和社会效益。

ISO 22000 在制定的过程中充分考虑了上述原则。例如在确定标准时要注意标准的适用范围，既不要让标准所涵盖的领域过宽，使编制的标准没有实际技术内容；也不要让标准所涵盖的领域过窄，造成对标准的肢解，无谓地增加标准项目。ISO 22000 明确指出其管理范围涉及整个食品供应链，即该标准可应用于食品链内的各类组织，从饲料生产者、初级食品生产者，经由食品生产制造者、运输和仓储经营者，直至零售分包商、餐饮服务与经营者，以及与其密切相关的其他组织，如设备、包装材料、清洁剂、添加剂和辅料的生产者。

（二）ISO 22000 标准制定的特点

ISO 22000 使全世界的组织以统一的方法执行关于食品卫生的 HACCP 系统更加容易和更加便利，它不会因国家或涉及的食品不同而不同。ISO 22000 的一个特点是它延伸了在全世界广泛采用的但其本身并不特别针对食品安全的 ISO 9001：2000 质量管理体系标准成功的管理体系方法。当 ISO 22000 运行时，它被设计成完全与 ISO 9001：2000 兼容，那些已经获得 ISO 9001：2000 认证的公司将发现很容易延伸到 ISO 22000 的认证，ISO 22000 包含了一个与显示其要求与 ISO 9001：2000 的要求相适应的平台。

管理策划体现系统化是 ISO 22000 标准制定的另一大特点。ISO 22000 标准是一个系统化的食品安全管理体系框架，其包含的关键要素有：相互沟通、体系管理、过程控制、HACCP 原理、前提方案。该标准整合了 HACCP 体系的原理和 CAC 制定的实施步骤，并与前提方案有机结合。前提方案分为两种类型：基础设施和维护方案，以及操作性前提方案。安全产品的有效生产要求有机的整合前提方案的两种类型和一个详细的 HACCP 计划。

（三）ISO 22000 标准制定的目标

ISO 22000 旨在保证全球的安全食品供应。ISO 22000 标准要达到的主要目标是：符合 CAC 的 HACCP 原理；协调自愿性的国际标准；提供一个用于审核（内审、第二方审核、第三方审核）的标准；条款编排形式与 ISO 9001 相一致；

提供一个关于 HACCP 概念的国际交流平台。

　　ISO 22000 的目标是通过对食品供应链的控制，达到提供安全的最终端产品。食品安全与消费时（由消费者摄入）食品中食源性危害的存在和水平有关。由于在食品链的任何阶段都可能引入食品安全危害，必须对整个食品链进行充分的控制，因此，食品安全是食品链的所有参与者通过共同努力以确保食品的安全性的共同责任。

■ 第二节

ISO 22000：2005 核心标准介绍

　　ISO 22000：2005 共由八部分组成，分别是：范围；规范性引用文件；术语和定义；食品安全管理体系；管理职责；资源管理；安全产品的策划和实现；食品安全管理体系的确认、验证和改进。其中，标准的"安全产品的策划和实现"和"食品安全管理体系的确认、验证和改进"部分构成了策划、运行、验证和更新的 PDCA 循环。本节是根据 ISO 22000：2005 标准，对各部分内容做解读式的介绍，标准内容详见附录。

一、引言

　　食品安全与食品在消费环节（由消费者摄入）食源性危害的存在有关。由于在食品链的任何环节均可能引入食品安全危害，应对整个食品链进行充分地控制。因此，食品安全是要通过食品链中所有参与方的共同努力来保证。

　　食品链中的组织包括：饲料生产者、初级食品生产者，以及食品生产制造者、运输和仓储经营者，零售分包商、餐饮服务与经营者（包括与其密切相关的其他组织，如设备、包装材料、清洁剂、添加剂和辅料的生产者），也包括相关服务提供者。

　　为了确保整个食品链直至最终消费的食品安全，本标准规定了食品安全管理体系的要求。该体系结合了下列普遍认同的关键要素：相互沟通、体系管理、前提方案、HACCP 原理。

　　为了确保食品链每个环节中所有相关的食品危害均得到识别和充分控制，整个食品链中各组织的沟通必不可少。因此，组织与其在食品链中的上游和下游的组织之间均需要沟通。

　　为了确保整个食品链中的组织进行有效的相互沟通，向最终消费者提供安全的食品，认清组织在食品链中的作用和所处的位置是必要的。图 9－1 表明了食品链中相关方之间沟通渠道的一个实例。

　　本标准整合了 CAC 制定的 HACCP 体系和实施步骤，基于审核的需要，本标

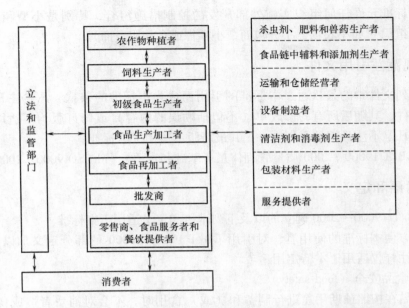

图 9 - 1　食品链上的沟通实例（此图并未表示沿食品链的跨越式相互沟通的类型）

准将 HACCP 计划与前提方案（PRPs）相结合。由于危害分析有助于建立有效的控制措施组合，所以它是建立有效的食品安全管理体系的关键。本标准要求对食品链内合理预期发生的所有危害，包括与各种过程和所用设施有关的危害，进行识别和评价，因此，对于已确定的危害是否需要组织控制，本标准提供了判断并形成文件的方法。

在危害分析过程中，组织应通过组合前提方案、操作性前提方案和 HACCP 计划，选择和确定危害控制的方法。

虽然本标准仅对食品安全方面进行了阐述，但本标准提供的方法同样可用于食品的其他特定方面，如风俗习惯、消费者意识等。

本标准旨在为满足食品链内商务活动的需要，协调全球范围内关于食品安全管理的要求，尤其适用于组织寻求一套重点突出、连贯且完整的食品安全管理体系，而不仅仅是满足于通常意义上的法规要求。本标准要求组织通过食品安全管理体系以满足与食品安全相关的法律法规要求。

二、范围

本标准规定了食品安全管理体系的要求，以便食品链中的组织证实其有能力控制食品安全危害，确保其提供给人类消费的食品是安全的。

本标准适用于食品链中任何方面和任何规模的、希望通过实施食品安全管理体系以稳定提供安全产品的所有组织。组织可以通过利用内部和（或）外部资源来实现本标准的要求。

本标准允许任何组织实施外部开发的控制措施组合，特别是小型和（或）欠发达组织（如小农场，小分包商，小零售或食品服务商）。

三、规范性引用文件

下列文件中的条款通过本标准的引用而成为本标准的条款。凡是注日期的引用文件，其随后所有的修改单（不包括勘误的内容）或修订版均不适用于本标准。凡是不注日期的引用文件，其最新版本适用于本标准。

《GB/T 19000—2000 质量管理体系　基础和术语》（idt ISO 9000：2000）。

四、术语和定义

GB/T 19000—2000 确立的以及下列术语和定义适用于本标准。

为方便本标准的使用者，对引用 GB/T 19000—2000 的部分定义加以注释，但这些注释仅适用于本特定用途。

1. 食品安全（food safety）

食品在按照预期用途进行制备和（或）食用时，不会对消费者造成伤害的概念。

注：食品安全与食品安全危害的发生有关，但不包括与人类健康相关的其他方面，如营养不良。

要点解析：尽管营养不良等其他情况也会对消费者造成健康影响，但不是因为某种食品对消费者的伤害引起的，因此不属于食品安全范畴。

2. 食品链（food chain）

从初级生产直至消费的各环节和操作的顺序，涉及食品及其辅料的生产、加工、分销、储存和处理。

注：食品链包括食源性动物的饲料生产，和用于生产食品的动物的饲料生产。

要点解析："食源性动物"是指自身供食用的动物，如猪、羊、兔、肉用牛、肉鸡等；"用于生产食品的动物"是指动物生产出的产品可以作为食物，而其自身不以供人类食用为主，如产奶的奶牛、下蛋的蛋鸡等。

3. 食品安全危害（food safety hazard）

食品中所含有的对健康有潜在不良影响的生物、化学或物理的因素或食品存在状况。

要点解析："对健康有潜在不良影响的食品存在状况"有：一定大小的果冻、pH 小于 4.6 的食品罐头、温度过高的热饮等。

4. 终产品（end product）

组织不再进一步加工或转化的产品。

注：需其他组织进一步加工或转化的产品，是该组织的终产品或下游组织的原料或辅料。

要点解析：终产品是一个相对概念，食品生产企业一般是完成食品链中某一段的工作，因此其产品也是阶段性的，需要食品链的其他企业进一步加工或转化。如养鸡厂的活鸡对于饲养厂而言是终产品，而对于屠宰厂而言是宰杀的原料，屠宰厂的分割肉是本厂的终产品，又是肉食加工厂的原料。

5. 前提方案（prerequisite program，PRP）

在整个食品链中为保持卫生环境所必需的基本条件和活动，以适合生产、处理和提供安全终产品和人类消费的安全食品。

要点解析：前提方案是保持卫生环境所必需的基本条件和活动，这些条件和活动的作用是生产、处理和提供适合人类消费的安全食品。

6. 操作性前提方案（operational prerequisite program，OPRP）

为控制食品安全危害在产品或产品加工环境中引入和（或）污染或扩散的可能性，通过危害分析确定的必不可少的前提方案。

要点解析：操作性前提方案是前提方案，其作用是为了避免引入，减少食品安全危害在产品或产品加工环境中的污染或扩散。最为关键的是操作性前提方案需要由危害分析确定。

7. 关键控制点（critical control point，CCP）

能够进行控制，并且该控制对防止、消除某一食品安全危害或将其降低到可接受水平所必需的某一步骤。

要点解析：关键控制点对应着流程图上的某一个步骤，在该步骤有控制措施且有效，并且这种控制对于食品安全危害达到可接受水平是必需的。关键控制点与控制措施的选择和评价有密切关系，一旦该步骤的控制措施经评价后被列入 HACCP 计划，该步骤就是关键控制点。

8. 关键限值（critical limit，CL）

区分可接收和不可接收的判定值。

注：设定关键限值保证关键控制点（CCP）受控。当超出或违反关键限值时，受影响产品应视为潜在不安全产品进行处理。

要点解析：每个关键控制点都要有关键限值，它是要能够测量的判定值，可以是一个或多个，可以是定性的，如检查相关证明的有无；也可以是定量的，如测定温度、时间、pH 等。关键限值的作用是为了保证关键控制点受控。

9. 监视（monitoring）

为评估控制措施是否按预期运行，对控制参数进行策划并实施一系列的观察或测量活动。

要点解析：监视需要针对控制措施设置相应的参数，控制参数要便于测定，易于观察，它可以是定量的，如测定杀菌温度；也可以是定性的，如检查原料肉表面或包装有无屠宰场注册号。

10. 纠正（correction）

为消除已发现的不合格所采取的措施。

要点解析：对于食品安全，纠正是针对不合格对象的不合格事实所采取的措施。对过程不合格的纠正，如温度失控时采取措施恢复到受控状态；对产品不合格的纠正，通常以对不合格进行处置的方式实现，如重新加工、进一步加工、改做其他用途或特定标识等。食品安全要尽量避免不合格今后可能的再发生，因此纠正和纠正措施要一起实施。

11. 纠正措施（corrective action）

为消除已发现的不合格或其他不期望情况的原因所采取的措施。

注：①一个不合格可以有若干个原因。②纠正措施包括原因分析和采取措施防止再发生。

要点解析：纠正措施与纠正不同，纠正措施是为消除造成不合格事实的真正原因所采取的措施，通过实施该措施，可以起到防止同类不合格的再次发生。

12. 确认（validation）

获取证据以证实由 HACCP 计划和操作性前提方案（PRPs）安排的控制措施有效。

要点解析：获取的证据要科学、可靠。通过观察得到的证据会比较经济，通过实验检测获得的数据时间、费用方面的代价会较高，可比性强。例如，为了证明室内空气的清净程度，空暴实验数据会比观察台面灰尘有说服力。

13. 验证（verification）

通过提供客观证据对规定要求已得到满足的认定。

要点解析：验证与确认不同。验证是针对规定要求的符合性进行的认定。

14. 更新（updating）

为确保应用最新信息而进行的即时和（或）有计划的活动。

要点解析：要特别重视信息的更新，信息的变化直接关系到食品安全危害及其可接受水平变化。组织要注意具备有计划的，以及随时获取信息的能力。

五、食品安全管理体系

（一）总要求

组织应按本标准的要求建立有效的食品安全管理体系，并形成文件，加以实施和保持，必要时进行更新。

要点解析：组织最首要的工作是识别、评价和控制体系范围内与产品有关的食品安全危害，避免伤害消费者。这些危害是组织通过危害分析能够合理预见的，不强求组织担负超出其能力的责任。

（二）文件要求

1. 总则

食品安全管理体系文件应包括：形成文件的食品安全方针和相关目标的声明；本标准要求的形成文件的程序和记录；组织为确保食品安全管理体系有效建立、实施和更新所需的文件。

要点解析：食品安全管理体系文件是体系运行的基础，起到沟通和统一行动的作用。文件是指信息及其承载媒体，其形式可以是纸张、计算机磁盘、光盘、照片、标准样品或其组合。当有意义的数据以上述媒体方式存在时，就是文件。

2. 文件控制

食品安全管理体系所要求的文件应予以控制。记录是一种特殊类型的文件，应依据 3 的要求进行控制。

文件控制应确保所有提出的更改在实施前加以评审，以明确其对食品安全的效果以及对食品安全管理体系的影响。

应编制形成文件的程序，以规定以下方面所需的控制：

（1）文件发布前得到批准，以确保文件是充分与适宜的。

（2）必要时对文件进行评审与更新，并再次批准。

（3）确保文件的更改和现行修订状态得到识别。

（4）确保在使用处获得适用文件的有关版本。

（5）确保文件保持清晰、易于识别。

（6）确保相关的外来文件得到识别，并控制其分发。

（7）防止作废文件的非预期使用，若因任何原因而保留作废文件。

要点解析：文件控制是指对文件的编制、评审、批准、发放、使用、更改、再次批准、标识、回收和作废等全过程的活动进行管理。文件可以是任何形式的有效版本（如书面形式，电子版或图片）。记录是一种特殊的文件，其不允许更改或更新。文件如果发生修改要经过再次批准，新版本的文件发放后，旧版本的文件就应作废。若由于法律或其他原因而保留作废文件，要对这些文件进行适宜的标识。

3. 记录控制

应建立并保持记录，以提供符合要求和食品安全管理体系有效运行的证据。记录应保持清晰、易于识别和检索。应编制形成文件的程序，以规定记录的标识、贮存、保护、检索、保存期限和处理所需的控制。

要点解析：对记录的要求是清晰、易于识别和检索。

六、管理职责

1. 管理承诺

最高管理者应通过以下活动，对其建立、实施食品安全管理体系并持续改进其有效性的承诺提供证据。

（1）表明组织的经营目标支持食品安全。

（2）向组织传达满足与食品安全相关的法律法规、本标准以及顾客要求的重要性。

（3）制定食品安全方针。

（4）进行管理评审。

（5）确保资源的获得。

要点解析：最高管理者是指在最高层指挥和控制组织的一个人或一组人。

2. 食品安全方针

最高管理者应制定食品安全方针，形成文件并对其进行沟通。

最高管理者应确保食品安全方针：

（1）与组织在食品链中的作用相适宜。

（2）既符合法律法规的要求，又符合与顾客商定的对食品安全的要求。

（3）在组织的各层次进行沟通、实施并保持。

（4）在持续适宜性方面得到评审。

（5）充分体现沟通。

（6）由可测量的目标来支持。

要点解析：食品安全方针通常使用容易理解的语言来表达，并在组织的各层次进行宣贯，宣贯的方式通常是培训、研讨、文件传阅等方式，确保组织所有员工均能理解方针的含义。

3. 食品安全管理体系策划

最高管理者应确保：

（1）对食品安全管理体系进行策划，以满足食品安全管理体系的总要求，同时实现支持食品安全的组织目标。

（2）在对食品安全管理体系的变更进行策划和实施时，保持体系的完整性。

要点解析：体系是指相互关联或相互作用的一组要素；管理体系是指建立方针和目标并实现这些目标的体系；食品安全管理体系是指在食品安全方面指挥和控制组织的管理体系。

4. 职责和权限

最高管理者应确保规定各项职责和权限并在组织内进行沟通，以确保食品安全管理体系有效运行和保持。

所有员工有责任向指定人员报告与食品安全管理体系有关的问题。指定人员应有明确的职责和权限，以采取措施并予以记录。

要点解析：明确职责和权限，是食品安全管理体系运行的保障，所有员工有责任汇报与食品安全管理体系有关的问题。职责和权限的内容应进行相互沟通，员工只有了解自己的职责和权限，才能为实现食品安全作出相应贡献；同时还要了解其他人的职责和权限，特别是应当知道发生问题时向何人汇报。

5. 食品安全小组组长

组织的最高管理者应任命食品安全小组组长，无论其在其他方面的职责如何，应具有相应的职责和权限（注：食品安全小组组长的职责可包括与食品安全管理体系有关事宜的外部联络）。

要点解析：通常食品安全小组组长应具有良好的沟通能力和协调能力，在组织中具有一定的权威性，同时还应该至少具备食品安全的基本知识。无论其在组织中是否承担其他职责，但作为食品安全小组组长的职责和权限必须予以保证。

6. 沟通

（1）外部沟通　为确保在整个食品链中能够获得充分的食品安全方面的信息，组织应制定、实施和保持有效的措施，以便与各方进行沟通。

要点解析：与顾客的相互沟通，以提供食品安全水平相互接受的基础，如在标签上标明过敏源、添加剂等；有助于食品安全危害的识别与控制，如在标签上标明贮存温度、贮存条件等。在外部沟通中，组织应确定哪些信息需要沟通。应指定专门人员，作为与外部进行有关食品安全沟通的途径，有利于信息的收集、传递和处置。

（2）内部沟通　组织应制订、实施和保持有效的安排，以便与有关人员就影响食品安全的事项进行沟通。

为保持食品安全管理体系的有效性，组织应确保食品安全小组及时获得变更的信息。

要点解析：内部沟通旨在确保组织内进行的各种运作和程序都能获得充分的相关信息和数据，不同部门和层次的人员包括上至最高管理者下至车间工人，应通过适当的方法及时沟通，以确保信息传递的正确性，有助于提高组织效率。在内部沟通中，食品安全小组扮演着关键的角色，它可以识别出哪些信息需要沟通。沟通可以依据不同的情况而采取不同的形式，例如采取会议、传真、内部刊物、备忘录、电子邮件、纪要、本组织网站及口头等方式。

7. 应急准备和响应

最高管理者应建立、实施并保持程序，以管理能影响食品安全的潜在紧急情况和事故，并应与组织在食品链中的作用相适宜。

要点解析：紧急情况和事故多为突发性，后果难以估计，它所造成的可能的食品安全危害往往更为集中，更为严重。潜在紧急情况可能包括火灾、洪水、生物恐怖主义、阴谋破坏、能源故障、直接环境的突然污染、出现新的危害等，组织需结合产品特点和自己的实际情况进行识别。组织可以参照我国 2003 年颁布的《突发公共卫生事件应急条例》，结合本组织实际情况，通过建立预案的方式，对潜在紧急情况和事故进行管理。

8. 管理评审

（1）总则　最高管理者应按策划的时间间隔评审食品安全管理体系，以确保其持续的适宜性、充分性和有效性。评审应包括评价食品安全管理体系改进的机会和变更的需求，包括食品安全方针。管理评审的记录应予以保持。

要点解析：管理评审是对组织运行是否满足其食品安全目标的整体评定；管理评审通常由最高管理者来主持，由部门负责人及相关人员参加；评审的频次通常一年一次，但当组织连续出现重大食品安全事故或被顾客投诉或质疑体系的有效性时，也应考虑及时进行管理评审。最高管理者应把管理评审的重点放在解决长期存在的问题和系统性问题上。组织应妥善保存管理评审的记录。

（2）评审输入　管理评审输入应包括但不限于以下信息：以往管理评审的跟踪措施；验证活动结果的分析；可能影响食品安全的环境变化；紧急情况、事故和撤回（包括召回）；体系更新活动的评审结果；包括顾客反馈的沟通活动的评审；外部审核或检验。

提交给最高管理者的资料的形式，应能使其理解所含信息与已声明的食品安全管理体系目标之间的关系。

要点解析：评审输入是为管理评审提供充分和准确的信息，是管理评审有效实施的前提条件，通常各部门分头准备管理评审的输入材料，包括本部门运行整体情况，面临的问题和困难以及针对体系运行提出的建议等。提交给最高管理者的管理评审输入信息的形式，应便于最高管理者阅读，使其能与食品安全管理体系的目标相联系，以便考核目标是否可实现。

（3）评审输出　管理评审输出的决定和措施应与以下方面有关：食品安全保证；食品安全管理体系有效性的改进；资源需求；组织食品安全方针和相关目标的修订。

要点解析：评审输出是管理评审活动的结果，组织应根据输出制定有关的决定和措施。

七、资源管理

1. 资源提供

组织应提供充足资源，以建立、实施、保持和更新食品安全管理体系。

要点解析：资源是实现食品安全方针和目标的必要条件，可包括人员、基础设施、工作环境、信息和文化环境。

2. 人力资源

（1）总则　食品安全小组和其他从事影响食品安全活动的人员应是能够胜任的，并受到适当的教育和培训，具有适当的技能和经验。

当需要外部专家帮助建立、实施、运行或评价食品安全管理体系时，应在签订的协议或合同中对这些专家的职责和权限予以规定。

要点解析：总则是对人力资源总的要求。组织中所有从事影响食品安全活动的人员应具备其任职岗位所要求的能力，以胜任其所从事的食品安全工作。当组织在建立、实施或运行食品安全管理体系时，可以通过外聘专家弥补其人员在某些方面能力的欠缺，但需要以协议或合同的方式约定提供咨询意见专家的职责和权限。

（2）能力、意识和培训　组织应：

①确定从事影响食品安全活动的人员所必需的能力。

②提供必要的培训或采取其他措施以确保人员具有这些必要的能力。

③确保对食品安全管理体系负责监视、纠正、采取纠正措施的人员受到培训。

④评价上述①、②和③的实施及其有效性。

⑤确保这些人员认识到其活动对实现食品安全的相关性和重要性。

⑥确保所有影响食品安全的人员理解有效沟通的要求。

⑦保持②和③中规定的培训和措施的适当记录。

要点解析：组织应确定所有影响食品安全活动岗位的人员需具备的能力，当这些人员的能力不能满足要求时，组织可以提供必要的教育和（或）培训，或重新选择人员，以使这些岗位的人员具备这些必要的能力。组织应保持包括培训证书、培训签到表、培训日程、培训通知书和发票等的有关培训记录，必要时，还要保存由于能力欠缺而调离通知，或辞职说明。

（3）基础设施　组织应提供资源以建立和保持实施本标准要求所需的基础设施。

（4）工作环境　组织应提供资源以建立、管理和保持实施本标准要求所需的工作环境。

要点解析：工作环境是指工作时所处的一组条件。例如：食品工厂按照功能分为加工区、办公区、非加工区和生活区，加工场所内按照加工的要求分为清洁区、准清洁区和一般清洁区。

八、安全产品的策划和实现

1. 总则

组织应策划和开发实现安全产品所需的过程。

组织应实施和运行所策划的活动及其变更并确保其有效，包括前提方案、操作性前提方案和（或）HACCP 计划。

2. 前提方案（详见附录）

要点解析：前提方案是在整个食品链中为保持卫生环境所必需的基本条件和活动。组织建立、实施和保持前提方案的目的是防止食品安全危害引入产品。食品生产组织应根据所处的位置，选择适用组织的前提方案。当组织处于食品加工或制造环节时，可选择适用于组织的"良好生产规范"。对于出口企业还应考虑遵守相应的出口食品生产企业卫生规范。

由于前提方案降低了增加和引入食品安全危害的可能性，因此前提方案为进行危害分析奠定了基础，从而也为 HACCP 计划奠定了基础。设备和加工器具的构造应尽量减少死角和接缝，以避免污染物的残留和积累。设备的放置位置应有充足的空间，以便于设备和器具的维护和清洁。

3. 实施危害分析的预备步骤

（1）总则 应收集、保持和更新实施危害分析需要的所有相关信息，形成文件，并保持记录。

（2）食品安全小组 应具备多学科的知识和建立与实施食品安全管理体系的经验。这些知识和经验包括但不限于组织的食品安全管理体系范围内的产品、过程、设备和食品安全危害。应保持记录，以证实食品安全小组具备所要求的知识和经验。

（3）产品特性 应考虑原料、辅料和与产品接触的材料终产品特性。

（4）预期用途 应考虑终产品的预期用途和合理的预期处理，以及非预期但可能发生的错误处置和误用，并将其在文件中描述，其详略程度应足以实施危害分析。

应识别每种产品的使用群体，适宜时，应识别其消费群体；并考虑对特定食品安全危害易感的消费群体。

（5）流程图、过程步骤和控制措施 应绘制食品安全管理体系所覆盖产品或过程类别的流程图。流程图应为评价可能出现、增加或引入的食品安全危害提供基础。

要点解析：流程图可以包括：工艺流程图、人流图、物流图、水流图和气流图等。验证过的流程图上可标明验证的时间和食品安全小组的签名。流程图可能由于工艺、配方、设备和设施的变化而发生变化，故流程图在更新后也应得到验证，并保持这种变化的记录。

4. 危害分析

（1）总则 食品安全小组应实施危害分析，以确定需要控制的危害，确定为确保食品安全所要求的控制程度，并确定所要求的控制措施组合。

（2）危害识别和可接受水平的确定 应识别并记录与产品类别、过程类别和实际生产设施相关的所有合理预期发生的食品安全危害。

要点解析：可接受水平是指在组织的终产品进入食品链下一环节时，为确保食品安全，某特定危害需要被控制的程度。

（3）危害评估 应对每种已识别的食品安全危害进行危害评估，以确定消除危害或将危害降至可接受水平是否为生产安全食品所必需；以及是否需要将危害控制到规定的可接受水平。

应根据食品安全危害造成不良健康后果的严重性及其发生的可能性，对每种食品安全危害进行评价。应描述所采用的方法，并记录食品安全危害评估的结果。

（4）控制措施的选择和评估　基于危害评估，应选择适宜的控制措施组合，使食品安全危害得到预防、消除或降低至规定的可接受水平。

要点解析：通过对控制措施的选择和评价，将符合关键控制点要求的控制措施确定为关键控制点，通过 HACCP 计划来实施管理；而其他的控制措施则必须通过操作性前提方案来管理。

5. 操作性前提方案（PRPs）的建立

操作性前提方案应形成文件，其中每个方案应包括：由每个方案控制的食品安全危害；控制措施；监视程序，以证实实施了操作性前提方案；当监视显示操作性前提方案失控时，所采取的纠正和纠正措施；职责和权限；监视的记录。

要点解析：操作性前提方案的格式可以是方案、作业指导书或程序，具体视组织的要求而定。

6. HACCP 计划的建立

（1）HACCP 计划　应将 HACCP 计划形成文件；针对每个已确定的关键控制点（CCP），应包括如下信息：该关键控制点所控制的食品安全危害；控制措施；关键限值；监视程序；当超出关键限值时，应采取的纠正和纠正措施；职责和权限；监视的记录。

（2）关键控制点（CCPs）的确定　对 HACCP 计划所要控制的每种危害，应针对确定的控制措施确定关键控制点。

（3）关键控制点的关键限值的确定　应对每个关键控制点所设定的监视确定其关键限值。

要点解析：关键限值是关键控制点所遵守的严格程度。关键限值不能与设备参数相混淆。

（4）关键控制点的监视系统　对每个关键控制点应建立监视系统，以证实关键控制点处于受控状态。该系统应包括所有针对关键限值的、有计划的测量或观察。

要点解析：由于冗长的分析检测难以适应及时监视的需要，因此，物理或化学方法较微生物方法更适于作为关键控制点的监视系统。微生物检测方法则用于确认和验证。监视的频次可通过对照试验或统计方法进行确定。

（5）监视结果超出关键限值时采取的措施　应在 HACCP 计划中规定超出关键限值时所采取的策划的纠正和纠正措施。这些措施应确保查明不符合的原因，使关键控制点控制的参数恢复受控，并防止再次发生。

为适当地处置潜在不安全产品，应建立和保持形成文件的程序，以确保对其评价后再放行。

7. 预备信息的更新、规定前提方案和 HACCP 计划文件的更新制订操作性前提方案和（或）HACCP 计划后，必要时，组织应更新如下信息：产品特性；预期用途；流程图；过程步骤；控制措施。必要时，应对 HACCP 计划以及描述前提方案的程序和指导书进行修改。

8. 验证策划

验证策划应规定验证活动的目的、方法、频次和职责。

要点解析：验证可以证实组织食品安全管理体系运行的可信性。验证的方法从形式上可分为：对结果的验证和对过程的验证。通常采取对结果的验证，如对产品的检验。

9. 可追溯性系统

组织应建立且实施可追溯性系统，以确保能够识别产品批次及其与原料批次、生产和交付记录的关系。

可追溯性系统应能够识别直接供方的进料和终产品初次分销的途径。

应按规定的期限保持可追溯性记录，以便对体系进行评估，使潜在不安全产品得以处理；在产品撤回时，也应按规定的期限保持记录。可追溯性记录应符合法律法规要求、顾客要求，例如可以是基于终产品的批次标识。

要点解析：可采取定期演练的方式或对实际发生的问题产品进行追溯，来评估可追溯系统。

10. 不符合控制

（1）纠正　当关键控制点的关键限值超出或操作性前提方案失控时，组织应确保根据产品的用途和放行要求，识别和控制受影响的产品。

（2）纠正措施　通过监视操作性前提方案和关键控制点所获得的数据，应由指定的、具备足够知识和权限的人员进行评价，以启动纠正措施。

（3）潜在不安全产品的处置　除非组织能确保如下情况，否则应采取措施处置所有不合格产品，以防止不合格产品进入食品链。

（4）撤回　为能够并便于完全、及时地撤回确定为不安全批次的终产品。

要点解析：撤回的原因可能是顾客投诉，也可能是主管部门检查时发现，还可能是媒体报道。在获得不安全食品需撤回的信息后，组织应对该批次的产品留样，甚至对扩大批次产品的留样进行复查，以证实是否不安全及不安全的原因。组织在策划撤回时，宜指定适宜的人员组成"产品撤回小组"，小组人员可包括：负责生产的主要领导、生产部门、销售部门、品质管理部门和法律顾问等组成。

九、食品安全管理体系的确认、验证和改进

1. 总则

食品安全小组应策划和实施对控制措施和（或）控制措施组合进行确认所需的过程，并验证和改进食品安全管理体系。

2. 控制措施组合的确认

实施包含在操作性前提方案中和 HACCP 计划中的控制措施之前以及变更后，组织应确认：

（1）所选择的控制措施能使其针对的食品安全危害实现预期控制。

（2）控制措施及其组合时有效，能确保控制已确定的食品安全危害，并获得满足规定的可接受水平的终产品。

当确认结果表明不能满足一个或两个上述要素时，应对控制措施和（或）其组合进行修改和重新评估。

修改可能包括控制措施（即过程参数、严格度和（或）其组合）的变更，和（或）原料、生产技术、终产品特性、分销方式、终产品预期用途的变更。

3. 监视和测量的控制

组织应提供证据表明采用的监视、测量方法和设备是适宜的，以确保监视和测量程序的成效。

4. 食品安全管理体系的验证

（1）内部审核。

（2）单项验证结果的评价。

要点解析：验证活动发现的不符合可以是硬件设备方面，也可能是管理系统方面。

（3）验证活动结果的分析。

5. 改进

（1）持续改进。

（2）食品安全管理体系的更新 。

第三节
ISO 22000 与 HACCP、GMP、SSOP、ISO 9001 之间的关系

一、HACCP 与 GMP、SSOP 之间的关系

HACCP、GMP 及 SSOP 都是为保证食品安全设立的体系，三者既相互独立又各有侧重，彼此间的关系如图 9 - 2 所示。

GMP 是"良好操作规范"的简称。一般是指规范食品加工企业硬件设施、加工工艺和卫生质量管理等的法规性文件。是政府强制性的食品生产、储存卫生法规。GMP 的宗旨是在食品制造、包装、储运过程中确保有关人员、建筑、设施和设备均能符合良好的操作规

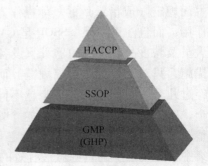

图 9 - 2　HACCP 与 GMP、
SSOP 之间的关系

范，防止食品在不卫生的条件下或任何可能引起污染的条件下操作，以保证食品的安全和食品质量的稳定。GMP 包括对硬件和软件的管理内容。硬件是指对厂房设备、卫生设施等方面的技术要求；软件是指对生产工艺、生产人员素质、管理组织和制度的规定和要求。

SSOP 是"卫生标准操作程序"（Sanitation Standard Operation Procedures）的简称。是食品加工企业为了保证达到 GMP 所规定的要求，确保加工过程中消除不良因素，使其所加工的食品符合卫生要求而制定的，指导食品加工过程中如何实施清洗、消毒和卫生保持的作业指导文件。SSOP 是在食品生产中实现全面 GMP 目标的卫生操作规范。

HACCP 是"危害分析关键控制点"的简称。HACCP 的概念起源于 20 世纪的美国，在开发航天食品时开始应用 HACCP 原理，HACCP 主要包括 7 个基本原理：原理一：进行危害分析；原理二：确定各关键控制点；原理三：制定关键限值；原理四：建立一个系统以监测关键控制点的控制情况；原理五：在监测结果表明某特定关键控制点失控时，确定应采取的纠正行动；原理六：建立认证程序以证实 HACCP 系统在有效地运行；原理七：建立有关以上原则和应用方面各项程序和记录的档案。HACCP 作为一种科学的、系统的方法，应用在从初级生产至最终消费过程中，通过对特定危害及其控制措施进行确定和评价，从而确保食品的安全。它强调企业本身的作用，与一般传统的监督方法相比较，其重点在于预防而不是依赖于对最终产品的测试，它具有较高的经济效益和社会效益。被国际权威机构认可为控制由食品引起的疾病的最有效的方法。在食品业界，HACCP 的应用越来越广泛，它逐渐从一种管理手段和方法演变为一种管理模式（或管理体系）。国际标准化组织（ISO）与其他国际组织密切合作，以 HACCP 原理为基础，吸收并融合了其他管理体系标准中的有益内容，形成了以 HACCP 为基础的食品安全管理体系。

从以上阐述可知，GMP、SSOP 和 HACCP 从不同方面规范了食品安全质量的管理。GMP 在实施企业中有自行制定并经批准的针对食品安全卫生操作进行书面规定（或指示）的具体操作方法（或说明），只在一个行业一个企业内发挥作用，而且注重结果。SSOP 是 GMP 的中心内容，强调食品生产的车间、环境、人员及与食品有接触的器具、设备中可能存在的危害的预防以及清洁（洗）的措施，只对卫生操作加以规范。而一种食品的生产涉及多方面的因素，往往要经过几个中间产品、甚至跨越不同企业，很难确保整个加工链的各个环节都安全，HACCP 体系正好弥补了这个缺陷，它对从原料到最终产品及其食用方法的整个食品链进行危害分析，确定和控制其中的关键控制点，消除潜在的危害，集中精力用最少的资源做最有效的事情。

一个完整的食品安全预防控制体系应包括 HACCP、GMP 和 SSOP 三个方面，企业在实施 HACCP 前应识别和确定适用的 GMP，将 GMP 的要求转化为企业的规定，然后再按照 HACCP 的原理重点控制食品生产的关键控制点，HACCP 必须建立在 GMP 和 SSOP 的基础上并形成一个比较完整的安全与质量保证体系，才能良好的运行并发挥其卓越的效能。如果抛开 GMP 和 SSOP 谈 HACCP，则 HACCP 成为没有基础的空中楼阁，同样，只靠 GMP 和 SSOP 控制，也不能保证完全消除食品安全隐患，因为良好的卫生控制，并不能替代必要的危害分析和关键控制点，只有三者有机的结合在一起，相互协调，相互补充，才能构筑出完整的食品安全预防控制体系。

GMP 是食品企业必须达到的最基本（软、硬件）条件；SSOP 是食品企业必须遵守的基本卫生条件，其侧重于卫生问题；HACCP 是预防性的食品安全控制体系，侧重于确定预防措施，防止危害发生。GMP、SSOP 是 HACCP 体系建立和有效实施的基础。

二、ISO 22000 与 HACCP 的关系

ISO 22000 和 HACCP 都是一种风险管理工具，能使实施者合理地识别将要发生的危害，并制定一套全面有效的计划，以防止和控制危害的发生。

HACCP 虽然不是一个零风险体系，却是目前食品安全控制的最有效的体系。但 HACCP 是源于企业内部对某一产品安全性的控制体系，以生产全过程的监控为主，适用范围较狭窄。从涉及的企业面来看，HACCP 只专注于一个企业自身环节的生产安全，对食品供应链全局无能为力。

而 ISO 22000 是基于 HACCP 原理开发的一个自愿性国际标准，是对各国企业现行的食品安全管理标准和法规的整合，是一个统一的国际标准，是适用于整个食品链的食品安全管理体系，不仅包含了 HACCP 体系的全部内容，并将其融入到企业的整个管理活动中，逻辑性强，体系更为完整，在食品业界有 ISO 22000 是 HACCP 升级版之说。专家认为，ISO 22000 在某种意义上就是一个国际 HACCP 体系标准。

ISO 22000 与 HACCP 的不同点主要体现在以下几个方面。

1. 标准适用范围更广

ISO 22000 突出了体系管理理念，将组织、资源、过程和程序融合到体系之中，使体系结构与 ISO 9001 标准结构完全一致，强调标准既可单独使用，也可以和 ISO 9001 质量管理体系标准整合使用，充分考虑了两者兼容性。ISO 22000 标准适用范围为食品链中所有类型的组织，比原有的 HACCP 体系范围要广。

2. 强调了沟通的作用

沟通是食品安全管理体系的重要原则。顾客要求、食品监督管理机构要求、法律法规要求以及一些新的危害产生的信息，须通过外部沟通获得，以获得充分的食品安全相关信息。通过内部沟通可以获得体系是否需要更新和改进的信息。

3. 体现了对遵守食品法律法规的要求

ISO 22000 不仅在引言中指出"本标准要求组织通过食品安全管理体系以满足与食品安全相关的法律法规要求",而且标准的多个条款都要求与食品法律法规相结合,充分体现了遵守法律法规是建立食品安全管理体系前提之一。

4. 提出了前提方案、操作性前提方案和 HACCP 计划的重要性

"前提方案"是整个食品供应链中为保持卫生环境所必需的基本条件和活动,它等同于食品企业良好操作规范。操作性前提方案是为减少食品安全危害在产品或产品加工环境中引入、污染或扩散的可能性,通过危害分析确定的基本前提方案。HACCP 也是通过危害分析确定的,只不过它是运用关键控制点通过关键限值来控制危害的控制措施。两者区别在于控制方式、方法或控制的侧重点不同,但目的都是为防止、消除食品安全危害或将食品安全危害降低到可接受水平的行动或活动。

5. 强调了"确认"和"验证"的重要性

"确认"是获取证据以证实由 HACCP 计划和操作性前提方案安排的控制措施有效。ISO 22000 在多处明示和隐含了"确认"要求或理念。"验证"是通过提供客观证据对规定要求已得到满足的认定,目的是证实体系和控制措施的有效性。ISO 22000 要求对前提方案、操作性前提方案、HACCP 计划及控制措施组合、潜在不安全产品处置、应急准备和响应、撤回等都要进行验证。

6. 增加了"应急准备和响应"规定

ISO 22000 要求最高管理者应关注有关影响食品安全的潜在紧急情况和事故,要求组织应识别潜在事故(件)和紧急情况,组织应策划应急准备和响应措施,并保证实施这些措施所需要的资源和程序。

7. 建立可追溯性系统和对不安全产品实施撤回机制

ISO 22000 提出了对不安全产品采取撤回要求,充分体现了现代食品安全的管理理念。要求组织建立从原料供方到直接分销商的可追溯性系统,确保交付后的不安全终产品,利用可追溯性系统,能够及时、完全地撤回,尽可能降低和消除不安全产品对消费者的伤害。

三、ISO 22000 与 ISO 9001 之间的关系

ISO 22000 和 ISO 9001 具有一定的相容性,可以使我们要建立和实施食品安全管理体系时与质量管理体系相容,将两种管理体系要求作为一个有机整体进行结合或整合,节约资源,发挥组织整体效能。但是,要清楚这两个标准有很大差异性,两个管理体系不能简单等同或取代。二者之间的关系可以体现在如下两大方面。

(一) ISO 22000 和 ISO 9001 的相容性

1. 两个标准的性质一致

ISO 22000 和 ISO 9001 都是国际标准化组织制定的、全球协调一致的自愿性

管理标准，对如何提高食品安全性或产品质量提出了管理要求，并非是食品卫生标准或产品技术质量标准。这两个管理标准分别是对食品安全管理体系、质量管理体系进行审核的依据。

2. 两个标准遵循的基本思想一致

预防为主的思想：都着眼于控制过程而不是结果，通过对产品形成过程或食品危害的识别，对影响顾客满意或导致对消费者造成危害的因素加以控制。

体系管理的思想：都强调管理者的承诺、组织结构和职责、建立方针和目标、资源提供等。

持续改进的思想：通过定期的内部审核和管理评审，评价管理体系的符合性、充分性和有效性，推进管理体系的完善和提高。

全员参与的思想：都强调员工的能力和意识，组织内部信息沟通等。

3. 建立管理体系的方法一致

ISO 22000 和 ISO 9001 标准的结构相协调，都遵循 PDCA 方法建立管理体系运行模式，都强调要系统地识别体系过程、要确定过程控制措施和方法，实施控制措施，监视和验证过程，改进过程和体系的有效性。

两个标准都强调建立管理体系并形成文件，要实施文件化的管理体系，保持并持续改进其有效性。

4. 术语和定义一致

ISO 22000 在"术语和定义"中明确提出，本标准采用 ISO 9000 的术语和定义。ISO 22000 和 ISO 9001 采用相同的术语和定义，有利于对两个管理体系的理解与实施，以及对外合作交流。

（二）ISO 22000 和 ISO 9001 的差异性

1. 标准的适用范围不同

前已述及，ISO 22000 适用于食品链中各种规模和复杂程度的所有组织，包括直接或间接介入食品链中的一个或多个环节的组织。直接介入的组织包括但不限于：饲料生产者、收获者，农作物种植者，辅料生产者、食品生产制造者、零售商，餐饮服务与经营者，提供清洁和消毒、运输、储存和分销服务的组织。其他间接介入食品链的组织包括但不限于：设备、清洁剂、包装材料以及其他与食品接触材料的供应商。

而 ISO 9001 的适用范围远大于 ISO 22000，适用于各种类型/不同规模和提供不同产品的组织。

2. 标准关注对象和目的不同

ISO 22000 主要针对食品的安全性，关注对象是消费者，其目的是使组织有能力控制安全危害，以稳定地提供安全的终产品，确保这些产品按预期用途食用时，对消费者是安全的。

ISO 9001 主要针对产品质量，以顾客为关注点，其目的是使组织有能力稳定提供满足顾客和适用法律法规要求的产品，旨在增强顾客满意。

　　3. 标准依据原理和主要内容不同

　　从对比条款内容可以看出，两个标准第四、五、六、八章的内容有不少相同或相似之处，而最大的差别在于第七章，即 ISO 22000 的"安全产品的策划和实现"和 ISO 9001 的"产品实现"，这也是反映两个管理体系主要特色的内容。这个差别主要反映食品安全管理体系和质量管理体系的依据原理、实施要求不同。

　　ISO 22000 在引言中明确指出，本标准整合了 HACCP 体系的原理和国际食品法典委员会制定的实施步骤，并与前提方案有机结合；本标准要求对食物链内可预料发生的所有危害，包括与各种过程和所用设施有关的危害进行识别和评价。ISO 22000 第 7 章包括了 HACCP 的 7 个原理和国际食品法典的 12 个实施步骤，重点控制食品安全危害，主要包括危害分析—危险评价—控制措施识别与评价—控制措施实施—安全食品—消费者无害。控制措施和实施通过前提方案、操作性前提方案和 HACCP 计划实现。

　　ISO 9001 在"引言"中指出，本标准的编制已经考虑了 ISO 9000 和 ISO 9004 中所阐明的质量管理原则，即 8 项质量管理原则和 12 项质量管理体系基础。在第七章产品实现中，对产品质量形成的过程进行控制，主要包括顾客需求—设计和开发—采购—生产的服务提供—预期产品—顾客满意。

思 考 题

　　1. 请简述 ISO 22000 的制订背景。

　　2. 请比较 ISO 22000 与 HACCP 之间的关系。

　　3. 前提方案与操作性前提方案有哪些异同？

　　4. HACCP 与 GMP、SSOP 之间的关系如何？

　　5. 若你被任命为一个新建食品企业的食品安全小组组长，你计划如何开展工作？

实训　实施 ISO 22000 食品企业调查

　　一、实训目的

　　1. 了解食品企业员工对 ISO 22000 质量管理内容的掌握、实际运用情况。

　　2. 对该食品企业实施 ISO 22000 管理作出符合性评价。

　　3. 该食品企业实施 ISO 22000 管理认证后对产品销售的推动食品作用。

二、实训场所

实施 ISO 22000 质量管理的食品企业。

三、内容与方法

1. 选择当地已经实施 ISO 22000 管理的食品企业。

2. 企业职工对 ISO 22000 的学习掌握及运用情况。

3. 企业质管部门对实施 ISO 22000 的检查记录完整情况。

4. 企业实施 ISO 22000 管理认证前后产品销售比较。

5. 采用实地查看或随机问答的形式。

四、思考与练习

1. 食品企业职工对实施 ISO 22000 质量管理认证的认可程度。

2. 对该食品企业实施 ISO 22000 情况作出全面评价，并提出自己的整改意见。

第十章
质量审核与质量认证

学习目标
1. 掌握质量认证的基本类型。
2. 掌握质量审核和质量管理体系审核的基本内容。
3. 掌握质量认证的程序。

能力目标
1. 能够对企业的食品质量进行审核。
2. 能够对企业的食品进行质量认证。

　　在国际贸易日益频繁、市场竞争日趋激烈的今天，食品企业怎样才能在激烈的市场竞争中立于不败之地，是摆在食品企业面前的新课题。企业的竞争，归根到底是产品质量的竞争，质量是企业的生命。搞好质量审核与质量认证工作，是企业保证和提高产品质量，扩大市场竞争力的重要手段。

第一节
产品质量审核、过程质量审核与管理评审

一、质量审核

（一）质量审核的定义
1. 审核
　　审核（audit）是为获得审核证据并对其进行客观地评价，以确定满足审核准则的程度所进行的系统的、独立的并形成文件的过程。审核准则是审核的依据。审核准则（audit criteria）是"用作依据的一组方针、程序或要求"。质量管理体系的审核准则通常可以是 ISO 9001：2000 质量管理体系要求（它是外部审核依据的主要准则）、质量手册、形成文件程序和其他相关质量管理体系文件、适用于组织的法律、法规和其他要求。为确保审核的有效性和效率，应坚

持审核的客观性、独立性和系统方法 3 个核心原则。

（1）审核的客观性　审核的客观性主要表现在以下几方面。

①所获得的审核证据（audit evidence）必须是"与审核准则有关的并且能够证实的记录、事实陈述或其他信息。"审核证据可包括存在的客观事实、被访问的负有责任的人员的陈述、现有的文件记录。审核证据应是事实描述，并可验证，不能含有任何个人推理或猜想的成分。审核员应当采用正当手段获得客观证据，并在此基础上形成审核证据。

②审核应对收集到的证据根据审核准则进行客观评价，以形成审核发现。审核发现（audit finding）是"将收集的审核证据对照审核准则进行评价的结果"，审核发现可为合格（符合）项或不合格（不符合）项，它应包括审核证据、审核准则、比较评价。

③审核是一个形成文件的过程，包括审核计划、检查表、现场审核记录、不符合项报告、审核报告、首末次会议记录等，通过文件形式以确保审核的客观性。

（2）审核的独立性　审核的独立性主要表现在以下几方面。

①审核是被授权的活动，授权可来自管理者的决策、公司的规定、合同的要求、审核委托方以及法律法规的要求。

②审核员在整个审核过程中应保持公正，避免利益冲突。

③审核组成员应开展职业化的审核并遵守职业规范，例如：审核员的办事准则、行业一致性、保密意识和其他素养。

④审核员应该具备开展相应审核工作的能力，且是与受审核活动区域无直接责任的人员。

⑤坚持在审核准则和审核证据的基础上对被审核方进行客观评价。在不能证明受审核方有错的情况时，应认为其是对的；在提不出相反审核证据时，应对受审核方使用"无罪推定"原则。

（3）审核的系统方法　审核的系统方法主要表现在以下几个方面。

①审核包括文件审核和现场审核两个方面，在文件审核符合的情况下，才能进行现场审核。文件审核重点是检查质量管理体系文件与认证标准的符合性、充分性、适宜性和可操作性；现场审核重点是检查质量管理体系文件执行过程的符合性、充分性、有效性和效率。

②审核包括符合性、有效性和达标性 3 个层次。符合性是指质量活动及其有关结果是否符合审核准则；有效性是指审核准则是否被有效实施；达标性是指审核准则实施的结果是否达到预期目标。只有包括了这 3 个层次的内容，才能构成一次完整审核，不审核其中任一个层次内容都不能得出正确的审核结论。

③审核前应进行策划，以确保实施的有效性和一致性以及审核结论的可信性。

④审核是利用已建立的方法和技巧，确保审核证据和审核发现的相关性、可信性和充分性。因此，由彼此独立的审核组对同一对象的审核得出相类似的结论。

⑤审核应按计划和检查表进行，审核计划通常按部门或活动来编写，并强调安排对领导层的审核，检查表应该列出对被审核部门的主要过程和活动的审核内容和审核方法。

⑥审核的系统性是在一定"审核范围"内实现的，在审核前，首先应确定审核范围。

2. 质量审核

质量审核（quality audit）是确定质量活动和有关结果是否符合计划的安排，以及这些安排是否有效地实施并适合于达到预定目标的、有系统的、独立的检查。质量审核一般用于对质量体系或其要素、过程、产品和服务的审核，这些审核通常分别称为质量体系审核、过程质量审核、产品质量审核和服务质量审核。质量审核应由与被审核领域无直接责任的人员进行。质量审核的一个目的是评价是否需要采取改进或纠正措施。审核不能和旨在解决过程控制或产品验收的质量监督或检验相混淆。质量审核的目的可以是内部目的，也可以是外部目的。

3. 与审核相关的几个概念

（1）质量管理体系　质量管理体系（quality management system）是在质量方面指挥和控制组织的管理体系。质量管理体系建立和保持的目标是保证影响其产品质量的技术、管理和人的因素处于受控状态，并能减少、消除，特别是预防不合格；满足顾客需求和期望，在提供并保持产品质量方面使顾客树立信心，建立信任；获得最大效益，在经营上以最佳成本达到和保持期望的质量。

（2）审核范围　审核范围（audit scope）是"某一给定审核的深度及广度"。审核可由其所包含的因素的术语来表达，如：地理位置、组织单元、活动和过程。确定审核范围至关重要。对审核范围的界定实际上是界定组织建立质量管理体系覆盖的范围及其承诺和实施的范围。

（3）不合格（不符合）　不合格（不符合）是指"未满足要求"，要求可由不同相关方提出，并可包括 3 个方面：明显的要求（规定要求是经明示的要求，如在文件中阐明）、习惯上隐含的要求和必须履行的需求或期望。

（4）缺陷　缺陷（defect）是指"未满足与预期或规定用途有关的要求"。缺陷与用途有关，是影响顾客满意程度的直接因素，并与产品责任问题有关，故在审核中对缺陷均应开具不符合项报告。

（二）质量审核的分类

质量审核可按不同标准进行分类，通常有 3 种分类法：审核对象分类法、审核方分类法和审核范围分类法。

1. 审核对象分类法

按审核对象分有产品（或服务）质量审核、过程（或工序）质量审核和质量管理体系审核 3 种。

（1）产品（或服务）质量审核 产品（或服务）质量审核是对最终要提供给用户的产品（或提供的服务）的质量进行单独的评价活动，用于确定产品（或服务）质量的符合性和适用性。产品质量审核是成品验证的一种形式，但有别于成品的最终检验和合格品的再检验。产品质量审核主要是对产品做出客观评价，以确定产品质量水平的活动，通常由质量保证部门的审核人员独立进行。

（2）过程（或工序）质量审核 过程（或工序）质量审核是确定过程质量活动和有关结果是否符合计划的安排以及这些安排是否有效地实施并适合于达到预定目标的、有系统的、独立的检查。过程（或工序）质量审核可从输入、资源、活动、输出着眼，涉及人员、设备、材料、方法、环境、时间、信息及成本共 8 个要素。

①人员：人员配备是否适当？素质是否满足岗位要求？精神状态是否饱满？是否按工艺规程或作业指导书操作？是否按规定进行检验？

②设备：设备、工装、计量器具配置是否符合要求？设备技术状态是否完好？

③材料：原材料、协作件的供应是否正常、稳定？质量是否符合要求？

④方法：过程（工序）使用的技术文件、检验文件是否完整、统一、正确、有效？过程参数、产品质量特性是否受控？质量控制点的设置是否正确？运行是否正常、有效？

⑤环境：作业环境是否符合规定要求？是否满足操作人员的生理、安全要求？是否符合产品质量形成的要求？

⑥时间：作业时间、节奏的控制是否符合要求？

⑦信息：过程中产生的信息是否按规定要求予以记录、传递并被处理？

⑧成本：质量成本是否得到有效控制？各种质量成本比例是否适当？

由于产品类别、生产过程、组织目标的不同，过程（或工序）控制内容和方法有很大差异，过程（或工序）质量审核的方法也不尽相同。一般都着重于对产品质量起关键作用的过程和因素进行审核。

（3）质量管理体系审核 质量管理体系审核是质量审核中最重要的审核，是对企业质量保证活动进行综合评价，从而促进质量体系不断完善的重要手段。质量管理体系审核应覆盖该组织所有部门和过程，应围绕产品质量形成全过程进行，通过对质量管理体系中的各个场所、各个部门、各个过程的审核和综合，得出质量管理体系符合性、有效性、达标性的评价结论。按质量体系审核的目的和审核人员的立场不同，质量体系审核可以分为内部质量体系审核和外部质量体系审核。

2. 审核方分类法

按审核方分有：第一方审核、第二方审核和第三方审核 3 种。

（1）第一方审核——纠正改进　这是组织对其自身的产品、过程或质量管理体系进行的审核。审核员通常是本组织的，也可聘请外部人员。通过审核，综合评价质量活动及其结果，对审核中发现的不合格项采取纠正和改进措施。

进行第一方审核的主要理由是：①质量管理体系的要求，如判断是否符合ISO 9001的要求；②内部管理的重要工具，如可促进新系统的完善与保持；③在外部审核前纠正不合格项；④推动内部管理的改进。

（2）第二方审核——评定批准　这是顾客对供方开展的审核。在市场经济中，供方总是不断寻求新的市场和顾客，顾客在众多可选择的供方中，要挑选合格的供方，往往是对新的潜在供方进行审核，以此作为最终采购决定的依据。这种审核由顾客派出审核人员或委托外部代理机构对供方的质量管理体系进行审核评定。对供方来说这是第二方审核。

第二方审核的标准或大纲，通常由顾客根据自身需要制定或提出。目前，国内外一些顾客委托代理机构对供方质量保证能力进行审核、评定，这样做，既可保证审核的客观性、公正性，也可弥补顾客方自身审核力量不足的问题。

进行第二方审核的主要理由是：①质量管理体系的要求；②选择、评定合格供方；③为改进供方的质量管理体系提供帮助；④加深双方对质量要求的理解。

（3）第三方审核——认证（注册）　第三方是指独立于第一方（组织）和第二方（顾客）之外的一方，它与第一方和第二方既无行政上的隶属关系，也无经济上的利害关系。由第三方具有一定资格并经一定程序认可的审核机构派出审核人员对组织的质量管理体系进行审核。

第三方审核是需要给审核机构付费的。审核机构将按照商定的标准对供方的产品或质量管理体系进行审核。审核的结果，若符合标准要求，组织将会获得合格证明并被登记注册。这就表明在审核的有效期内，供方的产品或体系具有审核范围规定的能力。此外，第三方审核机构还将在国际或国内发布公告，宣布被登记注册的组织的名称。这样，顾客将把被注册的组织看成是合格的供方，一般情况下，无需再对组织进行审核。在个别情况下，只需对顾客特殊要求的内容进行评价即可。

3. 审核范围分类法

按审核范围分有：全部审核、部分审核和跟踪审核 3 种。

（1）全部审核　组织质量管理体系审核，不管是组织自己进行，还是由第二方或第三方进行，如果这种审核覆盖了组织产品质量形成的各个过程、各个方面，都属于全部审核。

（2）部分审核　部分审核是对组织质量管理体系过程有选择性的审核。对组织某类产品、某个过程的审核，均属于部分审核。这种审核仅覆盖组织产品质量形成的某个过程、某个部门和某个场所。体系或产品质量认证后所进行的监督审核或监督检验一般都采用部分审核。

（3）跟踪审核 这也是一种部分审核，不同点是这种审核主要是用于验证以前审核后的纠正措施是否实施并有效，不合格项是否得到消除。

（三）质量审核各方的职责

质量审核主要由质量审核委托方（client）、受审核方（auditee）和审核员（auditor）构成。委托方是指提出质量审核要求的人或组织，它可以是接受审核的人或组织自身。受审核方是指具有其自身的职能和行政管理的公司、集团公司、商行、企事业单位或社团等，不论其是否是股份制、公营或私营。审核员是经鉴定合格，从事质量审核的人员。

1. 质量审核员职责

从事质量审核的人员必须符合两点：资格和授权。资格指质量审核员必须经过专门的培训并经鉴定能胜任审核服务的人员。授权是指质量审核员必须由审核工作管理机构（或评定机构）聘用、注册。每次质量审核时，都应指定一名有较强的管理能力和丰富经验的审核员作为审核组长。质量审核组长应具备管理能力和审核经验，对审核所有阶段的工作全权负责，应有权对审核工作的开展和审核观察结果做最后决定。

2. 委托方主要职责

在开展质量审核活动时，委托方的主要职责是：确定审核的需要和目的，并提出审核；确定审核机构；确定审核的总体范围；接受审核报告等。

3. 受审核方职责

受审核方的管理者主要职责：将审核的目的和范围通知有关人员；指定负责陪同审核组成员的工作人员；向审核组提供所需要的所有资源；配合审核员，使审核目的得以实施；根据审核报告确定并着手实施纠正措施。

（四）质量审核的程序

质量审核程序包括：提出审核、审核准备、审核实施、提出审核报告和纠正措施的跟踪。

1. 提出审核

这是审核前的工作，应由委托方提出审核要求。由委托方决定审核范围，包括审核时间、审核内容、场所和活动等，并规定应遵守的标准和文件。

2. 审核准备

审核工作准备阶段主要有制定审核计划、审核组任务分配、审核工作文件的准备几项工作。

3. 审核实施

审核工作正式实施阶段主要进行首次会议、审核检查和末次会议 3 项工作。

在审核结束起草审核报告之前，审核组应该同受审核方的高层领导及有关部门负责人举行末次会议，会议记录应妥善保存。

4. 审核报告的提出

（1）编制审核报告　在审核组长指导下编制审核报告，内容包括：①审核的目的和范围；②审核计划的实施情况；③实施审核采用的文件；④不合格项的观察结果；⑤审核组对受审核方产品或服务质量、质量管理体系与所采用的标准和文件的符合程度的判断意见；⑥质量管理体系或生产过程实现规定的质量指标的能力；⑦审核报告的分发清单。

（2）审核报告的分发　审核组长负责向委托方提交审核报告。委托方负责向受审核方领导提供审核报告副本。除此之外的分发应与受审核方协商确定。

（3）审核文件存档　审核文件按照委托方、审核机构、受审核方之间的协议和有关的法规要求予以保存。向委托方提交审核报告之时，审核即告结束。

5. 纠正措施的跟踪

审核员负责确定不合格项，受审核方负责确定和实施纠正或改进措施。纠正措施的跟踪应由委托方和受审核方征求审核机构意见后在商定的期限内完成。审核机构应随时向委托方通报跟踪情况。

二、产品质量审核

（一）产品质量审核的含义和作用

产品质量审核是对最终产品的质量进行单独检查评价活动，其目的是确定产品质量的符合性和适用性，其评价的标准以适用性为主，即从用户使用的角度来检查和评价产品质量。进行产品质量审核，主要作用是预先发现产品缺陷，防止把有严重缺陷的产品交付用户，损害组织声誉；发现质量管理体系或质量活动中的问题，为质量改进提供依据；为评价考核质量检验员的工作质量提供依据；评判并控制产品质量水平及发展趋势，对产品质量下降的潜在问题及早采取预防措施。

（二）产品质量审核的范围和内容

1. 产品质量审核的范围

产品质量审核包括对外购、外协件、自制及成品进行的审核，重点是对成品的审核。对新开发的重点产品、质量要求高的产品、制造工艺复杂的产品以及用户使用中反映问题较多的产品都应列为产品质量审核的重点范围。

2. 产品质量审核的内容

产品质量审核的内容通常有以下 4 个方面。

（1）检查产品质量的测试条件　测试人员的技能、资格、责任心以及检测设备的精度、检定周期、检测环境等都与产品质量有关，审核它们是否都符合规定的要求。

（2）检查产品的主要质量特性 产品的功能审核是产品质量审核的重点内容。其中尤以检查产品的性能、安全性、可靠性、可维修性为主。

（3）检查产品外观质量 主要是审核标志、印记和有无碰、磕、划伤。

（4）检查产品的包装质量 主要审核包装上的标志、合格凭证、附件及使用说明书是否齐全等。

（三）产品质量审核的时机

对最终产品质量审核的时机，可以在产品检验合格以后到用户使用这一段时间里加以选择。选择不同的时机，其优缺点见表 10 - 1。

表 10 - 1   不同时期产品质量审核优缺点比较

审核时机	优点	缺点
检验接收后，包装前	经济，易行	不能反映包装、运输、储存或使用质量问题及影响
包装后，产品出厂前	可评价包装质量及影响	地点分散，难以执行
在经销商处，产品售出之前	可评价运输、储存质量问题及对产品质量的影响	地点分散，难以执行
顾客购买后，使用前	可全面评价质量形成过程的工作质量	很难实施
用户使用中	最理想	最难做到，但可采用抽样方式进行

目前产品质量审核的时机采用得最多的是在产品检验、包装合格后，出厂前的抽样审核。

（四）产品质量缺陷分级标准

产品的技术标准是产品质量检验的依据，而产品质量审核的标准是用缺陷的多少和严重程度来评价产品的。

缺陷是以"未满足与预期或规定用途有关的要求"来确定的，它涉及执行和使用结果。通常产品规范中已包括与用户"预期或规定用途有关的要求"，但它常常超出产品规范范畴，根据用户意见确定缺陷。

由于产品的各种缺陷给使用带来的后果严重程度不一样，因而不能把发现的缺陷数简单相加来衡量质量水平。为在产品质量审核中，对产品缺陷偏离使用要求的程度能统一地、始终如一地加以衡量，应对缺陷严重程度制定分级标准并赋予不同的加权值，这样做可以突出重点，把精力花在预防关键和主要特性所产生的缺陷上。可以按不同的级别给予不同的缺陷分，利用加权平均计算方法，对产品质量进行综合评价。

产品缺陷严重性分级，可根据被审核的产品要素（功能、外观及包装等）

的重要程度及造成的危害程度分成 A、B、C、D 共 4 级。

（1）A 级缺陷，又称关键缺陷，通常是指那些危及人身安全或严重影响产品重要功能的缺陷。

（2）B 级缺陷，又称重缺陷，通常是指那些不符合主要检查项目的缺陷。

（3）C 级缺陷，又称一般缺陷，通常是指那些不符合次要检查项目的缺陷。

（4）D 级缺陷，又称轻缺陷，通常是指那些不符合轻微检查项目的缺陷。

（五）产品质量缺陷评级指导书

根据产品质量缺陷分级标准，在产品质量审核前，必须编制产品质量缺陷评级指导书，作为产品质量审核的操作标准。

（六）产品质量审核的抽样

1. 抽样地点

产品质量审核通常不能在生产现场抽样，因为这时的产品还不能反映检验和包装等质量情况。一般应在经质量检验或包装后产品发运前在仓库抽样。

2. 抽样时间和数量

审核数量和时间的确定，应充分考虑实际需要和可行性，无论是全数审核还是抽样审核。为了了解目前产品的质量水平，抽样的产品应是当日、当旬、当季或上日、上旬、上季的产品。至于对某产品抽样审核周期的选择，取决于按该产品的生产方式所制定的质量审核计划，生产批量越大，审核间隔周期越短。

除按 GB2828—2003《抽样标准培训》中方法抽样外，还可采用计算法。对大批量生产的产品，每日抽样量可按下式计算。

$$n = 0.008N + 2$$

式中　n——每日抽样量；
　　　N——每日产量。

对成批生产的产品，每旬（或每月）抽样量可按下式计算。

$$n = K(2N)^{\frac{1}{2}}$$

式中　n——每旬或每月抽样量；
　　　N——每旬或每月产量；
　　　K——按产品质量稳定与否及产品复杂程度而确定的系数。

K 值选择如下：复杂产品 $K = 2.5$（质量不稳），$K = 1.25$（质量稳定）；简单产品 $K = 2.0$（质量不稳定），$K \leq 1$（质量稳定）。

对多品种小批量生产的产品，每月（或每季）审核抽样可自行规定。推荐的抽样量是：当 $N < 100$ 时，$n = 3$；$100 \leq N \leq 1000$ 时，$n = 5$；$N > 1000$ 时，$n = 8$。其中，N 是每月或每季产量；n 是每月或每季审核抽样量。

（七）产品质量水平的确定

产品质量审核不是判定产品合格与否，而是用缺陷的加权分值来判定产品的质量水平。

1. 质量水平的标志

用单位产品平均缺陷分值标志产品质量水平。

$$U = D_n/n$$

式中　U——产品质量水平；

　　D_n——缺陷总分；

　　n——抽取子样数量。

$$D_n = 100d_A + 50d_B + 10d_C + 1d_D$$

式中　D_n——缺陷总分；

　　d_A——审核产品子样中发现的 A 级缺陷个数；

　　d_B——审核产品子样中发现的 B 级缺陷个数；

　　d_C——审核产品子样中发现的 C 级缺陷个数；

　　d_D——审核产品子样中发现的 D 级缺陷个数。

2. 标准质量水平

为了衡量质量水平的变化，常常把现在的质量水平与过去某一时期的质量水平比较，这就需要计算过去某一时期质量水平的平均值或第一次审核的单位产品平均缺陷分，作为标准质量水平。标准质量水平一般应在质量审核前或首次审核确定，并经批准。

标准质量水平用 U_s 表示，公式为：

$$U_s = 100U_A + 50U_B + 10U_C + 1U_D$$

$$U_A = D_A/n$$

$$U_B = D_B/n$$

$$U_C = D_C/n$$

$$U_D = D_D/n$$

式中　U_A、U_B、U_C、U_D——单位产品中 A 级缺陷、B 级缺陷、C 级缺陷、D 级缺陷的标准质量水平；

　　D_A、D_B、D_C、D_D——A 级缺陷、B 级缺陷、C 级缺陷、D 级缺陷的缺陷总分。

由于标准质量水平是产品质量审核中用来比较的标准，因此，组织在确定标准质量水平时，令 $D_A = 0$；当子样量少时，令 $D_B = 0$。

标准质量水平不是一成不变的，一旦通过质量改进，提高了产品质量，就要做相应的调整，否则不利于质量改进。

3. 质量指数

每次质量审核实际达到的质量水平 U 与标准质量水平 U_s 之比，即为质量指数，用 J 表示 $J = U/U_s$，当 $U > U_s$，$J > 1$，表明每次审核的单位产品缺陷分值高于标准缺陷分值，如果在质量水平波动图中 U 值不超过 UCL 线，则认为质量稳定；如果 U 值超过 UCL，则认为产品质量下降。当 $U < U_s$，$J < 1$，说明产品质量上升。

由于 J 是一个无量纲的相对数，因此它可用于本组织同一产品不同时期的质量水平比较，也可用于不同产品质量比较，还可用来对比不同组织同一产品的质量水平。

4. 审核报告

产品质量审核后，应提交产品质量审核报告，并分发至有责任和权利采取改进行动的部门和人员。产品质量审核报告的内容应包括以下几方面。

（1）产品质量审核概况，如审核人员、被审核部门、产品名称、数量、审核日期、次数等。

（2）产品质量缺陷统计分析。若有 A 级缺陷（d_A），则在报告中提出这批产品不允许出厂，不能交付客户；若有 B 级缺陷（d_B），则应视标准质量水平 U，是如何规定的；若标准质量水平不允许有 B 级缺陷，则应严格抽样方案。产品质量审核的分析可从下列方面进行。

①用本期的每单位产品的平均缺陷分与前几期比较，画出曲线图或控制图，分析质量趋势，无论质量好坏都要分析原因。

②分析这些缺陷是偶发性的还是系统性的，是重要的还是一般的。对系统性的或者重要的缺陷还要具体分析原因，追查责任。

③如发现系统性的重要缺陷，审核人员在及时向有关领导汇报后，有权决定冻结待发产品，采取紧急措施予以补救。

（3）质量水平、指数计算、比较及评价。

（4）缺陷分析，找出主要问题及原因，特别是系统性问题。

（5）提出改进机会及建议。

（6）提出奖惩建议。

（八）产品质量审核步骤及要求

1. 审核准备

（1）组成产品质量审核小组。该小组应有最高管理者或其代表的委托、授权，小组成员应熟悉产品技术标准。

（2）编写质量缺陷评级指导书，如已有，应澄清指导书中的有关问题。

（3）确定审核日期、抽样方案，并通知受审核部门。

2. 审核实施

（1）按审核抽样方案进行抽样。

（2）按质量缺陷评级指导书对样本进行检验和试验。

（3）记录产品质量缺陷。

（4）缺陷分析，计算质量水平 U、质量指数 J 等，并在控制图或波动图上标明确定质量升降值，分析质量下降原因，找出改进措施。

3. 报告编制

（1）按期写出产品质量审核报告，审核报告应定量、具体，突出重点，简明扼要。

（2）报告分发前，应与受审核部门讨论，修正报告内容，共同确定改进措施。通常报告应取得受审核部门原则同意之后，才能提交最高管理者或其代表。

（3）审核报告经最高管理者或其代表批准后，才能分发到受审核部门、有关部门和领导。

（4）通知质检等有关部门，对审核中发现的不合格产品进行评审、处置。

（5）根据审核记录，由审核小组提出建议，对受审核部门或有关部门进行考核奖惩。

4. 组织整改

根据产品质量缺陷及原因，由责任部门采取纠正、预防措施，组织整改落实。

5. 跟踪审核

在规定期限内，对所采取的纠正、预防措施实施过程及结果进行跟踪审核，或在下一周期审核时进行验证，并将验证记录写入报告。

三、过程质量审核

（一）过程质量审核的内容

过程（或工序）质量控制的主要目标是为稳定和保证产品质量，从而要对影响过程质量的因素进行控制，过程质量审核的主要内容有以下几个方面。

（1）是否按图样、工艺加工生产。

（2）图样、工艺文件、检验文件是否完整、正确、统一、有效。

（3）影响过程质量的因素，如人员、设备、原材料、工装、刀具、作业环境及检测是否符合要求。

（4）是否按检验文件规定，正确地进行质量检验。

（5）是否合理设置过程控制点，质量控制文件是否能有效地实施。

（二）过程质量审核的依据

作业过程是生产过程的基本单元，它是人员、设备、材料、方法、环境和检测相结合的对产品质量形成起重要作用的过程。因此，过程质量审核的依据既有产品技术方面的要求，又有质量体系方面的要求。产品技术要求有产品规范、图样、工艺要求、技术标准等。质量体系要求有质量控制计划，有关生产、安全、安装的规定，作业指导书，检验规程，对过程运行的鉴定要求等。

（三）过程质量审核程序

过程质量审核的程序如图 10-1 所示。实施过程质量审核是在生产过程的现场进行的，审核组长事先通知该现场的主管负责人。审核组到达现场后的主要活动有以下几个。

1. 审核过程质量控制计划的实施情况

调查过程质量活动安排是否有漏洞、现场操作人员是否掌握该过程的质量控制要求等。调查过程应有的技术文件、管理文件与质量控制文件是否齐全、考察操作人员对这些文件规定是否理解和接受。综合评价过程质量控制计划的可行性与正确性，评价操作人员对质量控制要求的理解和执行程度。

2. 审核过程因素的受控情况

对过程因素进行调查、分析、评价，是过程质量审核的关键环节。对过程因素的审核，是从过程控制的有效性出发，对影响过程的各个因素是否符合过程质量控制文件的要求进行核实和评价。

3. 审核过程能力

过程能力是指一个过程在质量上可能达到的水平，也可理解为在人、机、料、法、环等因素均处于受控的正常工作状态下的作业能力。过程能力测定方法有测定产品法、直接测定法、差错分析法、使用测定法、过程能力法等。最常用的是过程（或工序）能力及能力指数。

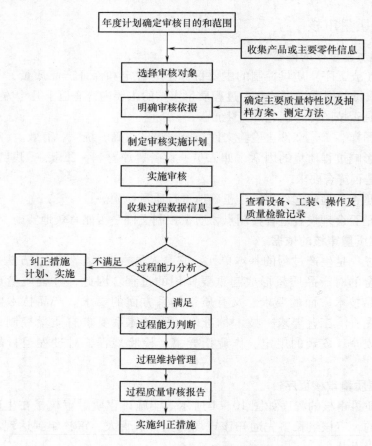

图 10 – 1　过程质量审核程序框图

（四）过程质量审核报告

过程质量审核报告，既是实施过程质量审核的见证资料，又是实施过程质量改进的重要依据，其内容包括：审核的范围和目的、审核计划实施情况、审核组成员、受审核方代表、审核日期、审核所采用的文件、观察到的不合格项目、过程因素的控制情况及评价、过程质量控制计划的实施情况及评价、过程实施质量审核结果与分析、过程状态和过程能力的总体分析和改进建议、审核结论。审核中发现的重要异常信息要及时反馈并立即采取纠正措施。过程质量审核报告可以文字和表格结合的方式形成。

四、管理评审

管理评审（management review）是ISO9000族标准中的一个重要概念，是为了确保质量管理体系的适宜性、充分性、有效性和效率，以达到规定的目标所进行的活动。

（一）评审目的

确保组织质量方针、目标和质量管理体系保持适宜性、充分性和有效性，以满足国际标准要求和相关方期望，提高组织竞争力和适应力。

（二）评审对象

质量方针和目标；质量管理体系；质量方针、目标和质量管理体系与组织经营策略、目标资源和环境的适应性。

（三）评审依据

（1）相关方的期望，包括顾客、供方、所有者、员工、社会的期望。

（2）组织经营发展策略、规划、目标市场及营销策略。

（3）组织资源（实际的、潜在的）、实力和产品寿命周期。

组织资源包括：人力资源和专业技能、研发设备、生产和服务提供设备、测量和监控设备、硬件和软件等。

组织实力包括：市场份额、产品质量、信誉、分销网络、单位产品成本、原材料供应、研究开发能力、管理水平等。

产品寿命周期是指组织产品处在投入期、成长期、成熟期和衰退期中的哪个时期。

（4）组织质量环境及变化趋势。企业质量环境可分为内部环境和外部环境。内部环境为企业领导的态度和风格、组织机构、管理制度、专业管理系统等，为组织可控因素；外部环境为政治法律、社会文化、生态、经济、技术、人口和竞争环境，为组织不可控因素。对内部环境，组织可调整、协调；对外部环境，组织必须努力去适应。

（5）ISO 9000标准族要求及发展。

（6）审核结果，通常管理评审可在此基础上进行。

（四）评审输入

为提高管理评审效果，应有足够的适用信息输入，其输入信息应反映当前的业绩和改进的机会。

管理评审的输入包括审核（包括内部审核、顾客审核和第三方审核）结果；来自顾客的意见、投诉以及对顾客满意度的测量分析；过程的业绩，包括过程能力分析、过程的受控和改进状况，资源的配置及利用率分析，活动的有效性和效率分析；产品的符合性，包括产品合格率、返工率、废品率等统计分析；在 QMS（Quality Management System，质量管理系统）运行过程中，预防和纠正措施的状况，持续改进能力分析；以往管理评审采取的措施实施状况及效果评价；可能影响 QMS 的策划的变更情况分析，如：出现的新技术、研究与开发的输出、质量概念、财务、社会、环境条件和相关法律法规的变化等；改进的建议。

（五）评审时机

组织应按计划的间隔时间进行管理评审。管理评审计划间隔时间由组织决定，每年至少进行一次，对新体系应在运行一定时间（如 3 个月）后评审一次；在第三方质量管理体系认证前应评审一次。当质量管理体系环境变化后及时评审。

（六）评审方法

下面列出部分管理评审方法，组织可采用其中一种或多种，也可采用其他的评审方法。选用评审方法的原则是：科学、有效、经济、简便、实用，最宜达到评审目的和要求。

（1）列表评审法　此法将需要评审的项目和要求列入表内，并按某一评审标准逐一评价。评审项目和要求可视每次管理评审的目的、重点情况而异。

（2）集体讨论评审法　此法通过评审会等形式，集思广益，广泛讨论，并将讨论结果形成评审报告。如采用评审会讨论，事前应将议题和要求通知有关部门人员，使与会人员做好充分准备。

（3）专题研讨评审法　此法将所需管理评审的项目和要求，分为几个专题，事先分发给有关部门和人员，届时将专题报告汇总形成管理评审报告。

（4）问题导向评审法　此法列出质量管理体系运行过程中实际的和潜在的、外部的和内部的所有问题，逐个分析论证，提出改进建议，最后形成评审报告。

（5）统计分析评审法　此法通过统计组织的市场份额（占有率）、产品质量合格率、顾客投诉率、内部审核的结果、内外故障损失成本等数据，按评审目的和重点进行分层分类分析，最后将统计分析结果、结论和建议形成评审报告。

（七）评审内容

管理评审内容，应围绕适宜性、充分性和有效性 3 个方面确定。不同的管理评审目的和要求，评审内容应有区别。通常评审内容可采用提问式，主要提问内容如下。

（1）质量方针是否被组织全体员工所理解、贯彻？

（2）组织质量目标、质量活动是否充分体现、贯彻了质量方针？

（3）质量方针与经营战略、规划、目标市场、营销策略是否协调？

（4）质量方针是否有特色、起指导作用？是否有利于提高产品竞争力，树立良好的组织形象？是否充分体现了相关方的期望？

（5）质量目标是否先进合理？是否已自上而下展开，形成了支持保证系统？

（6）质量管理体系是否健全？运行是否正常？目前处在什么样的状态和水平？因其运行组织所得到的利益和所承担的风险如何（包括产品责任、成本、市场等风险）？

（7）质量管理体系与组织内部环境（包括组织领导的态度和风格、组织机构、管理制度、专门管理系统等）是否协调？

（8）质量管理体系是否满足 ISO 9000 标准要求？

（9）质量管理体系是否充分利用了组织资源？尚需投入或削减哪些资源？是否充分发挥了组织实力？组织实力在哪些方面尚需通过质量管理体系的完善得到加强和挖掘？

（10）质量方针、目标和质量管理体系的总体效果如何？

（八）管理评审工作流程

（1）评审策划　管理评审之前应进行评审策划活动，通过策划以确定评审的目的、组织、内容、重点方法、时间安排、准备工作要求等。策划结果应形成评审计划，该计划应分发至参加评审人员及有关部门。

（2）评审组织　根据评审策划结果，建立评审组。最高管理者或其代表任组长，明确分工和要求，指定分管部门。

（3）评审准备　由分管部门准备管理评审文件、资料，如内审报告、管理评审表等，并分发至参加评审人员，作为评审根据。

（4）评审会议　评审会议由最高管理者或其代表主持，各部门负责人和有关人员参加，按评审内容，展开讨论和评价，做好会议记录。

（5）评审报告　整理管理评审输入和评审会议记录，形成评审报告。评审报告是管理评审的输出，评审报告内容应包括管理评审的目的、日期、参加人员、评审概况、各项评审内容、评价结论、总体评价结论、主要问题以及改进措施和要求。报告经最高管理者批准后公布实施。在评审报告中应对 QMS 适宜性、充分性、有效性做出正式评价，应反映 QMS 及其过程的改进、与顾客要求有关的产品的改进、资源需求。

（6）调整、改进管理评审的结果可能会引起下列几种情况的调整、改进

①质量管理体系文件的更改，包括质量方针、目标、质量手册、程序文件的更改等。

②资源的调整、补充，如人员的调整、设备的配置、资金的补充等。

③过程的调整、改进，如检验员的设置、工艺流程的优化等。

④机构职能的调整、完善，如充实销售部的服务职能等。

管理评审引起的调整、改进大多是影响较大的项目，必须慎重对待，对实施结果进行追踪、验证，以防出现负效应和实施不到位。

组织应评审管理评审过程的有效性，并在必要时加以改进，管理评审报告应作为下次管理评审的输入。

第二节

质量管理体系审核

不管是由组织本身进行审核或是顾客对供方进行审核，还是由第三方进行审核，确定审核、计划审核、执行审核和报告审核的原则是基本相同的。但在强调它们类似之处的同时，还应考虑它们之间存在的差别。由于每个组织都可能面临这 3 种审核，所以了解这 3 种审核的基本过程并加以比较、区别是必要的。

一、第一方审核的步骤

内部审核不同于外部审核，其审核程序应由组织按照审核的基本要求和自身特点制定。内审流程应简明可行，严格完整，闭环运转，审核步骤通常如下。

1. 审核计划

按照内部审核程序规定，制定年度审核计划，管理者授权成立审核组，由审核组长制定专项审核活动计划，准备审核工作文件，通知审核。工作文件的准备主要是指审核所依据的标准和文件、现场审核记录、不合格报告等。标准和文件必须是有效版本，必须已在现场实施，它们主要有 ISO 9001 标准、质量手册、程序文件、质量计划和记录、合同要求、社会要求（有关法律、法规和卫生、生态要求）、有关质量标准（包括产品、设备、材料、环境、方法、人员、资源性标准）。检查表是审核员需准备的重要文件，应精心策划。通知审核是审核组向受审核方通知具体的审核日期、安排和要求。必要时受审核方应准备基本情况的介绍。

2. 审核实施

以首次会议开始现场审核。审核员运用各种审核方法和技巧，收集审核证据，得出审核发现，进行分析判断，开具不合格项报告，并以末次会议结束现场审核。审核组长应实施审核的全过程控制。

3. 审核报告

现场审核结束后，应提交审核报告。工作内容包括：审核报告的编制、批准、分发、归档、考核奖惩，纠正、预防和改进措施的提出，确认和分层、分步实施的要求。

4. 跟踪审核

应加强对审核后的区域、过程的实施及纠正情况进行跟踪审核，并在紧接着的下一次审核时，对措施的实施情况及效果进行复查评价，写入报告，实现审核闭环管理，以推动连续的质量改进。在任何组织中，从审核得到的真正益处最终均来自"自身"的审核。

二、第二方审核的步骤

第二方审核是由顾客对供方进行的审核。审核结果通常作为顾客购买的决策依据。

第二方审核时应先考虑采购产品对最终产品质量或使用的影响程度后确定审核方式和范围，还应考虑技术与生产力、价格、交货及时性、服务等因素。

第二方审核方式有：采购产品质量管理体系审核、采购产品质量审核、采购产品过程质量审核和采购产品特殊要求审核等。第二方审核范围由审核方式决定，可以包括与采购产品有关的所有过程、场所、部门。

第二方审核的典型方式是在供应链中引入 ISO 9001 质量管理体系标准，其基本流程如下。

1. 供方调查比选

第二方应先调查市场上所有同类产品的供方，并进行初步比选。比选时应考虑产品价格、交货期、声誉、服务、技术和生产能力等因素，比选后，至少确定两家以上同类产品的供方。

2. 制定体系审核标准

根据采购产品的质量要求及供方状况，参照 ISO 9001 标准要求，制定体系审核标准，该标准应经第二方的分管领导批准。

3. 通知供方第二方

应将体系审核标准及要求通知供方，并留足够时间让其准备。供方表示接受后，第二方成立审核组，编制审核计划，准备表格、记录等工作文件。必要时派人帮助供方建立体系。

4. 实施现场审核

第二方按照审核标准和计划到供方处进行现场审核。

5. 提交审核报告

现场审核结束后，应提交审核报告，报告中应对供方做出审核结论。审核结果有合格、待定、不合格 3 种。

6. 采购（签订合同）决策

经审核评定为合格的，可发出订单或签订采购合同；评定为待定的，经整改审核符合后再发出订单或签订采购合同；评定为不合格的，不发订单或不签订合同，但应说明理由，并向其提供审核报告。

7. 确定控制类型

对合格的供方，第二方应确定控制类型，并实施跟踪审核或派人现场监控。QS 9000 质量管理体系审核流程见图 10 - 2。

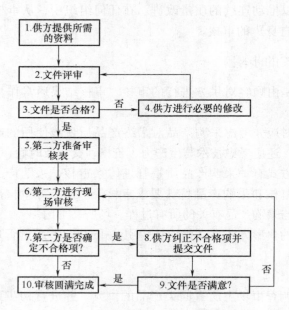

图 10 - 2　QS 9000 质量管理体系审核流程图

三、第三方审核的步骤

第三方质量管理体系审核分为两个主要阶段。第一阶段是质量管理体系文件审查；第二阶段是实际运作与特定要求（法律法规、手册、质量管理体系标准）相符程度的审查。第三方审核通常是认证的手段，详见第四节。

第三节
质量认证的基本类型

一、质量认证的含义

（一）质量认证

认证就是为了获得证据并对其进行客观的评价，以确定满足审核准则的程度所进行的系统的、独立的并形成文件的过程。质量认证也称合格认证（confortuity certification）。1991 年国际标准化组织对"合格认证"做如下定义：

"第三方依据程序对产品、过程或服务符合规定的要求给予书面保证（合格证书）"。1991 年 5 月国务院发布的《中华人民共和国产品质量认证管理条例》第二条规定："产品质量认证是依据产品标准和相应技术要求，经认证机构确认并通过颁发认证证书和认证标志来证明某一产品符合相应标准和相应技术要求的活动。"

对质量认证的理解可归纳为以下 5 点。

（1）质量认证的对象是产品或服务，还涉及提供产品或服务的质量体系。

（2）质量认证的依据是标准，这种标准应是经过标准化机构正式发布，由认证机构认可的产品标准、技术规范、质量保证模式标准等。

（3）认证机构属于第三方的性质。"第三方"是独立于"第一方"（产品的生产企业）和"第二方"（产品的采购单位）的另外一方，是一个公正的认证机构，如国家标准化机构、一些独立于政府机构的学会、协会、研究所、事务所、审核中心等都属于第三方机构。

（4）质量认证鉴定的方法包括对产品质量的抽样检验和对产品质量体系的审核和评定。

（5）质量认证的合格表示方式是颁发"认证证书"和"认证标志"，并予以注册登记。

（二）认证制度

质量认证是随着商品生产和交换的发展而逐步发展起来的。现代质量认证制度发源于英国，英国在 1903 年就开始使用第一个证明符合英国 BS 标准的质量标志——风筝标志。质量认证工作从 20 世纪 30 年代后发展很快，到 50 年代基本上已普及到所有工业发达国家，大部分第三世界国家是从 20 世纪 70 年代后开始实行的。据不完全统计，世界上已有 60 多个国家和地区实行质量认证制度。认证制度之所以具有生命力，是因为由独立的技术权威机构按严格的程序做出的评价结论，具有无可争辩的可信任性。认证是企业进行现代化管理和适应市场经济的需要，这可从内外驱动两个方面来理解。

外部驱动就是市场驱动。企业进行市场经济活动如不进行认证则很多方面将受到限制和制约，如产品和服务出口受限制、投标受限制等。愈来愈多的需方把贯彻 ISO 9000 标准、取得体系认证证书作为采购和招标、投标的先决条件或考虑内容，这就要求企业积极推进认证，为需方提供质量保证的信任。

内部驱动就是管理驱动。要建立现代企业制度，企业必须进行规范的管理。领导者认识到进行 ISO 9000 质量体系认证是一项战略性选择和成功管理现代企业的必由之路。企业通过认证可有效地提高员工的素质和质量意识，提高产品和服务质量，提高生产效率和管理水平，增强产品市场竞争力，树立企业形象，提高企业知名度，提高顾客满意度，最终提高企业的经济效益和社会效益。

（三）认证机构

实施质量认证的机构一般包括认证管理机构、认证检验机构、认证审核机构。世界各国质量认证机构设置有所不同，有的是政府部门设立的专门机构，有的是政府授权的民间机构，也有的是非政府机构。

1. 认证管理机构

认证管理机构是政府或非政府的第三方机构。该机构依据政府的法律性文件建立，是属于合法的、有权威的公正机构。认证管理机构应有一个正式章程，并建立管理委员会，在管理委员会应设立一个配备固定工作人员的专职机构。

2. 认证检验机构

认证检验机构是经某权威性认证管理机构认可的，从事按特定产品标准、测试方法对产品实物进行测量、检查、实验、校正或其他测定活动，并做出检测报告的试验室。检验机构能否被认可的基本因素是：检测能力、人员素质、设备条件、组织机构和公正性。

3. 认证审核机构

认证审核机构是由某权威性的认证机构认可的、从事按特定的质量保证标准对申请认证企业的质量保证能力进行审核和评定（包括事后的监督性检查），并出具检查报告的第三方机构。认证审核机构必须拥有一支办事公正和经验丰富的、通过专门培训的注册审核员队伍。

（四）质量认证的发展

随着时间的推移，质量认证的对象和内容有了发展，主要表现在以下几方面。

（1）质量认证开始跨国界，并从区域性的国际认证发展到世界范围广泛的国际认证。

（2）出现了单独对供方质量体系的评定和注册的认证形式。

（3）检验实验室认可活动在 ISO/IEC 指导下，趋向规范化，以确保产品认证中对产品实物质量评价的正确性和公正性。

（4）独立的质量体系认证形式已扩大到服务性行业和工程承包等行业，如安装业、维修业、建筑业、交通业、食品业、商业、公共事业等。

为了协调各国认证工作的发展，ISO 理事会于 1970 年成立了认证委员会（CERTICO）。随着工作的发展，该委员会的任务由原来的合格认证逐步扩展到合格认证、实验室认可和质量体系评定。为了更准确反映该委员会的工作范围，ISO 理事会 1985 年将 CERTICO 改名为合格评定委员会（CASCO）。现行有效的合格评定国际指南有 22 个。

（五）质量认证的意义

质量认证制度所以得到世界各国（地区）普遍重视而迅猛发展起来，关键在于它是由公正的第三方权威认证机构对产品质量或质量体系做出正确、可靠的评价，为人们提供了可以完全信赖的质量信息，这对供方、需方、社会的利益都有着不可低估的重要意义，主要表现在以下几方面。

（1）提高供方的质量信誉。

（2）指导需方选择供方单位。

（3）增强国际市场竞争能力。

（4）促进企业健全质量体系。

（5）减少社会重复检查费用。

（6）有利于保护消费者利益。

二、质量认证的基本类型

目前，国内有多家认证公司，它们需经中国质量体系认证机构国家认证委员会评定认可，经国家技术监督局批准授权，都属于独立的第三方质量体系认证机构。主要进行的认证有 ISO 9000 质量管理体系认证、ISO 14000 环境管理体系认证、HACCP 认证、OSHMS18000 职业安全卫生管理体系认证等。

（一）质量认证体系

1. ISO 9000 质量管理认证体系

（1）ISO 9000 认证程序　ISO 9000 认证实施程序是：申请方→与认证公司交换信息→提交申请→受理审查→审查质量体系文件→现场审核→授证、注册→注册后的监督检查。

（2）ISO 9000 认证范围　ISO 9000 认证的业务范围主要有：农业、渔业；采矿业及采石业；食品、饮料和烟草；纺织品和纺织产品；木材及木制品；纸浆、纸及纸制品；医药品；橡胶品；水的生产与供给；宾馆与餐馆；信息技术、科技服务；卫生保健与社会公益事业等。

2. ISO 14000 环境管理认证体系

（1）ISO 14000 认证程序　ISO 14000 认证实施程序是：申请方→与认证公司交换信息→提交认证申请→申请评审、合同评审（若不合格，通知申请方不受理）→受理、签合同→第一阶段审核（文件审核及初始化审核）→第二阶段审核（现场审核）→纠正措施、跟踪验证→推荐注册→技术委员会审议（复审）→授证、注册→注册后的监督检查。

（2）ISO 14000 认证范围　ISO 14000 认证的业务范围主要有：石油加工业；化学医药品制造业；基本化学原料制造业；化肥、农药及有机化学产品制造业；合成材料、橡胶、塑料制造业；饮料制造业；普通机械制造业；金属制品业；土木工程建筑业；商贸、金融及房地产业；社会服务、福利业等。

3. HACCP 认证体系

（1）HACCP 认证范围　HACCP 认证主要有两个方面：一是认证企业所应

用的 HACCP 操作程序是否适合产品，对工艺危害的控制是否正常、充分和有效；二是认证所拟定的监控措施和纠偏措施是否仍然适用。

（2）HACCP 认证方法和内容　HACCP 认证方法和具体内容包括：要求原辅料、半成品供货方提供产品合格证明；检测仪器标准，并对仪器仪表校正的记录进行审查；审查 HACCP 计划制定及其记录和有关文件；审查 HACCP 内容体系及工作日记与记录；复查偏差情况和产品处理情况；CCP 记录及其控制是否正常检查；对中间产品和最终产品的微生物检验；评价所制订的目标限值和容差，不合格产品的淘汰记录；调查市场供应中与产品有关的意想不到的卫生和腐败问题；复查已知的、假想的消费者对产品的使用情况及反应记录。

（3）HACCP 认证报告内容　HACCP 认证时验证报告的主要内容包括：HACCP 计划表；CCP 点的直接监测资料；监测仪器校正及正常运作；偏离和矫正措施；CCP 点在控制下的样品分析资料（有物理、化学、微生物或感官品评的）；HACCP 计划修正后的再确认，包括各限值可靠性的证实；控制点监测操作人员的培训等。认证以 HACCP 是否有效实施、体系是否符合法规规定为主要内容。重要的是验证的频率、手段和方法应可靠，可证实 HACCP 计划运行的有效性。

（二）质量认证类型

质量认证主要分产品质量认证和质量体系认证两种。从我国质量认证工作总体发展情况来看，产品质量认证工作起步较早；而独立的质量体系认证相对较晚，还处于开始阶段，但由于单独的质量体系认证具有灵活性强，适用面广，对企、事业建立和完善质量体系促进作用大等特点，因而发展迅速。

1. 产品质量认证

1981 年 4 月，我国成立了第一个产品质量认证机构——中国电子元器件质量认证委员会（QCCECC），组建了机构，开展了产品认证工作。目前我国已建立了几十个认证机构，其中部分委员会已获得有关国际组织认可，总体上讲产品质量认证处于平衡发展阶段。为了对我国众多的产品开展质量认证，国家技术监督局、国家商检局均认可了一大批认证实验室，对申请产品进行试验。已有部分实验室取得了国际组织或国外认证组织的认可，这些实验室出具的试验报告，具有和国外实验室的报告同等的法律地位和技术权威性。

2. 质量体系认证

质量体系认证是由第三方对供方的质量体系进行评定的注册和系统的检查活动。其目的在于通过评定和事后的监督，证明供方的质量体系符合某种质量保证模式标准，对供方的质量体系给予独立的证实。质量体系认证除核动力、压力容器等安全性要求特别高的产品外，一般以企业自愿申请为原则。

三、我国质量认证制度

我国的质量认证起步较晚，直到 1978 年加入国际标准化组织之后，才引入这个概念。1988 年 12 月公布了《中华人民共和国标准化法》，从此我国的质量认证工作开始纳入法制化轨道。

（一）有关法规

截止到 1996 年年底，我国已发布的主要有关质量认证的法律、法规主要有以下几部。

1. 《中华人民共和国标准法》

1988 年 12 月 29 日第七届全国人民代表大会常务委员会第五次会议通过，1988 年 12 月 29 日中华人民共和国主席令第 11 号公布。

2. 《中华人民共和国进出口商品检验法》

1989 年 2 月 21 日第七届全国人民代表大会常务委员会第六次会议通过，1989 年 2 月 21 日中华人民共和国主席令第 14 号公布，1989 年 8 月 1 日起施行。

3. 《中华人民共和国产品质量认证管理条例》

1991 年 5 月 7 日中华人民共和国国务院令第 83 号发布。

4. 《中华人民共和国产品质量法》

1993 年 2 月 22 日第七届全国人民代表大会第三十次会议通过，自 1993 年 9 月 1 日起施行。另外，还有一些国家技术监督局发布的管理办法，这些都是参照 ISO 和 IEC 联合发布的有关国际原则制定的，符合国际通行做法，有利于我国质量认证等工作和国际接轨。

（二）主要原则

1. 以国际指南为基础

我国发布的有关法律、法规都是以 ISO 和 IEC 发布的有关国际指南为基础制定的，符合国际惯例和《贸易技术壁垒协议》有关原则。

2. 自愿性认证和强制性认证相结合

企业根据自愿原则，即企业可以向国务院产品质量监督管理部门或其授权部门认可的认证机构申请。强制性认证，即国家法律、行政法规及以国务院标准化行政主管部门会同国务院有关行政主管部门制定的规章规定，不经认证不得销售、进口和使用的产品，按国家法律、行政法规和规章的规定办理，如我国规定安全标准属于强制性标准。

3. 对检验机构一视同仁，提倡公平竞争

国家、行业或地方的产品质量监督检验机构，经国务院标准化行政主管部门审查认可后，均可向有关认证委员会申请承担检验任务，有利于检验机构之间的平等竞争。

4. 坚持公正性

质量认证是第三方中介机构向社会传递真实质量信息的活动。认证机构与"供应方"不应有行政上的隶属关系和经济上的往来关系，以保证认证机构能够公正地开展认证活动。

　　5. 审核评审同咨询严格分开。

（三）组织管理机构

　　国务院标准化行政主管部门统一管理全国的认证工作，国务院标准化行政主管部门直接设立的或者授权国务院其他行政主管部门设立的行业认证委员会负责认证工作的具体实施。认证委员会由产品的生产、销售、使用、科研、质量监督等有关部门的专家组成，其职责是：提出可以开展认证的产品目录方案；制定实施认证的具体办法；确认用于认证的国家标准或者行业标准；推荐承担认证检验任务的检验机构；受理认证申请；组织对申请认证企业的质量体系进行审查；批准认证，颁发认证证书，并向国务院标准化行政主管部门备案；处理有关认证的争议问题；负责对获准认证的产品及其生产企业进行监督检查；依法撤销认证证书。

四、食品企业质量认证概况

　　国际食品企业主要进行 ISO 9000、HACCP、GMP 标准的质量安全控制技术认证。近些年，全国已有多家食品企业获得 HACCP 认证和 ISO 9000 质量认证体系认证或产品质量认证。目前我国有关食品质量安全的法律法规有《中华人民共和国产品质量法》、《中华人民共和国进出口商品检验法》、《中华人民共和国食品安全法》、《中华人民共和国工业产品生产许可证条例》等。在标准化方面，已制定了 1050 项食品国家标准，近万项食品地方标准，几十万项食品企业标准，其中食品国家标准中有 200 余项采用了国际标准和国外先进标准，采标率达到 20% 以上。

　　2001 年 8 月 29 日，中国国家认证认可监督管理委员会（简称认监委）在北京正式成立，它履行国务院授权的行政管理职能，统一管理、监督和综合协调全国认证认可工作。

▌ 第四节

质量认证的程序

　　目前，世界大部分国家和地区采用 ISO 9000 族质量管理和质量保证系列标准进行质量认证。我国自 1992 年起采用 ISO 9000 系列标准，颁布 ISO 9000 质量管理和质量保证系列标准以来，全国出现了贯彻标准和认证的热潮。ISO 9000 族标准是科学技术进步和国际贸易发展的产物。

　　ISO 9001：2000 标准对组织质量管理体系必须履行的要求做了明确规定，是对产品要求的进一步补充。通过满足顾客的要求和适用的法律法规要求，组织可最终达到顾客满意。因此，从标准的属性上讲，本标准属于质量管理性标准。它取代了 1994 版 ISO 9001 ～ ISO 9003 标准。ISO 9001：2000 标准成为用于审核和第三方认证的唯一标准。它可用于内部和外部（第二方或第三方）评价组织提供满足组织自身要求和顾客、法律法规要求的产品的能力。标准应用了以过程为基础的质量管理体系模式的结构，鼓励组织在建立、实施和改进质量管理体系及提高其有效性时，采用过程方法，通过满足顾客要求增强顾客满意。

　　质量体系认证和产品质量认证通称质量认证，这里仅介绍质量体系认证和产品质量认证的程序（见图 10 - 3）。

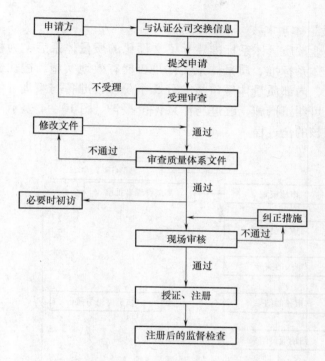

图 10 - 3　ISO 9001 认证实施程序示意图

一、质量体系认证程序

（一）认证前的准备

　　1. 贯彻标准是认证的基础

　　（1）选择质量保证模式标准　申请质量体系认证的企业，必须学习、研究 ISO 9000 族标准，选择质量保证模式标准。选用 3 种质量标准中哪一种，一般可考虑下列因素。

　　①承担的质量活动范围：自行设计并且生产某一产品的企业，一般选用 ISO 9001 为宜。若企业承担的质量活动只是产品质量形成过程全部活动的一部分，这些企业一般在 ISO 9002 和 ISO 9003 中选择。

　　②产品特点和复杂程度：从产品的安全性、重要性、设计和制造的复杂性

考虑，一般选 ISO 9001 或 ISO 9002 质量保证模式标准。

③市场情况和经济因素：从市场经营的需要和所花认证费用之间的得失权衡决定、覆盖产品面选择质量保证模式。

（2）建立健全质量体系　根据企业的特点、生产的情况，恰当地选择 ISO 9004 – 1 中的要素及要素的采用程度，建立与其相适应的质量体系。要制定质量手册、程序文件、质量计划和质量记录等一整套质量体系文件，使各项质量活动有序地开展。

2. 内部质量体系审核

当申请企业按质量体系标准建立了文件化的质量体系后，为检查所建质量体系是否符合体系标准、质量体系文件是否能有效地实施，往往通过内部质量体系审核进行，内部质量体系审核共分 5 个阶段：准备与策划、实施、结果评价、制定和认可纠正措施、改进与体系评价报告。图 10 – 4 表示一个典型的内部质量体系审核的全过程。

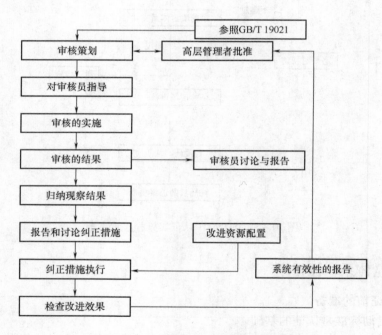

图 10 – 4　内部质量体系审核阶段示意图

（二）认证程序

世界各国质量体系认证的实施程序大致相同，主要依据的都是 ISO/IEC 导则 1986《对供方质量体系的第三方评定和注册指南》中的规定。

1. 提出申请

由委托方提出审核申请，并对审核范围做最后决定，这一决定应在第三方

证书内容包括证书编号、证书依据的法规文件和编号、企业名称、认证的产品名称、型号、规格、采用的标准名称和编号、有效期、认证机构名称、签发印章和颁发日期等。根据产品特点，认证证书有效期分为 3 年、4 年和 5 年。

2. 认证标志

认证标志是认证机构颁布的一种专用标志，用于证明某种产品或某项服务符合特定标准或技术规范。根据马德里协定，它可以进行国际注册，从法律上取得国际保护。认证标志不同于商标，前者可使用于经认证合格的任何一种产品；而后者只能使用于特定企业生产的产品。认证标志的设计原则是：图案简单、明了、直观、醒目、大方。我国国务院标准化行政主管部门统一管理、审批、发布的产品质量认证标志主要有方圆标志（包括合格认证标志和安全认证标志）、无公害食品标志、绿色食品标志等。

3. 认证证书和标志的使用场合

（1）认证证书持有者可将认证标志标示在产品、产品铭牌、包装物、产品使用说明书、出厂合格证上。

（2）认证证书持有者有权在广告宣传等促销场合声名其认证产品已获得认证证书和被授权使用认证标志。

（3）认证证书持有者不得在产品说明书中给出实际上未经认证的产品性能、用途或类似信息，以免购买者误认为这些性能和用途已被认证。

（四）产品质量认证和质量体系认证的关系

产品质量认证和质量体系认证通称质量认证。两者都属于由第三方认证机构对供方的认证，认证的鉴定方法都是采用抽样检验或审核方法；认证的合格表示方式均是颁发证书或标志。但质量体系认证不能代替产品质量认证，质量体系认证合格不等于产品质量认证合格。两者的特点见表 10－2。

表 10－2　　　　　　　　　产品质量认证和质量体系认证特点对比

项目	产品质量认证	质量体系认证
认证对象	特定产品	供方的质量体系
评定依据	1. 产品质量符合指定的标准要求 2. 质量体系满足指定的质量保证标准要求及特定的产品补充要求 3. 评定依据应经认证机构认可	1. 质量体系满足申请的质量保证模式标准要求和必要的补充要求 2. 保证模式由申请企业选定
认证证明方式	产品质量认证证书，认证标志	质量体系认证证书，认证标志
证明使用	认证标志能用于产品及包装上	认证证书和认证标记都不能用于产品或包装上
认证性质	自愿性认证和强制性管理相结合	一般属于自愿认证

思 考 题

1. 什么是质量审核？按其内容可分成哪几种质量审核？
2. 请简述质量审核的程序。
3. 请简述产品质量审核的过程和要求。
4. 请简述过程质量审核的程序。
5. 什么是管理评审？请简述管理评审的工作流程。
6. 请简述第一方审核（内部审核）的步骤。
7. 什么是质量认证？质量认证的基本类型有哪些？
8. 请简述质量体系认证的实施程序。
9. 目前世界各国现行的质量认证模式有哪几种？
10. 请简述产品质量认证和质量体系认证的关系。

实训　食品企业产品质量认证调查

一、实训目的
1. 了解食品企业产品质量认证过程。
2. 了解产品质量认证和质量管理体系认证之间的区别。
3. 认证后的监督措施。
4. 产品质量认证对产品质量和销售的影响。

二、实训场所
已完成产品质量认证的食品企业。

三、内容与方法
1. 选择当地已完成产品质量认证的食品企业。
2. 认证对产品质量的提升情况。
3. 认证前后产品销售额比较分析。
4. 认证材料的归档保存。

四、思考与练习
1. 食品企业进行产品质量认证的利弊分析？
2. 对该食品企业产品质量与认证标准符合情况作出评价。

第十一章
食品质量安全市场准入制度

1. 食品质量安全市场准入的标志。
2. 食品质量安全市场准入的条件。

能力目标
1. 根据食品质量安全市场准入的标志判断食品质量。
2. 判断食品企业是否具有食品质量安全市场准入资格。

第一节
概　　述

食品质量安全市场准入制度是：为保证食品的质量安全，具备规定条件的生产者才允许进行生产经营活动、具备规定条件的食品才允许生产销售的监管制度。

一、产生的背景

食品是我们每个人每天都离不开的，社会进步的同时也使得人们越来越多地关注自身健康。然而近年来，伴随着市场经济的发展，食品加工中掺杂使假、以假充真、偷工减料、滥用添加剂、以非食品原料、发霉变质原料、病死畜（禽）等加工食品的违法活动屡见报刊等传媒，有毒有害食品屡禁不止，食物中毒事件屡屡发生，食物链中新的危害不断涌现，存在着不少亟待解决的不安全因素和潜在的危害。

"民以食为天"，食品质量安全已经不是生产者和消费者之间的问题，而是重大的社会问题，已被提到了"保国安民"关乎国计民生的高度。党中央和国务院针对日益突出的食品质量安全问题，明确指出要加强食品质量安全监督管理，严厉打击食品制假售假行为，要求国家质量监督检验检疫总局狠抓食品生产加工源头，切实加强食品生产加工领域的监管工作，确保食品质量安全。由此，国家质量监督检验检疫总局根据国内食品生产加工企业的现状，按照市场经济基本原理和世界贸易组织规则，借鉴欧盟、美国、日本等经济发达国家对食品等涉及安全健康产品实施严格监管的经验，经深入研究、探索，制定了符合我国实际情况的食品质量安全市场准入制度。规定从 2003 年 8 月 1 日起，凡未获得食品生产许可证的食品生产企业将不得从事大米、小麦粉、食用植物油、酱油、醋五类食品的生产加工。并陆续对肉制品、乳制品、茶、饮料、调味品等食品推行市场准入制度。

二、食品质量安全市场准入标志——QS 标志

食品质量安全市场准入标志表明食品符合质量安全基本要求，以"质量安全"的英文名称 Quality Safety 的缩写"QS"表示。实施食品质量安全市场准入制度的食品，出厂前必须加（印）贴食品质量安全市场准入标志，目前已取得食品生产许可证的大米、面粉、食用植物油、酱油、醋五类产品生产企业已在其销售的产品标签和外包装上使用了"QS"标志，从 2004 年 1 月 1 日开始，上述五类食品凡没有食品质量安全市场准入标志的，不得出厂销售，消费者注意选购有"QS"标志的上述食品。

QS 标志是由"QS"和"质量安全"中文字样组成。如图 11 – 1 所示，标志主色调为蓝色，字母"Q"与"质量安全"4 个中文字样为蓝色，字母"S"为白色。该标志的式样、尺寸及颜色都有具体的制作要求，使用时可根据需要按比例放大或缩小，但不得变形、变色。加贴（印）有"QS"标志的食品，即意味着该食品符合了质量安全的基本要求。

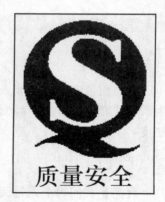

图 11 – 1　QS 标志

在使用和检验 QS 标志时应注意以下几个问题：首先，使用"QS"标志必须按照规定的颜色使用；其次，使用"QS"标志必须严格按照规定的尺寸进行同比例缩放；第三，使用"QS"标志必须按照规定的式样，图案必须准确，特别应指出的是"QS"标志图案的外框也是"QS"标志图案的一个组成部分；第四，"QS"标志使用者必须建立标志使用制度，定期向所在地质量技术监督部门报告"QS"标志使用情况；第五，"QS"标志只准在食品生产许可证范围内使用，并经出厂检验合格的食品上。企业不得擅自使用或擅自转让"QS"标志。企业食品被吊销许可证或经检验不合格时，应及时停止使用"QS"标志。

三、QS 认证的编号

食品生产企业申请 QS 认证必须到当地的质量技术监督部门进行办理。获得 QS 认证的企业应在相应的机关备案并获得相应的编号，编号由英文字母 QS 加 12 位阿拉伯数字组成。QS 为英文"Quality safety"的缩写，编号前 4 位为受理机关编号，中间 4 位为产品类别编号，后 4 位为获证企业序号。QS 认证的编号如图 11 - 2所示。

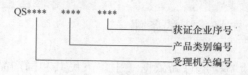

图 11 - 2　QS 认证编号说明

在受理机关编号中，前 2 位代表省、自治区、直辖市。参照《中华人民共和国行政区划代码》，受理机关编号的前两位由国家质检总局统一确定，如北京为 11、天津 12 等；受理机关编号的后两位代表各市（地）的编号，由省级质量技术监督部门确定，并报国家质检总局产品质量监督局备案。

在产品类别编号中，前 2 位代表产品的种类，后 2 位代表该类产品的品种。如对小麦粉、大米、食用植物油、酱油、食醋等产品类别编号规定为：小麦粉 0101，大米 0102，食用植物油 0201，酱油 0301，食醋 0302 等。

最后是获证企业序号，就是获得《食品生产许可证》的企业的序号。企业序号由国家质检总局统一编制，一般是不同种类的产品分别编制不同的企业序列号。例如安徽省安庆市某一食用油生产企业的 QS 认证编号为：QS3408 0201 0000。

四、QS 认证关键内容

QS 认证是我国自 2001 年开始建立实施的食品质量安全市场准入制度。这一制度以食品生产许可、强制检验、市场准入（QS）标志为关键内容。食品质量安全市场准入制度（QS 认证制度）是一种政府行为，是一项行政许可制度，带有强制性。截止到 2006 年年底，我国对国家标准中规定的 28 大类 525 种食品全面实施市场准入制度管理，不进行食品质量安全市场准入认证的企业生产的食品不准上市。

实行食品质量安全市场准入标志制度，是在建立食品质量安全市场准入制度的同时，创建一种既能证明食品质量安全合格，又便于监督，同时也方便消费者辨认识别，全国统一规范的食品市场准入标志，从市场准入的角度加强管理。

食品市场准入标志属于质量标志，其作用有：

①表明本产品生产加工企业已经取得食品生产许可证。

②表明本产品经过出厂检验合格。

③企业明示本产品符合食品质量安全基本要求。

政府通过对食品市场准入标志监督管理，有利于为企业创造良好的公平竞争环境，有利于消费者辨别真伪，更好地保护自己的合法权益。

第二节
食品质量安全市场准入的条件

国家质量监督检验检疫总局依据《中华人民共和国产品质量法》、《中华人民共和国工业产品生产许可证管理条例》、《食品生产加工企业质量安全监督管理实施细则（试行）》等有关法律法规及部门规章，按照《食品质量安全市场准入审查通则》规定，对食品生产加工企业实施必备条件核查制度，食品生产加工企业必须具备以下十方面的要求。

一、环境的要求

根据《加强食品质量安全监督管理工作实施意见》的有关规定，食品生产加工企业必须具备保证产品质量的环境条件，主要包括食品生产企业周围不得有有害气体、放射性物质和扩散性污染源，不得有昆虫大量孳生的潜在场所；生产车间、库房等各项设施应根据生产工艺卫生要求和原材料储存等特点，设置相应的防鼠、防蚊蝇、防昆虫侵入、隐藏和孳生的有效措施，避免危及食品质量安全。

二、生产设备的要求

根据《加强食品质量安全监督管理工作实施意见》的有关规定，食品生产加工企业必须具备保证产品质量的生产设备、工艺装备和相关辅助设备，具有与保证产品质量相适应的原料处理、加工、储存等厂房或者场所。生产不同的产品，需要的生产设备不同，例如小麦粉生产企业应具备筛选清理设备、比重去石机、磁选设备、磨粉机、筛理设备、清粉机，及其他必要的辅助设备，设有原料和成品库房。对大米的生产加工则必须具备筛选清理设备、风选设备、磁选设备、砻谷机、碾米机、注筛等设备。虽然不同的产品需要生产设备有所不同，但企业必须具备保证产品质量的生产设备、工艺装备等基本条件。

三、原材料的要求

根据《加强食品质量安全监督管理工作实施意见》的有关规定，食品生产加工所用的原辅材料必须符合相应的国家标准、行业标准及有关规定，不得使用非食品用原辅料生产食品。采购已实施生产许可证管理的产品作为生产原辅材料时，企业应当索取该产品的生产许可证复印件并验查其有效性。

四、加工工艺及过程的要求

根据《加强食品质量安全监督管理工作实施意见》的有关规定，食品加工工艺流程设置应当科学、合理。生产加工过程应当严格、规范，采取必要的措施防止生食品与熟食品、原料与半成品和成品的交叉污染。

加工工艺和生产过程是影响食品质量安全的重要环节，工艺流程控制不当会对食品质量安全造成重大影响。如 2001 年吉林市发生的学生豆奶中毒事件，就是因为生产企业擅自改变工艺参数，将杀菌温度由 82℃ 降低到 60℃，不仅不能起到灭菌的作用，反而促进细菌生长，直接造成微生物指标超标，致使大批学生食物中毒。

五、产品标准要求

根据《加强食品质量安全监督管理工作实施意见》的有关规定，食品生产加工企业必须按照合法有效的产品标准组织生产，不得无标生产。食品质量必须符合相应的强制性标准以及企业明示采用的标准和各项质量要求。需要特别指出的是，对于强制性国家标准，企业必须执行，企业采用的企业标准不允许低于强制性国家标准的要求，且应在质量技术管理部门进行备案，否则，该企业标准无效；对于具体的产品其执行的标准有所不同，如生产小麦粉则要符合《GB 1355—2005 小麦粉》，小麦粉中使用的添加剂及添加量必须符合《GB 2760—2011 食品添加剂使用标准》的要求，生产大米则要符合《GB 1354—2009 大米》的要求。

六、人员要求

在食品生产加工企业中，因各类人员工作岗位不同，担负责任的不同，对其基本要求也有所不同。对于企业法定代表人和主要管理人员，则要求其必须了解与食品质量安全相关的法律知识，明确应负的责任和义务；对于企业的生产技术人员，则要求其必须具有与食品生产相适应的专业技术知识；对于生产操作人员，上岗前应经过技术（技能）培训，并持证上岗；对于质量检验人员，应当参加培训、经考核合格取得规定的资格，能够胜任岗位工作的要求。从事食品生产加工的人员，特别是生产操作人员必须身体健康，无传染性疾病，保持良好的个人卫生。

七、产品储运要求

根据《加强食品质量安全监督管理工作实施意见》的有关规定，企业应采取必要措施以保证产品在其储存、运输的过程中质量不发生劣变。食品生产加工企业生产的成品必须存放在专用成品库房内。用于储存、运输和装卸食品的容器包装、工具、设备必须无毒、无害，符合有关的卫生要求，保持清洁，防止食品污染。在运输时不得将成品与污染物同车运输。

八、检验能力要求

食品生产加工企业应当具有与所生产产品相适应的质量检验和计量检测手段。如生产酱油的企业应具备酱油标准中规定的检验项目的检验能力。对于不具备出厂检验能力的企业，必须委托符合法定资格的检验机构进行产品出厂检验。企业的计量器具、检验和检测仪器属于强制检定范围的，必须经计量部门检定合格并在有效期内方可使用。

九、质量管理要求

食品生产加工企业应当建立健全产品质量管理制度，在质量管理制度中明确规定对质量有影响的部门、人员的质量职责和权限以及相互关系，规定检验部门、检验人员能独立行使的职权。在企业制定的产品质量管理制度中应有相应的考核办法，并严格实施。企业应实施从原材料进厂的进货验收到产品出厂的检验把关的全过程质量管理，严格实施岗位质量规范、质量责任以及相应的考核办法，不符合要求的原材料不准使用，不合格的产品严禁出厂，实行质量否决权。

十、产品包装标识的要求

产品的包装是指在运输、储存、销售等流通过程中，为保护产品，方便运输，促进销售，按一定技术方法而采用的容器、材料及辅助物包装的总称。不同的产品其包装要求也不尽相同，例如食品植物油的包装容器，要求应由无毒、耐油的材料制成。用于食品包装的材料如布袋、纸箱、玻璃容器、塑料制品等，必须清洁、无毒、无害，必须符合国家法律法规的规定，并符合相应的强制性标准要求。

▌第三节

QS 认证的适用范围及基本原则

一、QS 认证的适用范围

QS 认证是我国针对各种加工食品的一种市场准入制度。根据我国《加强食品质量安全监督管理工作实施意见》的规定："凡在中华人民共和国境内从事食品生产加工的公民、法人或其他组织，必须具备保证食品质量的必备条件，按规定程序获得《食品生产许可证》，生产加工的食品必须经检验合格并加贴（印）食品市场准入标志后，方可出厂销售。进出口食品的管理按照国家有关进出口商品监督管理规定执行。"因此，QS 认证是针对我国所有食品生产企业的一种强制认证，达不到这种认证的企业所生产的食品不能上市销售。

QS 认证自实施以来，已有 16 类食品纳入食品质量安全市场准入制度范围，强制检验并加贴"QS"标志后而进入市场。这些食品主要包括大米、面、食用植物油、罐头食品、冷饮食品、膨化食品、肉制品、乳制品、调味品、方便食品、速冻食品、饮料、茶叶等。

二、QS 认证的三项基本原则

为保证 QS 认证的顺利实施，国家质检总局制定了 QS 认证的三项基本原则。

（一）坚持事先保证和事后监督相结合的原则

为确保食品质量安全，必须从保证食品质量的生产必备条件抓起，因此要实行生产许可制度，对企业生产条件进行审查，不具备基本条件的不发生产许可证，不准进行生产。但只把住这一关还不能保证进入市场的都是合格产品，还需要有一系列的事后监督措施，包括实行强制检验制度、合格产品标识制度、许可证年审制度以及日常的监督检查，对违反规定的还要依法处罚。概括地说，要保证食品质量安全，事先保证和事后监督缺一不可，二者要有机结合。

（二）实行分类管理、分步实施的原则

食品的种类繁多，对人身安全的危害程度不同，同时对所有食品都采用一种模式管理，是不科学的、不必要的，会降低效率。因此，有必要按照食品的安全要求程度、生产量的大小、与老百姓生活相关程度，以及目前存在问题的严重程度，分出轻重缓急，实行分类分级管理，由国家质检总局分批确定并公布实施食品生产许可证制度的产品目录，逐步加以推进。

（三）实行国家质检总局统一领导，各地具体实施的组织管理原则

鉴于我国食品生产企业量大面广，规模相差悬殊，以及各地质量技术监督部门装备、能力水平参差不齐的实际状况，推行食品质量安全市场准入制度采取国家统一管理，省局统一组织的管理模式。国家质检总局负责组织、指导、监督全国食品质量安全市场准入制度的实施；省级质量技术监督部门按照国家质检总局的有关规定，负责组织实施本行政区域内的食品质量安全监督管理工作；市（地）级和县级质量技术监督部门主要承担具体的实施工作。

第四节
QS 认证的申请程序及管理体系

《食品生产许可证》有效期一般为 3~5 年。获得食品质量安全生产许可证

的企业，其生产加工的食品经出厂检验合格的（各食品厂建立自己的检验检测机构，没有自检能力的需委托有关机构），在出厂销售之前，在最小销售单元的食品包装上标注食品质量安全生产许可证编号并加印或者加贴食品质量安全标志——QS，即可在市场上销售。刚开始生产食品或满 3 年的企业应进行或重新进行认证申请。

一、QS 认证的申请程序

QS 认证要经过有关部门的审查，申报审查程序需 6 个月左右的时间才能获得食品生产许可证，其申请程序主要包括以下内容：

（1）食品生产加工企业按照地域管辖和分级管理的原则，到所在地的市（地）级以上质量技术监督部门提出办理食品生产许可证的申请。

（2）食品生产企业填写申请书，准备相关材料，并报所在地的质量技术监督部门。

（3）审核后质量技术监督部门通知食品生产企业取回《食品生产许可证受理通知书》。

（4）食品生产企业收到《食品生产许可证受理通知书》后，准备接受所在地质量技术监督部门组织的审查组对企业必备条件和出厂检验能力的现场审查。

（5）经审查组审查符合发证条件的企业，即可领取食品生产许可证及其副本。

二、QS 认证的申请时间

食品生产许可证的有效期一般不超过 5 年。不同食品其生产许可证的有效期限在相应的规范文件中规定。在食品生产许可证有效期满前 6 个月内，企业应向原受理食品生产许可证申请的质量技术监督部门提出换证申请。质量技术监督部门应当按规定的申请程序进行审查换证。其审查工作主要包括两项内容。

1. 年审

对食品生产许可证实行年审制度。取得食品生产许可证的企业，应当在证书有效期内，每满 1 年前的一个月内向所在地的市（地）级以上质量技术监督部门提出年审申请。年审工作由受理年审申请的质量技术监督部门组织实施。年审合格的，质量技术监督部门应在企业生产许可证的副本上签署年审意见。

2. 变更

食品生产加工企业在食品材料、生产工艺、生产设备等生产条件发生重大变化，或者开发生产新种类食品的，应当在变化发生后的 3 个月内，向原受理食品生产许可证申请的质量技术监督部门提出食品生产许可证变更申请。受理变更申请时，质量技术监督部门应当审查企业是否仍然符合食品生产企业必备条件的要求。企业名称发生变化时，应当在变更名称后 3 个月内向原受理食品生产许可证申请的质量技术监督部门提出食品生产许可证更名申请。

三、QS 许可证的申领进度

1. 申请阶段

从事食品生产加工的企业（含个体经营者），应按规定程序获取生产许可证。新建和新转产的食品企业，应当及时向质量技术监督部门申请食品生产许可证。省级、市（地）级质量技术监督部门在接到企业申请材料后，在 15 个工作日内组成审查组，完成对申请书和资料等文件的审查，企业材料符合要求后，发给《食品生产许可证受理通知书》，要求在 15 个工作日内完成。

2. 审查阶段

企业的书面材料合格后，按照食品生产许可证审查规则，在 40 个工作日内，企业要接受审查组对企业必备条件和出厂检验能力的现场审查。现场审查合格的企业，由审查组现场抽取样品。审查组或申请取证企业应当在 10 个工作日内（有特殊规定的除外），将样品料在规定时间内送达指定的检验机构进行检验。经必备条件审查和发证检验合格而符合发证条件的，地方质量技监部门在 10 个工作日内对审查报告进行审核，确认无误后，报送国家质检总局。国家质检总局收到省级质量技监部门上报的符合发证条件的企业材料后，在 10 个工作日内审核批准。

3. 发证阶段

经国家质检总局审核批准后，省级质量技监部门在 15 个工作日内，向符合发证条件的生产企业发放食品生产许可证及其副本。

四、企业申请《食品生产许可证》需要提供的书面材料

按照规定要求填写《食品生产许可证申请书》［该书到所在市（地）质量技术监督部门领取］；企业营业执照、食品卫生许可证、企业代码证（复印件）1 份；不需办理代码证书的，提供企业负责人身份证复印件 1 份；企业生产场所布局图 1 份；生产企业工艺流程图（标注有关键设备和参数）1 份；企业质量管理文件 1 份；如产品执行企业标准，还应提供经质量技术监督部门备案的企业产品标准 1 份；申请表中规定应当提供的其他资料。

思 考 题

1. 食品质量安全市场准入制度产生的背景是什么？
2. 怎么判断一个食品企业是否具有食品质量安全市场准入资格？
3. QS 认证的基本原则是什么？

实训 食品企业产品 QS 认证调查

一、实训目的

1. 掌握食品企业产品 QS 认证的必备条件。

2. 掌握食品企业产品 QS 认证过程。

3. 产品 QS 认证后对产品质量和销售的作用。

二、实训场所

欲进行 QS 认证的食品企业。

三、内容与方法

1. 选择当地欲进行 QS 认证的食品企业。

2. QS 认证必备条件分析。

3. 认证前的资料准备。

4. QS 认证过程的实施。

四、思考与练习

1. QS 认证的利益分析?

2. 对该食品企业产品 QS 认证获批情况作出评估。

附 录
中华人民共和国食品安全法

（2009 年 2 月 28 日第十一届全国人民代表大会常务委员会第七次会议通过）

目 录

第一章　总　则

第一条　为保证食品安全，保障公众身体健康和生命安全，制定本法。

第二条　在中华人民共和国境内从事下列活动，应当遵守本法：

（一）食品生产和加工（以下称食品生产），食品流通和餐饮服务（以下称食品经营）；

（二）食品添加剂的生产经营；

（三）用于食品的包装材料、容器、洗涤剂、消毒剂和用于食品生产经营的工具、设备（以下称食品相关产品）的生产经营；

（四）食品生产经营者使用食品添加剂、食品相关产品；

（五）对食品、食品添加剂和食品相关产品的安全管理。

供食用的源于农业的初级产品（以下称食用农产品）的质量安全管理，遵守《中华人民共和国农产品质量安全法》的规定。但是，制定有关食用农产品的质量安全标准、公布食用农产品安全有关信息，应当遵守本法的有关规定。

第三条　食品生产经营者应当依照法律、法规和食品安全标准从事生产经营活动，对社会和公众负责，保证食品安全，接受社会监督，承担社会责任。

第四条　国务院设立食品安全委员会，其工作职责由国务院规定。

国务院卫生行政部门承担食品安全综合协调职责，负责食品安全风险评估、食品安全标准制定、食品安全信息公布、食品检验机构的资质认定条件和检验规范的制定，组织查处食品安全重大事故。

国务院质量监督、工商行政管理和国家食品药品监督管理部门依照本法和国务院规定的职责，分别对食品生产、食品流通、餐饮服务活动实施监督管理。

第五条　县级以上地方人民政府统一负责、领导、组织、协调本行政区域的食品安全监督管理工作，建立健全食品安全全程监督管理的工作机制；统一领导、指挥食品安全突发事件应对工作；完善、落实食品安全监督管理责任制，对食品安全监督管理部门进行评议、考核。

县级以上地方人民政府依照本法和国务院的规定确定本级卫生行政、农业行政、质量监督、工商行政管理、食品药品监督管理部门的食品安全监督管理职责。有关部门在各自职责范围内负责本行政区域的食品安全监督管理工作。

上级人民政府所属部门在下级行政区域设置的机构应当在所在地人民政府的统一组织、协调下，依法做好食品安全监督管理工作。

第六条　县级以上卫生行政、农业行政、质量监督、工商行政管理、食品药品监督管理部门应当加强沟通、密切配合，按照各自职责分工，依法行使职权，承担责任。

第七条　食品行业协会应当加强行业自律，引导食品生产经营者依法生产经营，推动行业诚信建设，宣传、普及食品安全知识。

第八条　国家鼓励社会团体、基层群众性自治组织开展食品安全法律、法规以及食品安全标准和知识的普及工作，倡导健康的饮食方式，增强消费者食品安全意识和自我保护能力。

新闻媒体应当开展食品安全法律、法规以及食品安全标准和知识的公益宣传，并对违反本法的行为进行舆论监督。

第九条　国家鼓励和支持开展与食品安全有关的基础研究和应用研究，鼓励和支持食品生产经营者为提高食品安全水平采用先进技术和先进管理规范。

第十条　任何组织或者个人有权举报食品生产经营中违反本法的行为，有权向有关部门了解食品安全信息，对食品安全监督管理工作提出意见和建议。

第二章　食品安全风险监测和评估

第十一条　国家建立食品安全风险监测制度，对食源性疾病、食品污染以及食品中的有害因素进行监测。

国务院卫生行政部门会同国务院有关部门制定、实施国家食品安全风险监测计划。省、自治区、直辖市人民政府卫生行政部门根据国家食品安全风险监测计划，结合本行政区域的具体情况，组织制定、实施本行政区域的食品安全风险监测方案。

第十二条　国务院农业行政、质量监督、工商行政管理和国家食品药品监督管理等有关部门获知有关食品安全风险信息后，应当立即向国务院卫生行政部门通报。国务院卫生行政部门会同有关部门对信息核实后，应当及时调整食品安全风险监测计划。

第十三条　国家建立食品安全风险评估制度，对食品、食品添加剂中生物性、化学性和物理性危害进行风险评估。

国务院卫生行政部门负责组织食品安全风险评估工作，成立由医学、农业、食品、营养等方面的专家组成的食品安全风险评估专家委员会进行食品安全风险评估。

对农药、肥料、生长调节剂、兽药、饲料和饲料添加剂等的安全性评估，应当有食品安全风险评估专家委员会的专家参加。

食品安全风险评估应当运用科学方法，根据食品安全风险监测信息、科学数据以及其他有关信息进行。

第十四条　国务院卫生行政部门通过食品安全风险监测或者接到举报发现食品可能存在安全隐患的，应当立即组织进行检验和食品安全风险评估。

第十五条　国务院农业行政、质量监督、工商行政管理和国家食品药品监督管理等有关部门应当向国务院卫生行政部门提出食品安全风险评估的建议，并提供有关信息和资料。

国务院卫生行政部门应当及时向国务院有关部门通报食品安全风险评估的结果。

第十六条　食品安全风险评估结果是制定、修订食品安全标准和对食品安全实施监督管理的科学依据。

食品安全风险评估结果得出食品不安全结论的，国务院质量监督、工商行政管理和国家食品药品监督管理部门应当依据各自职责立即采取相应措施，确保该食品停止生产经营，并告知消费者停止食用；需要制定、修订相关食品安全国家标准的，国务院卫生行政部门应当立即制定、修订。

第十七条　国务院卫生行政部门应当会同国务院有关部门，根据食品安全风险评估结果、食品安全监督管理信息，对食品安全状况进行综合分析。对经综合分析表明可能具有较高程度安全风险的食品，国务院卫生行政部门应当及时提出食品安全风险警示，并予以公布。

第三章　食品安全标准

第十八条　制定食品安全标准，应当以保障公众身体健康为宗旨，做到科学合理、安全可靠。

第十九条　食品安全标准是强制执行的标准。除食品安全标准外，不得制定其他的食品强制性标准。

第二十条　食品安全标准应当包括下列内容：

（一）食品、食品相关产品中的致病性微生物、农药残留、兽药残留、重金属、污染物质以及其他危害人体健康物质的限量规定；

（二）食品添加剂的品种、使用范围、用量；

（三）专供婴幼儿和其他特定人群的主辅食品的营养成分要求；

（四）对与食品安全、营养有关的标签、标识、说明书的要求；

（五）食品生产经营过程的卫生要求；

（六）与食品安全有关的质量要求；

（七）食品检验方法与规程；

（八）其他需要制定为食品安全标准的内容。

第二十一条　食品安全国家标准由国务院卫生行政部门负责制定、公布，国务院标准化行政部门提供国家标准编号。

食品中农药残留、兽药残留的限量规定及其检验方法与规程由国务院卫生行政部门、国务院农业行政部门制定。

屠宰畜、禽的检验规程由国务院有关主管部门会同国务院卫生行政部门制定。

有关产品国家标准涉及食品安全国家标准规定内容的，应当与食品安全国家标准相一致。

第二十二条　国务院卫生行政部门应当对现行的食用农产品质量安全标准、食品卫生标准、食品质量标准和有关食品的行业标准中强制执行的标准予以整合，统一公布为食品安全国家标准。

本法规定的食品安全国家标准公布前，食品生产经营者应当按照现行食用农产品质量安全标准、食品卫生标准、食品质量标准和有关食品的行业标准生产经营食品。

第二十三条　食品安全国家标准应当经食品安全国家标准审评委员会审查通过。食品安全国家标准审评委员会由医学、农业、食品、营养等方面的专家以及国务院有关部门的代表组成。

制定食品安全国家标准，应当依据食品安全风险评估结果并充分考虑食用农产品质量安全风险评估结果，参照相关的国际标准和国际食品安全风险评估结果，并广泛听取食品生产经营者和消费者的意见。

第二十四条　没有食品安全国家标准的，可以制定食品安全地方标准。

省、自治区、直辖市人民政府卫生行政部门组织制定食品安全地方标准，应当参照执行本法有关食品安全国家标准制定的规定，并报国务院卫生行政部门备案。

第二十五条　企业生产的食品没有食品安全国家标准或者地方标准的，应当制定企业标准，作为组织生产的依据。国家鼓励食品生产企业制定严于食品安全国家标准或者地方标准的企业标准。企业标准应当报省级卫生行政部门备案，在本企业内部适用。

第二十六条　食品安全标准应当供公众免费查阅。

第四章　食品生产经营

第二十七条　食品生产经营应当符合食品安全标准，并符合下列要求：

（一）具有与生产经营的食品品种、数量相适应的食品原料处理和食品加工、包装、贮存等场所，保持该场所环境整洁，并与有毒、有害场所以及其他污染源保持规定的距离；

（二）具有与生产经营的食品品种、数量相适应的生产经营设备或者设施，有相应的消毒、更衣、盥洗、采光、照明、通风、防腐、防尘、防蝇、防鼠、防虫、洗涤以及处理废水、存放垃圾和废弃物的设备或者设施；

（三）有食品安全专业技术人员、管理人员和保证食品安全的规章制度；

（四）具有合理的设备布局和工艺流程，防止待加工食品与直接入口食品、原料与成品交叉污染，避免食品接触有毒物、不洁物；

（五）餐具、饮具和盛放直接入口食品的容器，使用前应当洗净、消毒，炊具、用具用后应当洗净，保持清洁；

（六）贮存、运输和装卸食品的容器、工具和设备应当安全、无害，保持清洁，防止食品污染，并符合保证食品安全所需的温度等特殊要求，不得将食品与有毒、有害物品一同运输；

（七）直接入口的食品应当有小包装或者使用无毒、清洁的包装材料、餐具；

（八）食品生产经营人员应当保持个人卫生，生产经营食品时，应当将手洗净，穿戴清洁的工作衣、帽；销售无包装的直接入口食品时，应当使用无毒、清洁的售货工具；

（九）用水应当符合国家规定的生活饮用水卫生标准；

（十）使用的洗涤剂、消毒剂应当对人体安全、无害；

（十一）法律、法规规定的其他要求。

第二十八条　禁止生产经营下列食品：

（一）用非食品原料生产的食品或者添加食品添加剂以外的化学物质和其他可能危害人体健康物质的食品，或者用回收食品作为原料生产的食品；

（二）致病性微生物、农药残留、兽药残留、重金属、污染物质以及其他危害人体健康的物质含量超过食品安全标准限量的食品；

（三）营养成分不符合食品安全标准的专供婴幼儿和其他特定人群的主辅食品；

（四）腐败变质、油脂酸败、霉变生虫、污秽不洁、混有异物、掺假掺杂或者感官性状异常的食品；

（五）病死、毒死或者死因不明的禽、畜、兽、水产动物肉类及其制品；

（六）未经动物卫生监督机构检疫或者检疫不合格的肉类，或者未经检验或者检验不合格的肉类制品；

（七）被包装材料、容器、运输工具等污染的食品；

（八）超过保质期的食品；

（九）无标签的预包装食品；

（十）国家为防病等特殊需要明令禁止生产经营的食品；

（十一）其他不符合食品安全标准或者要求的食品。

第二十九条　国家对食品生产经营实行许可制度。从事食品生产、食品流通、餐饮服务，应当依法取得食品生产许可、食品流通许可、餐饮服务许可。

取得食品生产许可的食品生产者在其生产场所销售其生产的食品，不需要取得食品流通的许可；取得餐饮服务许可的餐饮服务提供者在其餐饮服务场所出售其制作加工的食品，不需要取得食品生产和流通的许可；农民个人销售其自产的食用农产品，不需要取得食品流通的许可。

食品生产加工小作坊和食品摊贩从事食品生产经营活动，应当符合本法规定的与其生产经营规模、条件相适应的食品安全要求，保证所生产经营的食品卫生、无毒、无害，有关部门应当对其加强监督管理，具体管理办法由省、自治区、直辖市人民代表大会常务委员会依照本法制定。

第三十条　县级以上地方人民政府鼓励食品生产加工小作坊改进生产条件；鼓励食品摊贩进入集中交易市场、店铺等固定场所经营。

第三十一条　县级以上质量监督、工商行政管理、食品药品监督管理部门应当依照《中华人民共和国行政许可法》的规定，审核申请人提交的本法第二十七条第一项至第四项规定要求的相关资料，必要时对申请人的生产经营场所进行现场核查；对符合规定条件的，决定准予许可；对不符合规定条件的，决定不予许可并书面说明理由。

第三十二条　食品生产经营企业应当建立健全本单位的食品安全管理制度，加强对职工食品安全知识的培训，配备专职或者兼职食品安全管理人员，做好对所生产经营食品的检验工作，依法从事食品生产经营活动。

第三十三条　国家鼓励食品生产经营企业符合良好生产规范要求，实施危害分析与关键控制点体系，提高食品安全管理水平。

对通过良好生产规范、危害分析与关键控制点体系认证的食品生产经营企业，认证机构应当依法实施跟踪调查；对不再符合认证要求的企业，应当依法撤销认证，及时向有关质量监督、工商行政管理、食品药品监督管理部门通报，并向社会公布。认证机构实施跟踪调查不收取任何费用。

第三十四条 食品生产经营者应当建立并执行从业人员健康管理制度。患有痢疾、伤寒、病毒性肝炎等消化道传染病的人员，以及患有活动性肺结核、化脓性或者渗出性皮肤病等有碍食品安全的疾病的人员，不得从事接触直接入口食品的工作。

食品生产经营人员每年应当进行健康检查，取得健康证明后方可参加工作。

第三十五条 食用农产品生产者应当依照食品安全标准和国家有关规定使用农药、肥料、生长调节剂、兽药、饲料和饲料添加剂等农业投入品。食用农产品的生产企业和农民专业合作经济组织应当建立食用农产品生产记录制度。

县级以上农业行政部门应当加强对农业投入品使用的管理和指导，建立健全农业投入品的安全使用制度。

第三十六条 食品生产者采购食品原料、食品添加剂、食品相关产品，应当查验供货者的许可证和产品合格证明文件；对无法提供合格证明文件的食品原料，应当依照食品安全标准进行检验；不得采购或者使用不符合食品安全标准的食品原料、食品添加剂、食品相关产品。

食品生产企业应当建立食品原料、食品添加剂、食品相关产品进货查验记录制度，如实记录食品原料、食品添加剂、食品相关产品的名称、规格、数量、供货者名称及联系方式、进货日期等内容。

食品原料、食品添加剂、食品相关产品进货查验记录应当真实，保存期限不得少于二年。

第三十七条 食品生产企业应当建立食品出厂检验记录制度，查验出厂食品的检验合格证和安全状况，并如实记录食品的名称、规格、数量、生产日期、生产批号、检验合格证号、购货者名称及联系方式、销售日期等内容。

食品出厂检验记录应当真实，保存期限不得少于二年。

第三十八条 食品、食品添加剂和食品相关产品的生产者，应当依照食品安全标准对所生产的食品、食品添加剂和食品相关产品进行检验，检验合格后方可出厂或者销售。

第三十九条 食品经营者采购食品，应当查验供货者的许可证和食品合格的证明文件。

食品经营企业应当建立食品进货查验记录制度，如实记录食品的名称、规格、数量、生产批号、保质期、供货者名称及联系方式、进货日期等内容。

食品进货查验记录应当真实，保存期限不得少于二年。

实行统一配送经营方式的食品经营企业，可以由企业总部统一查验供货者的许可证和食品合格的证明文件，进行食品进货查验记录。

第四十条 食品经营者应当按照保证食品安全的要求贮存食品，定期检查库存食品，及时清理变质或者超过保质期的食品。

第四十一条 食品经营者贮存散装食品，应当在贮存位置标明食品的名称、生产日期、保质期、生产者名称及联系方式等内容。

食品经营者销售散装食品，应当在散装食品的容器、外包装上标明食品的名称、生产日期、保质期、生产经营者名称及联系方式等内容。

第四十二条 预包装食品的包装上应当有标签。标签应当标明下列事项：

（一）名称、规格、净含量、生产日期；

（二）成分或者配料表；

（三）生产者的名称、地址、联系方式；

（四）保质期；

（五）产品标准代号；

（六）贮存条件；

（七）所使用的食品添加剂在国家标准中的通用名称；

（八）生产许可证编号；

（九）法律、法规或者食品安全标准规定必须标明的其他事项。

专供婴幼儿和其他特定人群的主辅食品，其标签还应当标明主要营养成分及其含量。

第四十三条 国家对食品添加剂的生产实行许可制度。申请食品添加剂生产许可的条件、程序，按照国家有关工业产品生产许可证管理的规定执行。

第四十四条 申请利用新的食品原料从事食品生产或者从事食品添加剂新品种、食品相关产品新品种生产活动的单位或者个人，应当向国务院卫生行政部门提交相关产品的安全性评估材料。国务院卫生行政部门应当自收到申请之日起六十日内组织对相关产品的安全性评估材料进行审查；对符合食品安全要求的，依法决定准予许可并予以公布；对不符合食品安全要求的，决定不予许可并书面说明理由。

第四十五条 食品添加剂应当在技术上确有必要且经过风险评估证明安全可靠，方可列入允许使用的范围。国务院卫生行政部门应当根据技术必要性和食品安全风险评估结果，及时对食品添加剂的品种、使用范围、用量的标准进行修订。

第四十六条 食品生产者应当依照食品安全标准关于食品添加剂的品种、使用范围、用量的规定使用食品添加剂；不得在食品生产中使用食品添加剂以外的化学物质和其他可能危害人体健康的物质。

第四十七条 食品添加剂应当有标签、说明书和包装。标签、说明书应当载明本法第四十二条第一款第一项至第六项、第八项、第九项规定的事项，以及食品添加剂的使用范围、用量、使用方法，并在标签上载明"食品添加剂"字样。

第四十八条 食品和食品添加剂的标签、说明书，不得含有虚假、夸大的内容，不得涉及疾病预防、治疗功能。生产者对标签、说明书上所载明的内容负责。

食品和食品添加剂的标签、说明书应当清楚、明显，容易辨识。

食品和食品添加剂与其标签、说明书所载明的内容不符的，不得上市销售。

第四十九条 食品经营者应当按照食品标签标示的警示标志、警示说明或者注意事项的要求，销售预包装食品。

第五十条 生产经营的食品中不得添加药品，但是可以添加按照传统既是食品又是中药材的物质。按照传统既是食品又是中药材的物质的目录由国务院卫生行政部门制定、公布。

第五十一条 国家对声称具有特定保健功能的食品实行严格监管。有关监督管理部门应当依法履职，承担责任。具体管理办法由国务院规定。

声称具有特定保健功能的食品不得对人体产生急性、亚急性或者慢性危害，其标签、说明书不得涉及疾病预防、治疗功能，内容必须真实，应当载明适宜人群、不适宜人群、功效成分或者标志性成分及其含量等；产品的功能和成分必须与标签、说明书相一致。

第五十二条 集中交易市场的开办者、柜台出租者和展销会举办者，应当审查入场食品经营者的许可证，明确入场食品经营者的食品安全管理责任，定期对入场食品经营者的经营环境和条件进行检查，发现食品经营者有违反本法规定的行为的，应当及时制止并立即报告所在地县级工商行政管理部门或者食品药品监督管理部门。

集中交易市场的开办者、柜台出租者和展销会举办者未履行前款规定义务，本市场发生食品安全事故的，应当承担连带责任。

第五十三条 国家建立食品召回制度。食品生产者发现其生产的食品不符合食品安全标准，应当立即停止生产，召回已经上市销售的食品，通知相关生产经营者和消费者，并记录召回和通知情况。

食品经营者发现其经营的食品不符合食品安全标准，应当立即停止经营，通知相关生产经营者和消费者，并记录停止经营和通知情况。食品生产者认为应当召回的，应当立即召回。

食品生产者应当对召回的食品采取补救、无害化处理、销毁等措施，并将食品召回和处理情况向县级以上质量监督部门报告。

食品生产经营者未依照本条规定召回或者停止经营不符合食品安全标准的食品的，县级以上质量监督、工商行政管理、食品药品监督管理部门可以责令其召回或者停止经营。

第五十四条 食品广告的内容应当真实合法，不得含有虚假、夸大的内容，不得涉及疾病预防、治疗功能。

食品安全监督管理部门或者承担食品检验职责的机构、食品行业协会、消费者协会不得以广告或者其他形式向消费者推荐食品。

第五十五条 社会团体或者其他组织、个人在虚假广告中向消费者推荐食品，使消费者的合法权益受到损害的，与食品生产经营者承担连带责任。

第五十六条 地方各级人民政府鼓励食品规模化生产和连锁经营、配送。

第五章 食品检验

第五十七条 食品检验机构按照国家有关认证认可的规定取得资质认定后，方可从事食品检验活动。但是，法律另有规定的除外。

食品检验机构的资质认定条件和检验规范，由国务院卫生行政部门规定。

本法施行前经国务院有关主管部门批准设立或者经依法认定的食品检验机构，可以依照本法继续从事食品检验活动。

第五十八条 食品检验由食品检验机构指定的检验人独立进行。

检验人应当依照有关法律、法规的规定，并依照食品安全标准和检验规范对食品进行检验，尊重科学，恪守职业道德，保证出具的检验数据和结论客观、公正，不得出具虚假的检验报告。

第五十九条 食品检验实行食品检验机构与检验人负责制。食品检验报告应当加盖食品检验机构公章，并有检验人的签名或者盖章。食品检验机构和检验人对出具的食品检验报告负责。

第六十条 食品安全监督管理部门对食品不得实施免检。

县级以上质量监督、工商行政管理、食品药品监督管理部门应当对食品进行定期或者不定期的抽样检验。进行抽样检验，应当购买抽取的样品，不收取检验费和其他任何费用。

县级以上质量监督、工商行政管理、食品药品监督管理部门在执法工作中需要对食品进行检验的，应当委托符合本法规定的食品检验机构进行，并支付相关费用。对检验结论有异议的，可以依法进行复检。

第六十一条 食品生产经营企业可以自行对所生产的食品进行检验，也可以委托符合本法规定的食品检验机构进行检验。

食品行业协会等组织、消费者需要委托食品检验机构对食品进行检验的，应当委托符合本法规定的食品检验机构进行。

第六章 食品进出口

第六十二条 进口的食品、食品添加剂以及食品相关产品应当符合我国食品安全国家标准。

进口的食品应当经出入境检验检疫机构检验合格后，海关凭出入境检验检疫机构签发的通关证明放行。

第六十三条　进口尚无食品安全国家标准的食品，或者首次进口食品添加剂新品种、食品相关产品新品种，进口商应当向国务院卫生行政部门提出申请并提交相关的安全性评估材料。国务院卫生行政部门依照本法第四十四条的规定作出是否准予许可的决定，并及时制定相应的食品安全国家标准。

第六十四条　境外发生的食品安全事件可能对我国境内造成影响，或者在进口食品中发现严重食品安全问题的，国家出入境检验检疫部门应当及时采取风险预警或者控制措施，并向国务院卫生行政、农业行政、工商行政管理和国家食品药品监督管理部门通报。接到通报的部门应当及时采取相应措施。

第六十五条　向我国境内出口食品的出口商或者代理商应当向国家出入境检验检疫部门备案。向我国境内出口食品的境外食品生产企业应当经国家出入境检验检疫部门注册。

国家出入境检验检疫部门应当定期公布已经备案的出口商、代理商和已经注册的境外食品生产企业名单。

第六十六条　进口的预包装食品应当有中文标签、中文说明书。标签、说明书应当符合本法以及我国其他有关法律、行政法规的规定和食品安全国家标准的要求，载明食品的原产地以及境内代理商的名称、地址、联系方式。预包装食品没有中文标签、中文说明书或者标签、说明书不符合本条规定的，不得进口。

第六十七条　进口商应当建立食品进口和销售记录制度，如实记录食品的名称、规格、数量、生产日期、生产或者进口批号、保质期、出口商和购货者名称及联系方式、交货日期等内容。

食品进口和销售记录应当真实，保存期限不得少于二年。

第六十八条　出口的食品由出入境检验检疫机构进行监督、抽检，海关凭出入境检验检疫机构签发的通关证明放行。

出口食品生产企业和出口食品原料种植、养殖场应当向国家出入境检验检疫部门备案。

第六十九条　国家出入境检验检疫部门应当收集、汇总进出口食品安全信息，并及时通报相关部门、机构和企业。

国家出入境检验检疫部门应当建立进出口食品的进口商、出口商和出口食品生产企业的信誉记录，并予以公布。对有不良记录的进口商、出口商和出口食品生产企业，应当加强对其进出口食品的检验检疫。

第七章　食品安全事故处置

第七十条　国务院组织制定国家食品安全事故应急预案。

县级以上地方人民政府应当根据有关法律、法规的规定和上级人民政府的食品安全事故应急预案以及本地区的实际情况，制定本行政区域的食品安全事故应急预案，并报上一级人民政府备案。

食品生产经营企业应当制定食品安全事故处置方案，定期检查本企业各项食品安全防范措施的落实情况，及时消除食品安全事故隐患。

第七十一条 发生食品安全事故的单位应当立即予以处置，防止事故扩大。事故发生单位和接收病人进行治疗的单位应当及时向事故发生地县级卫生行政部门报告。

农业行政、质量监督、工商行政管理、食品药品监督管理部门在日常监督管理中发现食品安全事故，或者接到有关食品安全事故的举报，应当立即向卫生行政部门通报。

发生重大食品安全事故的，接到报告的县级卫生行政部门应当按照规定向本级人民政府和上级人民政府卫生行政部门报告。县级人民政府和上级人民政府卫生行政部门应当按照规定上报。

任何单位或者个人不得对食品安全事故隐瞒、谎报、缓报，不得毁灭有关证据。

第七十二条 县级以上卫生行政部门接到食品安全事故的报告后，应当立即会同有关农业行政、质量监督、工商行政管理、食品药品监督管理部门进行调查处理，并采取下列措施，防止或者减轻社会危害：

（一）开展应急救援工作，对因食品安全事故导致人身伤害的人员，卫生行政部门应当立即组织救治；

（二）封存可能导致食品安全事故的食品及其原料，并立即进行检验；对确认属于被污染的食品及其原料，责令食品生产经营者依照本法第五十三条的规定予以召回、停止经营并销毁；

（三）封存被污染的食品用工具及用具，并责令进行清洗消毒；

（四）做好信息发布工作，依法对食品安全事故及其处理情况进行发布，并对可能产生的危害加以解释、说明。

发生重大食品安全事故的，县级以上人民政府应当立即成立食品安全事故处置指挥机构，启动应急预案，依照前款规定进行处置。

第七十三条 发生重大食品安全事故，设区的市级以上人民政府卫生行政部门应当立即会同有关部门进行事故责任调查，督促有关部门履行职责，向本级人民政府提出事故责任调查处理报告。

重大食品安全事故涉及两个以上省、自治区、直辖市的，由国务院卫生行政部门依照前款规定组织事故责任调查。

第七十四条 发生食品安全事故，县级以上疾病预防控制机构应当协助卫生行政部门和有关部门对事故现场进行卫生处理，并对与食品安全事故有关的因素开展流行病学调查。

第七十五条 调查食品安全事故，除了查明事故单位的责任，还应当查明负有监督管理和认证职责的监督管理部门、认证机构的工作人员失职、渎职情况。

第八章　监督管理

第七十六条　县级以上地方人民政府组织本级卫生行政、农业行政、质量监督、工商行政管理、食品药品监督管理部门制定本行政区域的食品安全年度监督管理计划，并按照年度计划组织开展工作。

第七十七条　县级以上质量监督、工商行政管理、食品药品监督管理部门履行各自食品安全监督管理职责，有权采取下列措施：

（一）进入生产经营场所实施现场检查；

（二）对生产经营的食品进行抽样检验；

（三）查阅、复制有关合同、票据、账簿以及其他有关资料；

（四）查封、扣押有证据证明不符合食品安全标准的食品，违法使用的食品原料、食品添加剂、食品相关产品，以及用于违法生产经营或者被污染的工具、设备；

（五）查封违法从事食品生产经营活动的场所。

县级以上农业行政部门应当依照《中华人民共和国农产品质量安全法》规定的职责，对食用农产品进行监督管理。

第七十八条　县级以上质量监督、工商行政管理、食品药品监督管理部门对食品生产经营者进行监督检查，应当记录监督检查的情况和处理结果。监督检查记录经监督检查人员和食品生产经营者签字后归档。

第七十九条　县级以上质量监督、工商行政管理、食品药品监督管理部门应当建立食品生产经营者食品安全信用档案，记录许可颁发、日常监督检查结果、违法行为查处等情况；根据食品安全信用档案的记录，对有不良信用记录的食品生产经营者增加监督检查频次。

第八十条　县级以上卫生行政、质量监督、工商行政管理、食品药品监督管理部门接到咨询、投诉、举报，对属于本部门职责的，应当受理，并及时进行答复、核实、处理；对不属于本部门职责的，应当书面通知并移交有权处理的部门处理。有权处理的部门应当及时处理，不得推诿；属于食品安全事故的，依照本法第七章有关规定进行处置。

第八十一条　县级以上卫生行政、质量监督、工商行政管理、食品药品监督管理部门应当按照法定权限和程序履行食品安全监督管理职责；对生产经营者的同一违法行为，不得给予二次以上罚款的行政处罚；涉嫌犯罪的，应当依法向公安机关移送。

第八十二条　国家建立食品安全信息统一公布制度。下列信息由国务院卫生行政部门统一公布：

（一）国家食品安全总体情况；

（二）食品安全风险评估信息和食品安全风险警示信息；

（三）重大食品安全事故及其处理信息；

（四）其他重要的食品安全信息和国务院确定的需要统一公布的信息。

前款第二项、第三项规定的信息，其影响限于特定区域的，也可以由有关省、自治区、直辖市人民政府卫生行政部门公布。县级以上农业行政、质量监督、工商行政管理、食品药品监督管理部门依据各自职责公布食品安全日常监督管理信息。

食品安全监督管理部门公布信息，应当做到准确、及时、客观。

第八十三条 县级以上地方卫生行政、农业行政、质量监督、工商行政管理、食品药品监督管理部门获知本法第八十二条第一款规定的需要统一公布的信息，应当向上级主管部门报告，由上级主管部门立即报告国务院卫生行政部门；必要时，可以直接向国务院卫生行政部门报告。

县级以上卫生行政、农业行政、质量监督、工商行政管理、食品药品监督管理部门应当相互通报获知的食品安全信息。

第九章　法律责任

第八十四条 违反本法规定，未经许可从事食品生产经营活动，或者未经许可生产食品添加剂的，由有关主管部门按照各自职责分工，没收违法所得、违法生产经营的食品、食品添加剂和用于违法生产经营的工具、设备、原料等物品；违法生产经营的食品、食品添加剂货值金额不足一万元的，并处二千元以上五万元以下罚款；货值金额一万元以上的，并处货值金额五倍以上十倍以下罚款。

第八十五条 违反本法规定，有下列情形之一的，由有关主管部门按照各自职责分工，没收违法所得、违法生产经营的食品和用于违法生产经营的工具、设备、原料等物品；违法生产经营的食品货值金额不足一万元的，并处二千元以上五万元以下罚款；货值金额一万元以上的，并处货值金额五倍以上十倍以下罚款；情节严重的，吊销许可证：

（一）用非食品原料生产食品或者在食品中添加食品添加剂以外的化学物质和其他可能危害人体健康的物质，或者用回收食品作为原料生产食品；

（二）生产经营致病性微生物、农药残留、兽药残留、重金属、污染物质以及其他危害人体健康的物质含量超过食品安全标准限量的食品；

（三）生产经营营养成分不符合食品安全标准的专供婴幼儿和其他特定人群的主辅食品；

（四）经营腐败变质、油脂酸败、霉变生虫、污秽不洁、混有异物、掺假掺杂或者感官性状异常的食品；

（五）经营病死、毒死或者死因不明的禽、畜、兽、水产动物肉类，或者生产经营病死、毒死或者死因不明的禽、畜、兽、水产动物肉类的制品；

（六）经营未经动物卫生监督机构检疫或者检疫不合格的肉类，或者生产经营未经检验或者检验不合格的肉类制品；

（七）经营超过保质期的食品；

（八）生产经营国家为防病等特殊需要明令禁止生产经营的食品；

（九）利用新的食品原料从事食品生产或者从事食品添加剂新品种、食品相关产品新品种生产，未经过安全性评估；

（十）食品生产经营者在有关主管部门责令其召回或者停止经营不符合食品安全标准的食品后，仍拒不召回或者停止经营的。

第八十六条　违反本法规定，有下列情形之一的，由有关主管部门按照各自职责分工，没收违法所得、违法生产经营的食品和用于违法生产经营的工具、设备、原料等物品；违法生产经营的食品货值金额不足一万元的，并处二千元以上五万元以下罚款；货值金额一万元以上的，并处货值金额二倍以上五倍以下罚款；情节严重的，责令停产停业，直至吊销许可证：

（一）经营被包装材料、容器、运输工具等污染的食品；

（二）生产经营无标签的预包装食品、食品添加剂或者标签、说明书不符合本法规定的食品、食品添加剂；

（三）食品生产者采购、使用不符合食品安全标准的食品原料、食品添加剂、食品相关产品；

（四）食品生产经营者在食品中添加药品。

第八十七条　违反本法规定，有下列情形之一的，由有关主管部门按照各自职责分工，责令改正，给予警告；拒不改正的，处二千元以上二万元以下罚款；情节严重的，责令停产停业，直至吊销许可证：

（一）未对采购的食品原料和生产的食品、食品添加剂、食品相关产品进行检验；

（二）未建立并遵守查验记录制度、出厂检验记录制度；

（三）制定食品安全企业标准未依照本法规定备案；

（四）未按规定要求贮存、销售食品或者清理库存食品；

（五）进货时未查验许可证和相关证明文件；

（六）生产的食品、食品添加剂的标签、说明书涉及疾病预防、治疗功能；

（七）安排患有本法第三十四条所列疾病的人员从事接触直接入口食品的工作。

第八十八条　违反本法规定，事故单位在发生食品安全事故后未进行处置、报告的，由有关主管部门按照各自职责分工，责令改正，给予警告；毁灭有关证据的，责令停产停业，并处二千元以上十万元以下罚款；造成严重后果的，由原发证部门吊销许可证。

第八十九条　违反本法规定,有下列情形之一的,依照本法第八十五条的规定给予处罚:

(一) 进口不符合我国食品安全国家标准的食品;

(二) 进口尚无食品安全国家标准的食品,或者首次进口食品添加剂新品种、食品相关产品新品种,未经过安全性评估;

(三) 出口商未遵守本法的规定出口食品。

违反本法规定,进口商未建立并遵守食品进口和销售记录制度的,依照本法第八十七条的规定给予处罚。

第九十条　违反本法规定,集中交易市场的开办者、柜台出租者、展销会的举办者允许未取得许可的食品经营者进入市场销售食品,或者未履行检查、报告等义务的,由有关主管部门按照各自职责分工,处二千元以上五万元以下罚款;造成严重后果的,责令停业,由原发证部门吊销许可证。

第九十一条　违反本法规定,未按照要求进行食品运输的,由有关主管部门按照各自职责分工,责令改正,给予警告;拒不改正的,责令停产停业,并处二千元以上五万元以下罚款;情节严重的,由原发证部门吊销许可证。

第九十二条　被吊销食品生产、流通或者餐饮服务许可证的单位,其直接负责的主管人员自处罚决定作出之日起五年内不得从事食品生产经营管理工作。

食品生产经营者聘用不得从事食品生产经营管理工作的人员从事管理工作的,由原发证部门吊销许可证。

第九十三条　违反本法规定,食品检验机构、食品检验人员出具虚假检验报告的,由授予其资质的主管部门或者机构撤销该检验机构的检验资格;依法对检验机构直接负责的主管人员和食品检验人员给予撤职或者开除的处分。

违反本法规定,受到刑事处罚或者开除处分的食品检验机构人员,自刑罚执行完毕或者处分决定作出之日起十年内不得从事食品检验工作。食品检验机构聘用不得从事食品检验工作的人员的,由授予其资质的主管部门或者机构撤销该检验机构的检验资格。

第九十四条　违反本法规定,在广告中对食品质量作虚假宣传,欺骗消费者的,依照《中华人民共和国广告法》的规定给予处罚。

违反本法规定,食品安全监督管理部门或者承担食品检验职责的机构、食品行业协会、消费者协会以广告或者其他形式向消费者推荐食品的,由有关主管部门没收违法所得,依法对直接负责的主管人员和其他直接责任人员给予记大过、降级或者撤职的处分。

第九十五条　违反本法规定,县级以上地方人民政府在食品安全监督管理中未履行职责,本行政区域出现重大食品安全事故、造成严重社会影响的,依法对直接负责的主管人员和其他直接责任人员给予记大过、降级、撤职或者开除的处分。

违反本法规定，县级以上卫生行政、农业行政、质量监督、工商行政管理、食品药品监督管理部门或者其他有关行政部门不履行本法规定的职责或者滥用职权、玩忽职守、徇私舞弊的，依法对直接负责的主管人员和其他直接责任人员给予记大过或者降级的处分；造成严重后果的，给予撤职或者开除的处分；其主要负责人应当引咎辞职。

第九十六条 违反本法规定，造成人身、财产或者其他损害的，依法承担赔偿责任。

生产不符合食品安全标准的食品或者销售明知是不符合食品安全标准的食品，消费者除要求赔偿损失外，还可以向生产者或者销售者要求支付价款十倍的赔偿金。

第九十七条 违反本法规定，应当承担民事赔偿责任和缴纳罚款、罚金，其财产不足以同时支付时，先承担民事赔偿责任。

第九十八条 违反本法规定，构成犯罪的，依法追究刑事责任。

第十章 附 则

第九十九条 本法下列用语的含义：

食品，指各种供人食用或者饮用的成品和原料以及按照传统既是食品又是药品的物品，但是不包括以治疗为目的的物品。

食品安全，指食品无毒、无害，符合应当有的营养要求，对人体健康不造成任何急性、亚急性或者慢性危害。

预包装食品，指预先定量包装或者制作在包装材料和容器中的食品。

食品添加剂，指为改善食品品质和色、香、味以及为防腐、保鲜和加工工艺的需要而加入食品中的人工合成或者天然物质。

用于食品的包装材料和容器，指包装、盛放食品或者食品添加剂用的纸、竹、木、金属、搪瓷、陶瓷、塑料、橡胶、天然纤维、化学纤维、玻璃等制品和直接接触食品或者食品添加剂的涂料。

用于食品生产经营的工具、设备，指在食品或者食品添加剂生产、流通、使用过程中直接接触食品或者食品添加剂的机械、管道、传送带、容器、用具、餐具等。

用于食品的洗涤剂、消毒剂，指直接用于洗涤或者消毒食品、餐饮具以及直接接触食品的工具、设备或者食品包装材料和容器的物质。

保质期，指预包装食品在标签指明的贮存条件下保持品质的期限。

食源性疾病，指食品中致病因素进入人体引起的感染性、中毒性等疾病。

食物中毒，指食用了被有毒有害物质污染的食品或者食用了含有毒有害物质的食品后出现的急性、亚急性疾病。

食品安全事故，指食物中毒、食源性疾病、食品污染等源于食品，对人体健康有危害或者可能有危害的事故。

第一百条　食品生产经营者在本法施行前已经取得相应许可证的，该许可证继续有效。

第一百零一条　乳品、转基因食品、生猪屠宰、酒类和食盐的食品安全管理，适用本法；法律、行政法规另有规定的，依照其规定。

第一百零二条　铁路运营中食品安全的管理办法由国务院卫生行政部门会同国务院有关部门依照本法制定。

军队专用食品和自供食品的食品安全管理办法由中央军事委员会依照本法制定。

第一百零三条　国务院根据实际需要，可以对食品安全监督管理体制作出调整。

第一百零四条　本法自 2009 年 6 月 1 日起施行。《中华人民共和国食品卫生法》同时废止。